全国中医药行业高等职业教育"十三五"规划教材

中医基础理论

（第二版）

（供中医学、针灸推拿、中医骨伤、中药学专业用）

主　编 ◎ 王敏勇　陈建章

中国中医药出版社
·北　京·

图书在版编目（CIP）数据

中医基础理论/王敏勇，陈建章主编. —2版. —北京：中国中医药出版社，2018.6（2023.3重印）

全国中医药行业高等职业教育"十三五"规划教材

ISBN 978 – 7 – 5132 – 4797 – 9

Ⅰ. ①中… Ⅱ. ①王… ②陈… Ⅲ. ①中医医学基础—高等职业教育—教材

Ⅳ. ① R22

中国版本图书馆 CIP 数据核字（2018）第 044059 号

中国中医药出版社出版

北京经济技术开发区科创十三街 31 号院二区 8 号楼

邮政编码 100176

传真 010–64405721

河北省武强县画业有限责任公司印刷

各地新华书店经销

开本 787×1092 1/16 印张 15.5 字数 324 千字

2018 年 6 月第 2 版 2023 年 3 月第 6 次印刷

书号 ISBN 978 – 7 – 5132 – 4797 – 9

定价 49.00 元

网址 www.cptcm.com

服 务 热 线 010-64405510

购 书 热 线 010-89535836

维 权 打 假 010-64405753

微信服务号 zgzyycbs

微商城网址 https://kdt.im/LIdUGr

官 方 微 博 http://e.weibo.com/cptcm

天猫旗舰店网址 https://zgzyycbs.tmall.com

中医药职业教育是我国现代职业教育体系的重要组成部分，肩负着培养新时代中医药行业多样化人才、传承中医药技术技能、促进中医药服务健康中国建设的重要职责。为贯彻落实《国务院关于加快发展现代职业教育的决定》（国发〔2014〕19号）、《中医药健康服务发展规划（2015—2020年）》（国办发〔2015〕32号）和《中医药发展战略规划纲要（2016—2030年）》（国发〔2016〕15号）（简称《纲要》）等文件精神，尤其是实现《纲要》中"到2030年，基本形成一支由百名国医大师、万名中医名师、百万中医师、千万职业技能人员组成的中医药人才队伍"的发展目标，提升中医药职业教育对全民健康和地方经济的贡献度，提高职业技术院校学生的实际操作能力，实现职业教育与产业需求、岗位胜任能力严密对接，突出新时代中医药职业教育的特色，国家中医药管理局教材建设工作委员会办公室（以下简称"教材办"）、中国中医药出版社在国家中医药管理局领导下，在全国中医药职业教育教学指导委员会指导下，总结"全国中医药行业高等职业教育'十二五'规划教材"建设的经验，组织完成了"全国中医药行业高等职业教育'十三五'规划教材"建设工作。

中国中医药出版社是全国中医药行业规划教材唯一出版基地，为国家中医中西医结合执业（助理）医师资格考试大纲和细则、实践技能指导用书、全国中医药专业技术资格考试大纲和细则唯一授权出版单位，与国家中医药管理局中医师资格认证中心建立了良好的战略伙伴关系。

本套教材规划过程中，教材办认真听取了全国中医药职业教育教学指导委员会相关专家的意见，结合职业教育教学一线教师的反馈意见，加强顶层设计和组织管理，是全国唯一的中医药行业高等职业教育规划教材，于2016年启动了教材建设工作。通过广泛调研、全国范围遴选主编，又先后经过主编会议、编写会议、定稿会议等环节的质量管理和控制，在千余位编者的共同努力下，历时1年多时间，完成了83种规划教材的编写工作。

本套教材由50余所开展中医药高等职业教育院校的专家及相关医院、医药企业等单位联合编写，中国中医药出版社出版，供高等职业教育院校中医学、针灸推拿、中医骨伤、中药学、康复治疗技术、护理6个专业使用。

本套教材具有以下特点：

1. 以教学指导意见为纲领，贴近新时代实际

注重体现新时代中医药高等职业教育的特点，以教育部新的教学指导意

见为纲领，注重针对性、适用性以及实用性，贴近学生、贴近岗位、贴近社会，符合中医药高等职业教育教学实际。

2. 突出质量意识、精品意识，满足中医药人才培养的需求

注重强化质量意识、精品意识，从教材内容结构设计、知识点、规范化、标准化、编写技巧、语言文字等方面加以改革，具备"精品教材"特质，满足中医药事业发展对于技术技能型、应用型中医药人才的需求。

3. 以学生为中心，以促进就业为导向

坚持以学生为中心，强调以就业为导向、以能力为本位、以岗位需求为标准的原则，按照技术技能型、应用型中医药人才的培养目标进行编写，教材内容涵盖资格考试全部内容及所有考试要求的知识点，满足学生获得"双证书"及相关工作岗位需求，有利于促进学生就业。

4. 注重数字化融合创新，力求呈现形式多样化

努力按照融合教材编写的思路和要求，创新教材呈现形式，版式设计突出结构模块化，新颖、活泼，图文并茂，并注重配套多种数字化素材，以期在全国中医药行业院校教育平台"医开讲－医教在线"数字化平台上获取多种数字化教学资源，符合职业院校学生认知规律及特点，以利于增强学生的学习兴趣。

本套教材的建设，得到国家中医药管理局领导的指导与大力支持，凝聚了全国中医药行业职业教育工作者的集体智慧，体现了全国中医药行业齐心协力、求真务实的工作作风，代表了全国中医药行业为"十三五"期间中医药事业发展和人才培养所做的共同努力，谨此向有关单位和个人致以衷心的感谢！希望本套教材的出版，能够对全国中医药行业职业教育教学的发展和中医药人才的培养产生积极的推动作用。需要说明的是，尽管所有组织者与编写者竭尽心智，精益求精，本套教材仍有一定的提升空间，敬请各教学单位、教学人员及广大学生多提宝贵意见和建议，以便今后修订和提高。

国家中医药管理局教材建设工作委员会办公室

全国中医药职业教育教学指导委员会

2018 年 1 月

《中医基础理论》
编 委 会

中医基础理论是阐述中医学的基本理论、基本知识和基本思维方法的一门综合性学科，属于中医学的专业基础课，是学习和研究中医学其他各门课程的基础。

本教材以服务于应用型、技能型人才培养为目标，以岗位需求和中医学认知规律为出发点，结合高职学生的知识结构和素质能力特点，坚持继承与创新相结合的编写思路，在充分吸收各版教材优点的同时，广泛征询专家、学者和一线教师的意见和建议，注重教材的思想性、科学性、实用性、启发性和教学适用性。

本教材在编写内容上，注重保持中医基础理论的系统性和完整性，结合中医执业助理医师资格考试大纲和中医学现代研究成果，对相关的知识点进行了梳理和调整，力求概念准确、内容适度、条理清晰。在编写形式上，注重培养学生逐步形成中医学特有的思维方式方法；为了便于对知识点的学习和掌握，教材设计了学习目标、复习思考、知识链接等栏目，复习思考题格式与中医执业助理医师资格考试题相同。本教材适用于中医学、针灸推拿、中医骨伤、中药学等专业教学使用。

本教材绪论由王敏勇编写；第一章由陈建章、包奇昌编写；第二章由王敏勇、许照艳编写；第三章由刘莉、王春平编写；第四章由利顺欣编写；第五章由王文编写；第六章由蒋筱、何燕编写；第七章由孙必强、董明会、李朋编写；第八章由郑波、张军瑞编写。

本教材虽经多次讨论，反复修改，然因水平所限，若有不当之处，恳请同道在使用本教材过程中提出宝贵意见，以便再版时修订提高。

《中医基础理论》编委会

2018 年 1 月

绪 论

【学习目标】

    1. 掌握中医学理论体系的基本特点。

    2. 熟悉中医学的基本概念。

    3. 了解中医学的学科属性，中医基础理论的主要内容，中医学理论体系的形成和发展。

    中医学具有数千年的悠久历史，是中华民族长期同疾病做斗争中极为丰富的经验总结，是中国传统文化的重要组成部分。它是在我国古代唯物论和辩证法思想的影响与指导下，通过长期的医疗实践，逐步形成和发展起来的独特医学理论体系，为中国人民的保健事业和中华民族的繁衍昌盛做出了巨大贡献。

一、中医学的学科属性

    中医学是以中医药理论与实践经验为主体，研究人类生命活动中健康与疾病转化规律及其预防、诊断、治疗、康复和保健的综合性学科。

    中医学是以自然科学知识为主体，与人文社会科学等多学科知识相交融的科学知识体系。

    中医学研究的是人体的生命规律、形态结构、生理功能，疾病的发生发展和防治规律等，因而具有自然科学的属性。

    人生活在社会中，社会环境的变更，人的社会地位、经济条件、人际关系等变化，会对人的身心健康产生影响。中医学重视人体与社会环境的协调统一，因而中医学具有明显的社会科学属性。

    中医学在其形成与发展过程中，受到古代哲学思想的深刻影响，将精气学说、阴阳学说、五行学说等哲学思想引入医学领域，用以阐释人体的生理、病理现象，从而构建了独特的医学理论体系。此外，古代的天文学、气象学、地理学、物候学、农学、生物学、植物学、矿物学、军事学、数学，以及酿酒技术、冶炼技术等，都曾对中医学理论体系的形成与发展起到过重要的促进作用。

二、中医学理论体系的形成与发展

中医学理论体系的形成和确立，经历了一个漫长的历史过程。春秋战国至秦汉时期，各种学术文化流派，如儒家、道家、墨家、法家、阴阳家、兵家等学派开展了广泛的学术争鸣和交流，呈现了"诸子蜂起，百家争鸣"的繁荣景象，为中医学理论体系的形成奠定了坚实的社会文化基础。与此同时，中医学理论体系在形成的过程中广泛地吸收、移植、渗透和交融了当时自然科学，如天文、地理、气象、历法、物候、农学、数学、解剖学、心理学等多学科的知识。古代医家在长期的医疗实践中，不断地积累和总结经验，同时将古代哲学的精气学说、阴阳学说、五行学说引入医学领域，作为方法论用以阐释人体的生理和病理，指导疾病的诊断和防治。至此，中医学逐步发展成一种独特、系统、科学的医学理论体系。

综观中医学理论体系的形成和发展，大致分为以下5个时期。

（一）先秦秦汉时期

这一时期是中医药理论的形成阶段，对前代的医学实践和经验进行了系统的总结，逐步形成了相对完整的理论体系。

《黄帝内经》：简称《内经》，成书于春秋战国至秦汉时期，托名于黄帝，集众多医家的医学理论和实践经验编纂而成。全书分为《素问》《灵枢》两部分，共18卷，162篇。该书以整体观念为指导，运用气、阴阳、五行学说的哲学思想，全面系统地阐释了人体的结构、生理、病理，以及疾病的诊断、治疗和预防等医学理论知识，内容包括藏象、经络、病因、病机、诊法、辨证、治则、病证、针灸，以及汤液治疗等，奠定了中医学的理论基础。该书在阐述医学理论的同时，对气的概念、天人关系、形神关系等哲学领域问题进行了探讨。《黄帝内经》是现存最早的中医学经典著作，它的问世标志着中医学由经验医学上升为理论医学的新阶段，为后世中医学的发展提供了理论指导和依据。

《难经》：原名《黄帝八十一难经》，相传为秦越人（扁鹊）所著。全书用假设问答、解释疑难的方式，阐述了人体的组织结构、生理功能，以及疾病的病因、病机、诊断、治疗等内容，特别是在脉诊、经络、命门、三焦等方面补充了《黄帝内经》的不足。

《伤寒杂病论》：成书于东汉末年，为张机（字仲景）所著，经后世医家整理，分为《伤寒论》和《金匮要略》两部。《伤寒论》以论述外感病为主，提出了以六经为纲辨治伤寒的规律和原则；《金匮要略》以论述杂病为主，提出了以脏腑分证为纲辨治杂病的规律和原则。《伤寒杂病论》的问世，代表了中医临床医学的发展和辨证论治法则的确立，奠定了中医临床学发展的基础。该书所确立的辨证论治原则始终有效地指导着中医临床实践，为后世医家所推崇。

《神农本草经》：简称《本经》或《本草经》，托名神农所著，成书于东汉时期，系统地总结了战国至东汉时期的药物学知识，是我国现存最早的药物学专著。该书收载药物365种，依据养生、治疗和毒性，将药物分为上、中、下三品；依据功效概括出药物的四性（寒、热、温、凉）、五味（酸、苦、甘、辛、咸）；提出了单行、相须、相使、相畏、相恶、相反、相杀等"七情合和"的药物配伍原则。该书为后世中药学理论体系的形成和发展奠定了基础。

（二）魏晋隋唐时期

魏晋隋唐时期，中医学理论和中医临床实践得以显著发展。

晋代皇甫谧在系统总结秦汉三国至晋代针灸学成就的基础上，撰写了我国现存最早的针灸学专著《针灸甲乙经》。该书对人体的穴位进行了科学分类，并详细阐述了每一个穴位的治疗作用、禁忌证和操作方法，促进了针灸学的发展，成为后世针灸学著作的典范。晋代王叔和集晋前历代脉学之著述，结合自己和当代医家的临证经验，著成了我国第一部脉学专著《脉经》。该书系统归纳了24种脉象，并详细地阐明了脉搏的次数、形态、节律、气势和通畅程度等脉理知识，统一了脉象标准，确立了寸口脉诊法，首创了"三部九候"及脏腑分配原则，成为后世脉学之规范。隋代巢元方编著的《诸病源候论》，系统总结了隋代以前的医学成就，对极具中医特色的"病源学"和"证候学"进行了精细、逼真、准确的分类与描述。比如书中记载了"疥虫"是疥疮的病源，形似水中的蜗牛，其观察十分细腻。该书内容周到全面，发展了证候分类学体系，是我国第一部病因病机证候学专著。书中虽没有记载治法和方药，却有很强的资料价值，是后世医家案头的常备用书。唐代孙思邈编著的《备急千金要方》和《千金翼方》，系统地总结了唐以前的医学理论、方剂、诊法、治法、食养等内容，代表了盛唐时期的医学发展水平，是中国最早的临床百科全书，书中首篇所列的"大医精诚""大医习业"，是中医伦理学的基础。

（三）宋金元时期

宋金元时期，中医学术百家争鸣，氛围浓厚，中医学理论体系取得了突破性进展。

宋代陈言（字无择）的《三因极一病证方论》提出了"三因学说"，把复杂的病因分为内因、外因和不内外因，使中医病因学说得到了进一步的系统化、理论化，从而奠定了中医病因学的基础。宋代钱乙编著的《小儿药证直诀》是我国现存最早的一部儿科专著，系统地论述了小儿的生理、病理特点，提出了以五脏为纲的儿科辨证方法。钱乙被后世尊称为"儿科之圣""幼科之鼻祖"。

金元时期，学术气氛异常活跃，涌现出许多各具特色的学术观点，临床成就各有千秋的医学流派。最具代表性的是刘完素、张从正、李杲、朱震亨,后人尊称为"金元四大家"。刘完素(字守真,世称刘河间)倡导"火热论",认为外感"六气皆从火化""五志过极,皆为热甚",治病主张多用寒凉药物,被后世称为"寒凉派",代表作有《素问玄机原病式》《黄帝素问宣明论方》。张从正(字子和)倡导"攻邪论",将疾病产生的病因总归于外界不同邪气的侵袭,主张治病当以祛邪为要务,善用汗、吐、下三法,被后世称为"攻邪派",代表作有《儒门事亲》。李杲(字明之,号东垣老人)是中医"脾胃学说"的创始人,他十分强调脾胃在人身的重要作用,认为"内伤脾胃,百病由生",治病善用温补脾胃之法,被后世称为"补土派",代表作有《脾胃论》《内外伤辨惑论》。朱震亨(字彦修,号丹溪翁)倡导"相火论",认为"阳常有余,阴常不足",治病善用养阴之法,被后世称为"滋阴派",代表作有《格致余论》《局方发挥》。

(四)明清时期

明清时期,中医学理论不断创新、综合、汇通和完善,朝着专门化方向发展,其间编撰了许多专门性、独特性和权威性的医学全书、丛书和类书。

明代李时珍著有《本草纲目》,载药 1892 种,被誉为"东方药物巨典"。明代王肯堂编著的《证治准绳》内容涉及内、外、妇、儿、五官等临床各科,内容广博,理法方药齐备,有"医家圭臬"之称。明代陈实功编著的《外科正宗》为外科学专著,以"列证最详,论治最精"著称。清代吴谦等编纂的《医宗金鉴》,集历代医书的精华,图、说、方、论俱备,附有歌诀,便于记诵,非常切合临床实用。清代王清任编著的《医林改错》,改正了古书在人体解剖方面的错误,同时发展了瘀血理论,创立了一系列活血化瘀方剂。

明代命门学说的发展为中医藏象理论增添了新的内容。赵献可(字养葵)认为命门为人身之大主,强调了命门在人体生命活动过程中的重要作用。张介宾(字景岳)是中医温补学派的代表人物,他进一步完善了气一元论,补充、发展了阳不足论,并形成了独具特色的水火命门说,对后世养生思想的发展也产生了积极的影响。

温病学派的出现,标志着中医学术发展又取得了突出成就。明代吴有性(字又可)创立了"戾气学说",提出了治疗传染病的较完整的学术见解,著成《温疫论》,为温病学说的形成奠定了基础。温病学派的创始人叶桂(字天士,号香岩)在总结《黄帝内经》《难经》《伤寒论》《温疫论》等学术成就和前人临床实践经验的基础上,著成《温热论》,阐明了"温邪上受,首先犯肺,逆传心包"的温热病发生发展规律,创立了温病学的卫气营血辨证理论。吴瑭(字鞠通)在继承叶天士理论的基础上参古博今,结合临证经验,撰成《温病条辨》,创立了温病学的三焦辨证理论,进一步总结并发展了温病学说。薛雪(字生白)著《湿热病篇》,指出"湿热之病,不独与伤寒不同,且与温病大异",创新了温病学说的湿热病因理论。王士雄(字孟英)著有《温热经纬》,明确提出温病学中"新感""伏邪"两大辨证纲领,重视审同察异,灵活施治,充实并发挥了温病的发病机理和辨证施治理论。这些温病学家都大胆地突破了"温病不越伤寒"的传统观念，创立了以卫气营血、三焦为核心的一套比较完整的温病辨证论治的理论方法，从而使温病学在证因脉治方面形成了完整的理论体系。自此，温病学说和伤寒学说相辅相成，成为中医治疗外感热病的两大学说，在治疗急性热病方面做出了巨大的贡献。

（五）近代和现代

鸦片战争以后，中医学理论的发展呈现出新旧并存的趋势，一方面不断收集和整理前人的学术成果，曹炳章集古今中医学之大成，编著了《中国医学大成》；另一方面涌现出了中西汇通和中医学理论科学化的思潮，形成中西医汇通学派，代表人物有唐容川、恽铁樵、张锡纯。张锡纯编著《医学衷中参西录》，大胆地并用中西药物，对后世医家影响极大。

中华人民共和国成立后，党和政府十分重视中医药事业的发展，大力倡导中西医结合和中医现代化。几十年来，中医基础理论的研究发展迅速，一些学者对阴阳、五行、藏象、气血、经络、体质、病因、病机、治则等中医基本理论进行了系统的研究，出版了大量的中医理论研究专著。一些学者用现代科学技术和方法对中医药基础理论进行了探讨与研究，促进了中医药学与现代科学的沟通，特别是在藏象学说、体质学说、证候研究、经络研究等方面成绩显著，促进了中医药学的发展。

三、中医学理论体系的基本特点

中医学理论体系是在古代哲学思想的深刻影响下，在长期的医疗实践活动中，逐步形成的一种独特的医学理论体系，其最基本的特点是整体观念和辨证论治。

（一）整体观念

整体观念，是中医学对人体自身的完整性及人与自然和社会环境统一性的认识。整体观念认为人体自身是一个有机整体，由各脏腑组织器官所构成，而构成人体的各个脏腑组织器官之间，在结构上相互联系、不可分割，在功能上相互协调、相互为用，在病理上相互影响；同时，认为人与自然环境和社会环境相互联系，密不可分。人生活在自然环境和社会环境中，而自然环境、社会环境的变化又影响着人体。人类在能动地适应和改造自然环境与社会环境的过程中维持着正常的生命活动。整体观念是古代唯物论和辩证法思想在中医学中的体现，它贯穿于中医生理、病理、诊法、辨证、养生和防治等各个方面。

1. 人是一个有机整体　中医学认为，人体是一个以心为主宰、以五脏为中心的内外联系、自我调节和自我适应的有机整体，主要体现在形体结构、生理功能、病理变化、疾病诊治和养生预防等方面。

在形体结构方面，中医学认为人体是由若干脏腑、组织和器官所组成的。构成人体的脏腑、组织和器官不是孤立地存在着的，而是相互联系、相互沟通的。它们是以五脏为中心，通过经络系统的联络作用，把六腑、五体、五官、九窍、四肢百骸等全身组织器官有机地联系起来，从而构成了心、肝、脾、肺、肾五个生理系统。由此可见，人体的各个脏腑、组织、器官都是整体的一个组成部分，它们与整体在形态结构上密切联系、不可分割。

在认识人体生理功能上，中医学认为，组成人体的每个脏腑、组织和器官各有其自身独特的生理功能，而这些不同的生理功能又都是人体整体功能活动的一个组成部分，它们一方面受着整体功能活动的制约和影响，另一方面又相互影响，从而决定了人体内部的统一性。也就是说，构成人体的各个脏腑、组织和器官之间，在生理上既是相互协调、相互为用的，又是相互制约的。然而，人体的整体功能活动，是以五脏为中心，配以六腑，通过经络系统"内属于脏腑，外络于肢节"和精、气、血、津液等物质基础的作用而实现的。例如饮食物的消化、吸收、输布与排泄，就是胃受纳腐熟，脾运化水谷，小肠受盛化物、泌别清浊，大肠传导，肾阳温煦，肝气疏泄等生理功能活动综合作用的结果。

在分析疾病病理变化时，中医学十分注重机体的整体统一性，首先从整体出发，着眼于局部病变所引起的整体病理反应，并把局部病理变化与整体病理反应统一起来，既重视局部病变与其相关内在脏腑之间的联系，更强调局部病变与其他脏腑之间的相互影响。一般来说，人体某一局部的病理变化，往往与全身的脏腑、气血、阴阳的盛衰有关。由此可见，中医病理的整体观，实际上主要体现在病变的相互影响和相互传变方面。例如肝气郁结，初起可因肝失疏泄出现胸胁闷胀、疼痛，日久可致肝气乘脾犯胃，表现出脘腹胀满、纳呆、恶心呕吐、大便溏泻等脾失健运、胃失和降的病理变化。

在诊断疾病时，中医学主要根据"有诸内，必形诸外"的理论，通过观察分析面色、形体、舌象、脉象等外在病理变化来分析、判断其内在脏腑的病变情况，从而对疾病做出正确的诊断。故《灵枢·本脏》说："视其外应，以知其内脏，则知所病矣。"

在治疗疾病时，中医学对于局部的病变，不是采取头痛医头的方法，而是主张从整体上加以调治，要求从整体出发，全面了解和分析病情。既要看到发生病变的局部情况，又要看到病变所在脏腑的病理变化；既要注意病变与其他脏腑之间的关系，又要注意整体阴阳气血失调的情况。从协调整体阴阳气血及脏腑平衡出发，以扶正祛邪，消除病变对全身的影响，切断疾病传变引起的病理连锁反应，通过整体治疗效应，达到消除病邪、治愈疾病的目的。例如因"肝开窍于目"，肝与目密切联系，故临床治疗眼疾时，从调肝着手，多可获得满意疗效。

在养生保健时，中医学十分注重整体观念，强调心神安宁。心为五脏六腑之大主，心神宁静安定，则五脏六腑皆安定。心神浮躁不安，则五脏六腑皆不安，且易导致各种疾病的产生。

2. 人与自然环境的统一性　人生活在自然界之中，自然界存在着人类赖以生存的物质条件，而人类本身具有自我适应和自我调节的能力，人能通过体内的自我调节机制，以适应自然环境的变迁，并在一定的生理限度之内，保持着与自然界的统一，所以说人与自然是息息相通的一个统一体，即"天人合一"。然而，自然环境的变化又影响着人体，如果自然环境的变化超越了人类本身的自我调节能力，生理性的适应性调节就转变为病理性反应，从而导致各种疾病的发生。

（1）季节气候对人体的影响 春温、夏热、秋燥、冬寒是一年四时气候变化的一般规律。自然界的生物在四时气候规律性变化的影响下，相应地出现了春生、夏长、秋收、冬藏等适应性变化。人的生理活动随着季节气候的交替也产生着相应的适应性变化。正如《灵枢·五癃津液别》说："天暑衣厚则腠理开，故汗出……天寒则腠理闭，气湿不行，水下留于膀胱，则为溺与气。"《素问·八正神明论》说："天温日明，则人血淖液而卫气浮，故血易泻，气易行；天寒日阴，则人血凝泣而卫气沉。"这说明人体的水液代谢与气血运行皆随季节气候的更替而发生着适应性的变化。随着季节气候的变化，人体的脉象也会发生相应的变化。如《四言举要》说："春弦夏洪，秋毛冬石，四季和缓，是谓平脉。"人类适应自然环境的能力是有限的，如果气候变化过于剧烈或急骤，超越了人体自身的适应能力，或机体的调节功能失常，不能对自然环境的变化做出适应性调节时，则可导致疾病的发生，甚至引发一些季节性很强的多发病、流行病。一般来说，春季多温病；夏季多痢疾、泄泻；冬季多病伤寒。正如《素问·金匮真言论》所说："春善病鼽衄，仲夏善病胸胁，长夏善病洞泄寒中，秋善病风疟，冬善病痹厥。"

（2）昼夜对人体的影响 昼夜晨昏的变化，同样影响着人体的生理活动，使人体的阴阳气血进行着相应的适应性调节，以适应自然环境的改变。《素问·生气通天论》说："故阳气者，一日而主外，平旦人气生，日中而阳气隆，日西而阳气已虚，气门乃闭。"说明人体的阳气白天趋于体表，夜晚潜于体内的运动趋向，人体随着昼夜阴阳二气的盛衰变化而表现出规律性的适应性调节。然而，昼夜的变化也在一定程度上影响着疾病的过程，表现出疾病白天较轻、傍晚加甚、夜间最重的变化。《灵枢·顺气一日分为四时》说："夫百病者，多以旦慧，昼安，夕加，夜甚。"因昼夜间自然界阳气的变化，导致人体内的阳气发生朝始生、午最盛、夕始弱、夜半衰的适应性改变，从而使病情表现出旦慧、昼安、夕加、夜甚的周期性起伏变化。

（3）地域环境对人体的影响 地域环境不同，则地势高低不同，气候、水土不同，物产不同，人们的饮食结构、风俗习惯也不同。地域环境在一定程度上影响人体的生理活动和心理活动，进而影响体质的形成。例如江南地势低，气候多湿热，人体腠理多稀疏，体格多瘦弱；北方地势高，气候多燥寒，人体腠理多致密，体格多壮实。人们长期生活在特定的地域环境中，久而久之逐渐在功能方面形成了某些适应性变化，一旦易地而居，因环境突然改变，易出现"水土不服"。而经过一段时间后，大多数人又都能够逐渐适应新的环境。疾病的发生，特别是某些地方性疾病的发生，与地域环境的差异密切相关。例如东方傍海而居之人易患痈疡；南方潮湿久居之人易患痹证。

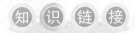

水土不服

　　水土不服是指对于自然环境、饮食习惯感到不适应，一般是指人进入新的环境之后容易出现各种不适症状，比如失眠乏力、头晕头痛、恶心呕吐、食欲不振、腹胀腹泻等。一般来说，造成水土不服的原因有天气、饮食、时差、体质、自然环境等因素。

　　3. 人与社会环境的统一性　人是社会的一员，具备社会属性，与社会环境存在着密切的联系。人生活在纷纭复杂的社会环境中，对社会产生着影响。而人的生命活动同样也受到社会环境——诸如政治、经济、文化、宗教、法律、婚姻、人际关系等社会因素的影响，这些因素通过与人的信息交换影响着人体的生理功能、心理活动和病理变化。

　　（1）社会环境对人体的影响　社会的变迁，给人们的生活条件、生产方式、思想意识和精神状态等方面带来了相应的变化，而社会环境的不同，造就了人的身心功能与体质的个体差异。安定良好的社会环境，可使人精神振奋，勇于进取，有利于人的身心健康，从而增强抵抗力，疾病不易发生，人健康长寿；动乱不良的社会环境，可使人精神压抑，紧张恐惧，危害人的身心健康，从而降低抵抗力，容易发生疾病。所以，《论衡》说："太平之世多长寿人。"《医述》说："大饥之后，必有大疫。"随着社会的进步，居住环境日益舒适，卫生条件逐渐改善，有利于人们的身心健康，使人类的寿命随着社会的进步而延长。但是，社会进步在给人类带来身心健康的同时，也给人类带来了不利于健康的因素——诸如环境污染、资源危机、能源危机、生态危机等，正威胁着人类的生存和发展；社会的进步，促使人的生活节奏加快，使人过度紧张，可导致精神焦虑、头痛、头晕等。

　　（2）社会地位对人体的影响　个人政治经济地位的高低，对人的身心功能有着重要影响，可导致性格、气质和体质的一定差异。政治经济地位过高，养尊处优，易使人骄恣纵欲；政治经济地位低下，容易使人自卑和颓废。个人的社会地位改变，也势必带来物质和精神生活的变化，甚至可影响健康，导致疾病。《素问·疏五过论》指出，"尝贵后贱"可致"脱营"病，"尝富后贫"可致"失精"病。这说明社会地位及经济状况的剧烈变化，常可导致人的精神情志的不稳定，从而影响人体脏腑的功能，而致某些身心性疾病的发生。此外，家庭纠纷、婚姻不遂、亲人亡故、邻里不和、上下级之间或同事之间关系紧张，均可破坏人体生理和心理的协调与稳定，从而损害身心健康，导致疾病的发生。要保持身心健康，就需要做到生活淡泊质朴，心境平和宁静，外不受物欲之诱惑，内不存情虑之激扰，故《素问·上古天真论》说："恬淡虚无，真气从之，精神内守，病安从来。"

（二）辨证论治

辨证论治，是中医学认识疾病和治疗疾病的基本法则，是中医学对疾病的一种特殊的研究和处理方法。

1.病、证、症的概念　病，即疾病，是指有特定的病因、发病形式、病变机理、发病规律和转归的一种病理过程。疾病的概念反映的是某一疾病全过程的总体属性，例如感冒、消渴、中风、痢疾等。

证，是疾病发展过程中某一阶段的病理概括，包括病因、病位、病性和邪正盛衰变化，反映了疾病发展过程中当时阶段病理变化的本质和发展趋势，是确定治法、处方遣药的依据。例如肺肾阴虚、肝胆湿热等。

症，包括症状与体征。症状是疾病的临床表现，即患者主观的异常感觉或某些病态变化，如发热、头痛、恶心、咳嗽等。医生通过诊查发现的异常征象称为体征，如面赤、舌红、脉数等。症是判断疾病和辨识证的主要依据，但它仅仅是疾病的个别现象，同一个症可由不同的致病因素引起，其病理机制也不尽相同。孤立的症状和体征不能反映出疾病或证的本质，因而不能作为治疗的依据。

病、证、症三者既有区别，又相互联系。病与证是通过症状和体征表现出来的，病的重点是疾病的全过程，证的重点是疾病的现阶段。有内在联系的症状和体征组合在一起反映出疾病某一阶段的本质即证，各阶段或类型的证贯穿并叠合起来，便是疾病的全过程。证是病理本质的反映，而症仅仅是疾病的个别表面现象，因而证比症更能深刻和准确地揭示疾病的本质。

2.辨证论治的概念　辨证，是将通过四诊（望、闻、问、切）收集的病情资料，运用中医理论进行分析、综合，辨清疾病的原因、性质、部位和发展趋向，概括判断为某种证的过程。论治，是根据辨证的结果，选择和确定相应的治疗原则和治疗方法。

在认识疾病和治疗疾病时，既要注意辨病，又要注重辨证，并着重于辨证。只有从辨证入手，才能正确地进行论治。因辨证论治能够辩证地看待病、症和证的关系，同一种疾病可表现出多种不同的"证"，而不同的疾病在其发展过程中又可以出现同一种"证"，因此，中医治疗疾病主要不是着眼于"病"的异同，而是着眼于"证"的区别。例如感冒，常表现出恶寒发热、头身疼痛、咳嗽、鼻塞流涕等症状，其病位在表，治当解表，但因其病因和机体反应的不同，则可表现出不同的证，故治疗前还须根据患者寒热的轻重、痰和涕的色质、口渴与否、舌象、脉象等情况进行辨证，分清风寒、风热等证，才能确定选用辛温解表，还是辛凉解表等治法，从而避免治疗用药的盲目性，减少失误，提高临床疗效。可见，辨证论治既区别于不分主次、不分阶段、一方一药治一病的辨病疗法，又不同于见痰治痰、头痛医头、脚痛医脚的对症疗法。

3. 同病异治与异病同治　同一疾病在其不同的发展阶段，可表现出不同的证；而不同的疾病在其发展过程中又可表现出相同的证，因此，在治疗疾病时，还要掌握同病异治和异病同治的原则。

同病异治，是指同一疾病，因发病的时间、地域不同，或所处的疾病阶段、类型不同，或患者的体质不同，则所反映出来的证也不同，因而可采用不同的治疗方法。例如麻疹在其不同的阶段，则表现出不同的证。初期疹未出透，治当发表透疹；中期肺热明显，治当清解肺热；后期余热未尽，肺胃阴伤，治当养阴清热。

异病同治，是指不同疾病，在其发展过程中只要出现性质相同的证，就可采用相同的治疗方法。如久泻之后，出现脱肛，属于中气下陷证，而产后调理不当，引起子宫下垂，也属于中气下陷证，这两种病都可以用升提中气的方法治疗。

相同的证，代表着主要矛盾的本质相同，可用相同的治疗方法；不同的证，揭示其本质特点不同，需用不同的治疗方法，故有"证同治亦同，证异治亦异"的说法。这种针对疾病发展过程中不同本质的矛盾、不同的状态，用不同的方法进行治疗的思想，是辨证论治的精髓所在。

四、中医基础理论的主要内容和学习方法

（一）主要内容

中医基础理论是研究和阐释中医学的基本理论、基本知识和基本思维方法的一门学科，它是中医学及相关学科的专业基础课，是研究和探讨中医学理论体系的必修课程，是中医学理论体系的核心内容，主要涉及中医哲学思想、藏象、精气血津液、经络、体质、病因、病机和养生、防治、康复原则等。学习和掌握中医基础理论的内容，对认识中医学理论体系的全貌极为重要。

精气学说、阴阳学说、五行学说，是我国古代唯物辩证的哲学观点，是古人用以认识自然、解释自然和探寻自然规律的一种世界观和方法论，是中医学理论体系的思维方法。它主要用以解释人体组织结构、生理功能、病理变化，并用以指导疾病的诊断和治疗。重点介绍精气、阴阳、五行的基本理论及其在中医学中的应用。

藏象学说，是研究人体脏腑的生理功能、病理变化及其相互关系的理论。重点介绍五脏、六腑和奇恒之腑的形态、生理功能、生理特性、五脏与形体官窍的关系、脏腑之间的相互关系。

精气血津液学说，是研究人体生命物质及生命活动的理论。重点介绍精、气、血、津液的基本概念、生成、分布、功能、代谢、相互关系及其与脏腑之间的关系。

经络学说，是研究人体经络系统的概念组成、循行分布、生理功能、病理变化及其与脏腑相互关系的理论。重点介绍经络的概念、经络系统的组成、十二经脉及奇经八脉的循

行、经络的生理功能和经络学说的应用等。

体质学说，是研究人体体质的形成、特征、类型及其与疾病发生、病机、诊断、预防和治疗关系的理论。重点介绍体质的概念、体质的形成、体质的分类及体质学说的应用。

病因学说，是研究病因的分类和各种病因的性质、致病途径、致病特点和致病规律的理论。重点介绍六淫、疠气、七情内伤、饮食失宜、劳逸失度、痰饮、瘀血、医过、药邪、外伤等致病因素的性质、致病特点。

病机学说，是研究疾病的发生发展变化和转归机制的理论。重点介绍正邪在发病中的作用、邪正盛衰、阴阳失调、精气血津液失常、内生五邪等基本病机，以及疾病的传变形式和规律。

养生、防治、康复原则，是研究养生、防病、治病和康复的基本原则的理论。重点介绍治未病的预防思想和养生原则，阐述治病求本的治疗思想和扶正祛邪、治标治本、正治反治、调整阴阳、调理脏腑、调理精气血津液、三因制宜的治疗原则，以及形神结合、药食结合、内外结合、自然康复与治疗康复结合的康复原则。

（二）学习方法

中医基础理论是学习中医学的基础课程，是研究和探讨中医学理论体系的必修课程，因此，要充分认识学好中医基础理论的重要性，明确学习目的，讲究学习方法，勤于思考，在理解的基础上加强记忆。学习过程中，要坚持辩证唯物主义和历史唯物主义思想，分清中医学与西医学是两个不同的医学理论体系，各有长短，正确认识中医学的学术特点与优势，处理好中西医两个医学体系的关系；要坚持理论联系实际，深知中医学理论体系来源于中医医疗实践，又反过来指导中医医疗实践，加强技能训练及临床见习，以加深对中医理论的理解。通过学习努力掌握中医基础理论的基本知识、基本技能和基本思维方法，为学好中医药学各门课程打下坚实的基础。

复习思考

A1 型题

1.中医学理论体系形成于（　　　）

　　A.隋唐时期　　　　　B.金元时期　　　　　C.明清时期

　　D.战国至秦汉时期　　E.春秋战国时期

2.奠定中医学理论基础的经典著作是（　　　）

　　A.《黄帝内经》　　　B.《难经》　　　　　C.《伤寒杂病论》

　　D.《神农本草经》　　E.《诸病源候论》

3.我国第一部药物学专著是（　　　）

    A.《本草纲目》　　　　B.《新修本草》　　　　C.《黄帝内经》

    D.《备急千金要方》　　E.《神农本草经》

4.我国第一部病因病机证候学专著是（　　　）

    A.《黄帝内经》　　　　B.《难经》　　　　C.《诸病源候论》

    D.《三因极一病证方论》　　　　E.《温病条辨》

5.成功地运用辨证论治的第一部医著是（　　　）

    A.《伤寒杂病论》　　B.《黄帝内经》　　　　C.《难经》

    D.《神农本草经》　　E.《温疫论》

6.提出病因"三因学说"的医家是（　　　）

    A.巢元方　　　　　B.华佗　　　　C.张仲景

    D.陈无择　　　　　E.叶天士

7.下列医家中被称为"寒凉派"代表的是（　　　）

    A.叶天士　　　　　B.张从正　　　　C.刘完素

    D.朱震亨　　　　　E.李杲

8.下列医家中被称为"攻邪派"代表的是（　　　）

    A.李杲　　　　　　B.李中梓　　　　C.吴有性

    D.张从正　　　　　E.王清任

9.倡"阳常有余，阴常不足"理论的医家是（　　　）

    A.刘完素　　　　　B.张从正　　　　C.李杲

    D.朱震亨　　　　　E.张介宾

10.创立温病学"卫气营血"辨证方法的医家是（　　　）

    A.吴有性　　　　　B.薛生白　　　　C.王孟英

    D.吴鞠通　　　　　E.叶天士

11.创立温病学"三焦"辨证方法的医家是（　　　）

    A.叶天士　　　　　B.吴鞠通　　　　C.薛生白

    D.王孟英　　　　　E.余师愚

12.提倡中西汇通的医家是（　　　）

    A.吴有性　　　　　B.王清任　　　　C.张锡纯

    D.李中梓　　　　　E.王孟英

13.中医诊治疾病，在辨病辨证和对症治疗中，主要着眼于（　　　）

    A.病　　　　　　　B.症　　　　C.体征

    D.证　　　　　　　E.病因

14. 中医学的基本特点是（　　　）

    A. 整体观念和辨证论治　　　　　　　　B. 四诊八纲和阴阳五行

    C. 同病异治和异病同治　　　　　　　　D. 八纲辨证和五行学说

    E. 阴阳学说和五行学说

15. 同病异治的实质是（　　　）

    A. 证同治异　　　　B. 证异治异　　　　C. 病同治异

    D. 病异治异　　　　E. 病同治同

16. 因中气下陷所致的久痢、脱肛及子宫下垂，均采用升提中气法治疗，此属（　　　）

    A. 因人制宜　　　　B. 同病异治　　　　C. 异病同治

    D. 审因论治　　　　E. 虚则补之

17. 中医学整体观念的内涵是（　　　）

    A. 人体是一个有机的整体　　　　　　　B. 自然界是一个整体

    C. 时令、晨昏与人体阴阳相应　　　　　D. 五脏六腑是一个整体

    E. 人体是一个有机整体，人与自然相统一

18. 关于辨证描述正确的是（　　　）

    A. 通过四诊收集症状、体征等资料　　　B. 分析疾病的原因、性质、部位

    C. 分析邪正之间的关系　　　　　　　　D. 概括判断为某种性质的证

    E. 以上都是

B1 型题

    A. 旦慧、昼安、夕加、夜甚　　　　　　B. 春善病鼽衄

    C. 平旦人气生，日中而阳气隆　　　　　D. 东南湿热，西北燥寒

    E. 天暑衣厚则腠理开，故汗出

19. 昼夜晨昏对人体生理的影响可反映为（　　　）

20. 季节气候对发病的影响可反映为（　　　）

    A. 病　　　　　　　B. 证　　　　　　　C. 症

    D. 病性　　　　　　E. 以上都不是

21. "同病异治" 中，不同的是（　　　）

22. "异病同治" 中，相同的是（　　　）

    A. 痢疾　　　　　　B. 腹痛　　　　　　C. 面赤

    D. 脾肾阳虚　　　　E. 失眠

23. 属于体征的是（　　　）

24. 属于证的是（　　　）

扫一扫，知答案

13

扫一扫，看课件

第 一 章

哲学基础

【学习目标】

1. 掌握精气、阴阳、五行的基本概念；精气学说、阴阳学说、五行学说的基本内容。

2. 熟悉精气学说、阴阳学说、五行学说在中医学中的应用。

3. 了解精气学说、阴阳学说、五行学说的起源。

精气学说、阴阳学说和五行学说是我国古代的唯物观和辩证法，是古人用以认识自然、解释自然的世界观和方法论，是对中医学理论体系的形成和发展较有影响的古代哲学思想，也是中医学重要的思维方法。

哲学是关于自然知识、社会知识和思维知识的概括和总结，是理论化、系统化了的世界观。哲学作为世界观具有高度的抽象性和概括性，以具体科学的成果为自身生长的土壤，而具体科学则以哲学作为世界观和方法论的指导。具体科学是哲学的基础，哲学是具体科学的指导，二者之间的关系体现了人类认识发展的规律。哲学和具体科学互相作用，互相促进，共同发展，交织汇合成人类认识真理的长河。

在中医学理论体系形成的战国至秦汉时期，中国古代的哲学思想在"诸子蜂起，百家争鸣"的社会环境下得到长足发展，代表文化进步和科学发展的精气学说、阴阳学说、五行学说，不仅盛行于天文、地理、农业、兵法、政治等多个领域，也被渗透和引入到医学领域。古代医家在长期医疗实践的基础上，将精气学说、阴阳学说、五行学说的基本观点和方法运用到医学领域，与中医学自身固有的理论和经验相结合，用来阐释人体的生理功能和病理变化，指导临床的诊断和治疗，成为中医理论体系的重要组成部分。

中医学继承和发展了中国古代哲学的精气学说、阴阳学说、五行学说，并以精气学说、阴阳学说、五行学说作为世界观和方法论指导临床实践，建立起了中医学的精气学说、阴阳学说、五行学说。

第一节　精气学说

精气学说，是研究精气的内涵及其运动变化规律，并用以阐释宇宙万物的构成本原及其发展变化的一种古代哲学思想。精气学说产生于先秦时期，两汉时被"元气说"同化，后被发展为"气一元论"，是对中医影响较大的中国古代哲学之一。

一、精气的基本概念

精与气的概念，在古代哲学范畴中基本上是同一的，但在中医学中是有区别的。为了便于正确认识精与气的古代哲学概念与中医学内涵，暂将其分开叙述。

（一）精的基本概念

精，又称精气，在中国古代哲学中，一般泛指气，是一种充塞宇宙之中的无形（指肉眼看不见形质）而运动不息的极细微物质，是构成宇宙万物的本原；在某些情况下专指气中的精粹部分，是构成人类的本原。

精气概念的产生，源于"水地说"。古人在观察自然界万物的发生与成长过程中，认识到自然界万物由水中或土地中产生，并依靠水、地的滋养、培育而成长与变化，因而把水、地并列而视为万物生成之本原。

（二）气的基本概念

气，指一切无形的、不断运动的物质。在古代哲学中，指存在于宇宙之中的不断运动且无形可见的极细微物质，是宇宙万物的共同构成本原。

气的概念源于"云气说"。云气是气的本始意义，古人将直接观察到的云气、风气、水气及呼吸之气等加以概括、提炼，抽象出气的一般概念。

中医学的精气学说是研究和探讨物质世界生成本原、相互关系及发展变化的古代哲学理论，是中医学认识事物生成变化的本原论和中介说。古代哲学精气学说关于精气是宇宙本原的认识，对中医学中精是人体生命之本原，气是人体生命之维系，人体诸脏腑、形体、官窍由精化生，人体的各种功能由气调控等理论的产生，具有极为重要的影响。

二、精气学说的基本内容

精气学说是有关宇宙生成及发展变化的一种古代哲学思想。它认为精气是宇宙的本原，宇宙是一个万物相通的有机整体；人类作为宇宙万物之一，亦由精气构成；精气是存在于宇宙中的运动不息的极细微物质，其自身的运动变化推动着宇宙万物的发生发展与变化。

（一）精气是构成宇宙的本原

精气学说认为，宇宙中的一切事物都是由精或气构成的，宇宙万物的生成皆为精或气自身运动的结果，精或气是构成天地万物包括人类的共同原始物质。

精气生万物的机理，古代哲学家常用天地之气交感、阴阳二气合和来阐释。精气之轻清者，散而为天，重浊者，凝而为地，天地阴阳二气相互感应交合而化生万物。即《素问·阴阳应象大论》所说："积阳为天，积阴为地。"天之阳气下降，地之阴气上升，二气交感相错于天地之间，氤氲和合而化生万物。

精气有"无形"与"有形"两种不同的存在形式。一种是以弥散而剧烈运动的状态存在，因细微而分散，用肉眼难以看到，故称之为"无形"。由于气的活力很强，故能从事物的运动变化中，测知无形之气的存在。另一种是以凝聚而稳定的状态存在，由细小分散的气，凝集而形成看得见、摸得着的实体，称之为"形质"。习惯上把弥散状态的精气称为"气"，而把有形质的实体称为"形"。形与气之间处于不断的转化之中，正如《医门法律》所说："气聚则形存，气散则形亡。"

（二）精气的运动变化

精气是活动力很强、运行不息的精微物质，正是由于精气的运行不息，方使得由精气所构成的宇宙自然界处于不停的运动变化之中，而自然界一切事物的纷繁变化，亦是精气运动的结果和反映。"气化"和"形气转化"，即是精气运动变化的过程和体现。气化的形式主要表现为气与形之间、形与形之间、气与气之间的相互转化，以及有形之体自身的更新变化。

（三）精气是天地万物的中介

精气分阴阳，以成天地。天地交感，以生万物。天地万物相互联系，相互作用，天地万物之间充斥着无形之精气，并相互作用，且这些无形之精气还能渗入于有形的实体，并与已构成有形实体的精气进行着各种形式的交流和感应。因而，精气又是天地万物之间相互联系、相互作用的中介性物质。其中介作用，主要表现为维系着天地万物之联系，并使万物得以相互感应。如乐器共振、声音共鸣、磁石吸铁、日月吸引海水形成潮汐，以及日月、昼夜、季节气候影响人体生理和病理变化等，都是以气为中介而相互感应的自然现象。

（四）天地精气化生为人

天地万物都是由精气所构成的，人类也是由天地阴阳精气交感聚合而化生。《管子·内业》说："人之生也，天出其精，地出其形，合此以为人。"《素问·宝命全形论》说："天地合气，命之曰人。"人类与宇宙中的他物不同，不仅有生命，还有精神活动，所以化生人体的气是气中最为精粹的部分，如《淮南子·精神训》所说："烦气为虫，精气为人。"人生由天地阴阳精气凝集而成，人死又复散为气，故《论衡·论死》说："阴阳之气，凝而为人；年终寿尽，死还为气。"可见，人的生命过程也就是精气的聚散过程。

三、精气学说在中医学中的应用

古代哲学的精气学说奠基于先秦至秦汉时期。这一时期正值中医学理论体系的形成阶段，故古代哲学的精气学说的渗透对中医学理论体系的形成，尤其对中医学精气生命理论和整体观念的构建，产生了深刻的影响。

（一）构建中医学生命理论

古代哲学精气学说关于精或气是宇宙万物本原的认识，对中医学理论体系中精是人体生命之本原，气是人体生命之维持，人体诸脏腑、形体、官窍均由精所化生，人体的各种功能活动均由气所推动和调控等理论的产生，具有极为重要的影响。作为一种哲学思维，与中医学固有的精气理论和实践相融合，从而创立了独特的中医学精气生命理论。

根据哲学精气学说，精气是宇宙万物的本原，是宇宙万物运动变化的动力之所在，而神则是对由精气所化生的自然界万物神秘难测的变化现象的描述。如《荀子·天论》指出："列星随旋，日月递炤，四时代御，阴阳大化，风雨博施，万物各得其和以生，各得其养以成，不见其事，而见其功，夫是之谓神。"这种神指对宇宙万物运动变化的认识，渗透到中医学中，对中医学"神"的概念及相关理论的形成有一定的影响。

（二）构建中医学整体观念

作为哲学思想的精气学说渗透于中医学，促进了中医学同源性思维和相互联系观点的形成，并构建了表达人体自身完整性及人与自然社会环境统一性的整体观念。这些思想和观念强调从宏观整体出发，从人体自身及自然与社会的不同角度，全方位地研究人体的生理、病理及疾病的防治。

中医学的整体观念，强调在观察分析和研究处理生命现象的有关问题时，必须注重生命本身所存在的统一性、完整性、联系性，以及生命体与其所处自然环境、社会环境的联系性。精气学说与中医学整体观念的关系，主要反映在从气本原论或本体论的角度阐明整个物质世界的统一性，即用天地阴阳二气相合的观点说明万物的产生、宇宙万物由共同的基质构成。因此，部分中就必然蕴涵着整体的功能与信息，即整体与部分之间有着相类、相通的特征，气因此成为宇宙万物之间相互作用的中介。

就生命体内部而言，气作为基本物质，不仅构成了人体各个有形的组织器官，而且还弥散于躯体之内，游移于各组织器官之间。物质组成上的同一性和无形之气的贯通其间，从而使人体各组成部分之间密切关联，形成了一个统一的整体。也正由于物质组成上的同一性和无形之气的贯通维系，局部病变可以影响整体，整体病变也可反映于局部；脏腑之间、内脏与体表之间也可在病理上相互影响。这也是临床诊断中能"以表知里""司外揣内"的原因所在，是临床上通过推拿、按摩、针刺、艾灸、药物治疗疾病取效的机理之所在。

就生命体与所处的自然环境而言，人与自然界密切相关，这是由于人与自然万物有着物质的同一性。人和自然界存在着物质、能量和信息的交换，而这些都离不开气的中介作用。《素问·宝命全形论》说："人以天地之气生。"《素问·六节藏象论》说："天食人以五气，地食人以五味。"《素问·生气通天论》说："九窍、五脏、十二节，皆通于天气。"人仰赖于天地自然之气的同时，也感受着天地日月各种信息变化，并在生理和病理等生命全过程中做出各种相应的反应，正是因为气的作用，使人与自然之间表现出统一性。

此外，人可以通过感知器官，感受社会环境的各种信息变化，并做出响应。而社会环境的各种变化，亦可对人体的生理、病理产生一定的影响。人与社会的这种关联，也是基于气的中介作用而产生的。

总之，气的中介作用，促成了人与自然、人与社会的统一，推动了中医学天人相应的整体观念的构建。

第二节　阴阳学说

阴阳学说，是研究阴阳的内涵及其运动变化规律，并用以阐释宇宙万事万物的发生、发展和变化的一种古代哲学理论。它是古人探索宇宙本质和解释宇宙的一种世界观和方法论，属于中国古代唯物论和辩证法的范畴。

阴阳学说认为，世界是物质性的整体，是由阴和阳二气所构成的，是阴阳二气对立统一的结果。故《医原》说："天地与人，不外阴阳二气。"阴阳二气的对立统一，始终贯穿于自然界一切事物之中，是自然界一切事物生成、发展、变化和消亡的根源和规律。正如《素问·阴阳应象大论》所说："阴阳者，天地之道也，万物之纲纪，变化之父母，生杀之本始，神明之府也。"

阴阳学说作为一种方法论，在我国古代医学家的医疗实践活动中逐渐被运用，并与中医学的理论和实践经验相结合，与中医学的具体内容融为一体，形成了中医学独特的阴阳学说。中医学的阴阳学说是用阴阳的属性及其运动变化规律，探究人体生命活动，阐释人体病理变化，指导临床实践的一种理论方法，是中医学理论体系的一个重要组成部分。

一、阴阳的概念

阴阳，是对自然界相互关联的事物或现象对立双方属性的概括。它既可以代表相互关联而性质相反的两个事物、两种现象，又可以代表同一事物内部相互对立的两个方面。《类经·阴阳类》说："阴阳者，一分为二也。"

阴阳的概念萌生于殷商时期，成熟于战国与秦汉之际。阴阳最初的含义是很朴素的，仅指日光的向背，即向日者为"阳"，背日者为"阴"，后来引申为气候的寒暖，方位的上下、左右、内外，运动状态的躁动与宁静等。自然界的一切事物和现象都存在正反两个方面，古代思想家引用"阴阳"概念来概括自然界相互关联而性质相反的事物、现象或事物内部存在的正反两个方面，并用以解释自然界两种对立和相互消长的物质势力。古人认为，阴阳的对立和消长是事物本身所固有的，正如《老子》所说："万物负阴而抱阳。"同时，认为阴阳的对立和消长是自然界事物生成、发展、变化和消亡的基本规律，故《易传》说："一阴一阳之谓道。"

（一）阴阳属性的划分

阴阳非指某一具体的实物，而是从各种具体的事物和现象中概括出共同、本质的特性而形成的抽象概念。古人通过长期对自然现象的观察，认为水与火的矛盾最为突出、最为典型，其特性最具有阴阳的代表性。因水性寒凉润下，可代表阴性的事物和现象；火性温热炎上，可代表阳性的事物和现象。故《素问·阴阳应象大论》说："水火者，阴阳之征兆也。"用水火的自然特性来理解阴阳概念，可起到执简驭繁的作用。

事物和现象的阴阳属性是根据自然界相互关联的事物、现象或同一事物内部对立双方的性质、动态、位置、发展趋势等因素来划分的。一般来说，凡是运动的、外向的、上升的、温热的、明亮的、兴奋的一方都属于阳；而静止的、内守的、下降的、寒凉的、晦暗的、抑制的一方都属于阴（表1-1）。

表1-1 事物阴阳属性归类表

属性	空间	时间	季节	温度	湿度	重量	亮度	事物的动态
阳	天、上、外、左	昼	春、夏	温热	干燥	轻	明亮	动、升、兴奋、亢进
阴	地、下、内、右	夜	秋、冬	寒凉	湿润	重	晦暗	静、降、抑制、衰退

（二）阴阳的特性

1. **相关性** 阴阳学说认为，阴阳是相关的。阴阳所分析的事物或现象必须是处在同一范畴、同一层次、同一交点上的，也就是说是相关的。不相关的事物或现象不能用阴阳来加以概括。例如以昼夜而言，则夜为阴、昼为阳；以人的性别而言，则女为阴、男为阳。

2. **普遍性** 阴阳学说认为，阴阳是一个抽象的概念，自然界的一切事物和现象都包含着阴和阳相互对立的两个方面。例如天与地、动与静、火与水、热与寒等。自然界事物的发生、发展、变化和消亡都是阴阳二气对立统一的结果，所以说阴阳普遍存在于自然界一切事物和现象之中。

3. **相对性** 阴阳学说认为，事物的阴阳属性是相对的、可变的。阴阳的相对性，主要表现在三个方面：①比较对象的变化，导致阴阳属性改变。事物的阴阳属性是通过比较而划分的，比较对象发生了改变，则事物的阴阳属性也就发生了改变。例如，50℃的水与100℃的水比较，则属阴；同样是50℃的水与0℃的水相比较而言，则属阳。②阴阳属性具有可分性，即阴阳之中复有阴阳。自然界的一切事物和现象的阴阳属性皆可以再进行阴阳的划分，即所谓阴中有阳、阳中有阴。例如以白昼与夜晚而言，则白昼为阳，夜晚为阴。而白昼有上午和下午之分，可再分阴阳，即上午为阳中之阳，下午为阳中之阴；夜晚有前半夜和后半夜之分，也可再分阴阳，即前半夜为阴中之阴，后半夜为阴中之阳。故《素问·阴阳离合论》说："阴阳者，数之可十，推之可百，数之可千，推之可万，万之大，不可胜数，然其要一也。"③阴阳属性可相互转化。阴和阳在一定条件下可以向其相反的方向转化，即阴可以转化为阳，阳也可以转化为阴。例如在人体气化运动过程中，物质（阴）与功能（阳）之间，在生理条件下，物质消耗所产生的能量可以表现为一定的功能，功能活动的运转也可以形成物质。如果人体没有物质与功能之间的相互转化，则生命运动也就不能正常进行。

4. 规定性　阴阳的规定性亦可理解为阴阳的绝对性，主要表现在其属阴或属阳的不可变性，即不可反称性。如上述划分阴阳属性的标准是绝对不可改变的。水与火，水属阴，火属阳，其阴阳属性是固定不变的，不可反称。水不论多热，对火来说，仍属阴；火不论多弱，对水来说，仍属阳。其他如天与地、日与月、上与下、升与降、动与静、寒与热、明与暗、温煦与凉润、兴奋与抑制、推动与宁静、弥散与凝聚等，其阴阳属性具有不可变性和不可反称性，故说事物的阴阳属性在某种意义上又是绝对的。

二、阴阳学说的基本内容

（一）交感互藏

交感，即相互感应，相互交合。互藏，即相互包藏，阴中有阳，阳中有阴。阴阳交感，是指阴阳二气之间相互感应而交合的运动过程。阴阳交感是自然界万物得以产生和变化的根源与动力。如《素问·阴阳应象大论》说："阴阳者，万物之能始也。"《素问·天元纪大论》说："阴阳相错，而变由生。"

古代哲学家认为，精气是构成自然界万物的本原。由于精气自身的运动，产生了属性相反的阴阳二气。阳主动，阴主静；阳化气，阴成形；阳气布散而为天，阴气凝聚而为地。《素问·阴阳应象大论》说："积阳为天，积阴为地。"天气下降，地气上升，天地阴阳二气氤氲交感，形成云、雾、雷电、雨露等，风和雨顺，自然界万物得以化生。故《周易·系辞下》说："天地氤氲，万物化醇；男女构精，万物化生。"

阴阳交感是在阴阳二气运动的过程中进行的，没有阴阳二气的运动，也就不会发生阴阳交感。当阴阳二气在运动过程中达到平衡协调时，此时阴阳二气达到一种最佳状态，发生相互感应而交合，即古代先贤所说的"和"。《道德经·四十二章》说："万物负阴而抱阳，冲气以为和。""冲气"，即是阴阳和谐之气，阴阳二气达到和谐状态时就会发生感应而交合，从而产生了万物，产生了人类，产生了自然界。故《淮南子·天文训》说："阴阳合和而万物生。"

阴阳互藏，是指相互对立的阴阳双方任何一方都包含着另一方，即阴中有阳、阳中有阴。如《类经·运气类》说："天本阳也，然阳中有阴；地本阴也，然阴中有阳。此阴阳互藏之道。"（图1-1）

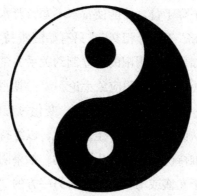

大圆圈表示太极。黑色部分表示阴，阴从右降。白色部分表示阳，阳从左升。
黑色部分的小白圆圈表示阴中有阳，白色部分的小黑圆圈表示阳中有阴。

图1-1　太极阴阳图

阴阳互藏是阴阳二气交感合和的动力根源。《素问·六微旨大论》说："天气下降，气流于地；地气上升，气腾于天。故高下相召，升降相因，而变作矣。"就是说天气虽然在上，但内含地之阴气，即阳中有阴，故天气能下降于地；地气居下，但内寓天之阳气，即阴中有阳，故地气能上升于天。可见，阴阳互藏是天地二气相互交感而变化的内在动力。

阴阳互藏又是阴阳双方相互依存、相互为用的关系基础。阴中寓阳，所以阴依阳而存在，阴以阳为根而化；阳中含阴，所以阳依阴而存在，阳以阴为源而生。若阴中无阳则为"孤阴"，阳中无阴则为"孤阳"。阴阳互藏也是阴阳消长与阴阳转化的内在依据，阴中寓阳，阴才有向阳转化的可能；阳中藏阴，阳才有向阴转化的可能。

（二）对立制约

对立，即对抗、排斥。制约，即制衡、约束。阴阳对立制约，是指属性相反的阴阳双方之间存在着相互对抗、相互排斥和相互制约的关系。

阴阳学说认为，自然界的一切事物、现象都存在着相互对立的阴阳两个方面。例如天与地、上与下、外与内、动与静、升与降、出与入、热与寒、火与水等。阴阳双方既是对立的，又是统一的，对立是阴阳之间相反的一面，而统一则是阴阳之间相成的一面，是对立的结果。阴与阳相互对抗、相互制约和相互排斥，以求其统一，取得阴阳之间相对的动态平衡，从而促进了事物的发生、发展和变化，称之为"阴平阳秘"。

自然界春、夏、秋、冬四季和温、热、凉、寒四时气候，周而复始，循环不已的变化，正是阴阳对立、制约、对抗、运动变化的结果，从而始终保持一年总体气候的相对恒定。春夏之温热，是因春夏之阳气上升抑制了秋冬寒冷之阴气的缘故；而秋冬之寒冷，是因秋冬之阴气上升抑制了春夏温热之阳气的缘故。

在人体生命运动过程中，阴阳双方相互对立、相互制约、相互对抗，以取得相对的动态平衡，维持人体正常的生命运动。如心位居于上，其性类火，属于阳；肾位居于下，其性类水，属于阴。心火必须下降于肾，才能使肾水不寒；肾水亦必须上济于心，才能使心火不亢。这称之为"水火既济""心肾相交"，只有始终维持心肾两脏之间的这种动态平衡，机体才不致出现疾病。如果人体阴阳的对立制约关系失常，则将影响人体阴阳的动态平衡，导致疾病的发生。故《素问·阴阳应象大论》说："阴胜则阳病，阳胜则阴病。"

阴阳对立制约，贯穿于一切事物发生、发展、变化过程的始终，促进了自然界一切事物的发生、发展和变化，从而促使自然界生生不息，以维持自然界生物生长化收藏和生长壮老已的运动变化规律，维持机体的正常生命活动。如果阴阳的对立制约关系失常，则会出现阴阳双方中的一方过于亢盛或不及，导致对另一方的"制约太过"或"制约不足"，从而引起各种疾病。

（三）互根互用

互根，即相互依存，互为根本。互用，即相互资生，相互促进。阴阳互根互用，是指阴阳双方之间具有相互依存、相互资生、相互促进、相互为用的关系。

阴阳学说认为，阴阳双方相互依存，相互为用，双方互为存在的前提和条件，任何一方都不能脱离另一方而单独存在。例如以天地而言，天为阳，地为阴。没有天，也就无所谓地；没有地，也就无所谓天。以寒热而言，热为阳，寒为阴。没有热，也就无所谓寒；没有寒，也就无所谓热。故《医贯·阴阳论》说："阳根于阴，阴根于阳；无阳则阴无以生，无阴则阳无以化。"以人体的功能活动（阳）和营养物质（阴）而言，功能活动的运转依赖于营养物质的充养，营养物质的化生又依赖于功能活动的运转，二者相互依存，相互为用，协调平衡，才能维持人体正常的生理活动。正如《素问·阴阳应象大论》所说："阴在内，阳之守也；阳在外，阴之使也。"倘若人体阴阳双方不能相互依存，相互为用，就会出现有阴无阳或有阳无阴的"孤阴不生，独阳不长"的病理现象，最终导致"阴阳离决，精气乃绝"。

（四）消长平衡

"消"，即减少、消耗。"长"，即增多、增长。消长是指事物的盛衰变化，平衡是指协调、匀平、稳定的状态。阴阳的消长平衡，是指阴阳在不断的消长运动变化中维持着相对的平衡。

阴阳学说认为，自然界任何事物在一定时间，一定限度内，相互对立、相互依存的阴阳双方始终在不断地进行消长和变化，以保持事物的相对动态平衡，维持事物正常的发生、发展和变化。

阴阳的消长实际上是指阴阳双方在数量上的减少或增多，即事物变化的量变过程。阴阳消长的表现形式：①阴阳的此消彼长、此长彼消，即阴消阳长、阳消阴长，或阴长阳消，阳长阴消。②阴阳的皆消与皆长，即阴随阳消、阳随阴消，或阴随阳长、阳随阴长。（表1–2）

表1–2 阴阳消长变化比较表

类型	消长变化机理	消长变化形式	临床表现
此长彼消	阴阳中的任何一方增长而强盛，势必制约对方太过，从而使对方消减	阴长阳消 阳长阴消	阴胜则阳病 阳胜则阴病
此消彼长	阴阳中的任何一方的衰减，制约对方力量减弱，必引起对方的增长，甚至偏亢	阴消阳长 阳消阴长	阴虚生内热 阳虚生内寒
此长彼亦长	阴阳双方中任何一方旺盛，则可促进另一方亦随之增长	阴随阳长 阳随阴长	气旺生血 血盛化气
此消彼亦消	阴阳双方中任何一方虚弱，则无力资助另一方，结果对方亦随之消减	阴随阳消 阳随阴消	阳损及阴 阴损及阳

阴阳的平衡，是指阴阳双方通过消长变化，从而维持一种相对的动态平衡关系。阴阳学说认为，自然界的任何正常事物都是通过阴阳双方的对立、互根和消长关系，维持着一种相对的动态平衡，以促进事物自身的不断发展和变化。

自然界四时气候的变化、更替，就是一个典型的阴阳消长、平衡的过程。从冬末至春至夏，阴气渐消，阳气渐长，气候由寒变温，乃至炎热；由夏末至秋至冬，阳气渐消，阴气渐长，气候则由热变凉，乃至寒冷。虽然自然界四时气候周而复始地变化、更替，但是，从总体上说，始终维持在一个相对的动态平衡之中。

自然界事物阴阳的消长，不是单独进行的，而是一个复杂的变化过程，即阴消阳长过程中包含着阳消阴长在内，阳消阴长过程中包含着阴消阳长在内。就人体生命活动过程中物质和功能的转换而言，各种功能活动的产生需消耗一定的营养物质，而各种营养物质的化生又需消耗一定的能量，二者阴阳变更，维持着人体正常的生命活动。

阴阳的消长是阴阳双方在数量上的变化，是事物阴阳运动的量变过程。然而，自然界事物的阴阳消长必须保持在一定的限度之内，这样才能维持事物阴阳相对的动态平衡，否则，事物阴阳的平衡则将失常，出现偏盛或偏衰的异常现象，而事物的运动变化就会超出常规，发生根本性改变。人体阴阳消长太过或不足，都将打破人体阴阳的相对动态平衡，而发生病理变化，产生疾病。故《素问·阴阳应象大论》说："阴胜则阳病，阳胜则阴病；

阳胜则热，阴胜则寒。"因此，阴阳的消长有常有变。"常"，即是在一定限度之内，保持相对动态平衡的阴阳消长；"变"，即指超出一定限度，破坏了相对动态平衡的阴阳消长。

（五）相互转化

阴阳的相互转化，是指相互对立的阴阳双方，在一定条件下可以向其相反的方面转化，即阴可以转化为阳，阳可以转化为阴。

阴阳转化的条件，在《黄帝内经》中称"重"和"极"。古人认为事物阴阳属性的改变，一般出现在事物发展、变化的极期阶段，即所谓"极则生变""重则必反"。也就是说，当事物的运动变化发展到了极点，即阴阳双方的消长变化发展到一定程度时，事物的阴阳属性就会发生转化。正如《素问·阴阳应象大论》所说，"重阴必阳，重阳必阴"，"寒极生热，热极生寒。"

阴阳之间的变化，包含着"量变"和"质变"两种形式。一般而言，阴阳的消长是"量变"过程，阴阳的转化则是量变基础上的"质变"过程。事物阴阳的消长是有一定阈值的，如果阴阳的消长变化超越了这个阈值，事物就会由"化"至"变"，或由"变"至"化"地发生转化，而这种转化，是指事物总体属性的改变。

以四时气候的寒暑变化、更替为例。一年四季，春至冬去，夏往秋来，交替变更，则体现了阴阳的相互转化。从冬寒到夏热的变更，便是阴消阳长，阴转化为阳；从夏热至冬寒的变更，便是阳消阴长，阳转化为阴。

人体生命过程中，阴阳也在不停地发生相互转化。以物质与功能之间的关系而言，属阴的营养物质不断地消耗可表现为一定的属阳的功能活动；属阳的功能活动不断地运转可表现为一定的属阴的营养物质，这样才能维持人体生命活动的正常进行。

综上所述，阴阳的交感互藏、对立制约、互根互用、消长平衡、相互转化，既相互区别，又相互联系，不可分割。它们从不同角度阐述了阴阳的运动规律和变化形式，阐明了阴阳之间的对立统一关系。阴阳的交感互藏是事物发生、发展、变化的前提，它是在阴阳不断消长与转化过程中实现的；阴阳的对立、互根是阴阳相互关系和相互作用的基础；阴阳的消长、转化是阴阳的运动形式，而阴阳的消长是量变过程，阴阳的转化是在量变基础上发生的质变。

三、阴阳学说在中医学中的应用

阴阳学说是中医学理论体系中的一个重要组成部分，它作为中医学的思维方法和论理工具，成为古代医家构筑中医学理论体系的基石，贯穿于中医学理论体系的各个方面，用来说明人体的组织结构、生理功能、病理变化，并有效地指导疾病的诊断和治疗。

（一）说明人体的组织结构

人体是一个有机的整体，在人体的组织结构中存在着阴阳对立统一关系，《素问·宝命全形论》说："人生有形，不离阴阳。"人体的一切组织结构，都可以依据其所在的部位、功能特点来划分其阴阳属性，《素问·金匮真言论》说："夫言人之阴阳，则外为阳，内为阴。言人身之阴阳，则背为阳，腹为阴。言人身脏腑之阴阳，则脏者为阴，腑者为阳。肝、心、脾、肺、肾五脏皆为阴，胆、胃、大肠、小肠、膀胱、三焦六腑皆为阳。"

例如，就人体部位而言，则上部为阳，下部为阴；体表属阳，体内属阴；背部属阳，腹部属阴；四肢外侧属阳，内侧属阴。就人体脏腑组织而言，则筋、脉、肉、皮、骨五体在外属阳，五脏六腑在内属阴；就五脏六腑而言，五脏（肝、心、脾、肺、肾）属阴，六腑（胆、胃、大肠、小肠、膀胱、三焦）属阳。就五脏在体内的位置而言，心、肺位居上焦属阳，肝脾肾位居下焦属阴；就五脏功能而言，心主温通为阳中之阳，肺主肃降为阳中之阴，肝主升发为阴中之阳，肾主封藏为阴中之阴，脾主运化为阴中之至阴。就经络而言，经为阴，络为阳，经之中又有阴经与阳经，络之中又有阴络与阳络。就气血而言，气为阳，血为阴。（表1-3）

表1-3 人体组织结构的阴阳属性划分表

	人体部位				脏腑组织			
阳	上部	体表	背	四肢外侧	六腑	络脉	气	皮毛
阴	下部	体内	腹	四肢内侧	五脏	经脉	血	筋骨

（二）说明人体的生理功能

阴阳学说认为，人体的正常生命活动是阴阳保持平衡协调的结果。《素问·生气通天论》说："生之本，本于阴阳。"人体生长壮老已的全过程是以精为物质基础，以精所化之气的运动为动力来推动和调控的，即人体的生理功能，主要体现在阴精（物质）与阳气（功能）的对立统一关系之中。人体的阴精是阳气的物质基础，精能化气，以推动、调节、控制机体各种功能的发挥；人体的阳气是阴精的能量表现，阳气运动，以激发机体各种功能并促进阴精的化生。所以说没有阴精，就无以化生阳气；没有阳气，就无以化生阴精。精与气之间，对立制约，互根互用，维持着人体阴阳双方相对的动态平衡，从而推动、调节和控制着机体生命活动有序而稳定地进行。由此可见，阴阳二者之间的平衡协调，揭示了人体生命活动的关键，是人体生命活动的基础。故《类证治裁》说："生命以阴阳为枢纽。"《素问·生气通天论》说："阴平阳秘，精神乃治。"

（三）说明人体的病理变化

人体阴阳的平衡协调状态，是维持人体正常生命运动的基本条件，是人体健康的标志，而阴与阳之间的平衡协调状态失常则说明机体发生了疾病，处于病理状态。

疾病的发生发展取决于两方面的因素：一是邪气，二是正气。邪气有阴邪（如寒邪、湿邪）和阳邪（如六淫中的风邪、燥邪、火邪）之分，正气又有阴精和阳气之别。疾病的发生发展过程就是邪正斗争的过程。邪正斗争导致阴阳失调而出现各种各样的病理变化，其病理变化的基本规律不外乎阴阳的偏盛或偏衰。

1. 阴阳偏盛　是指属于阴或阳任何一方高于正常水平的病理状态。《素问·阴阳应象大论》指出："阴胜则阳病，阳胜则阴病；阳胜则热，阴胜则寒。"

（1）阳胜则热，阳胜则阴病　阳胜是指阳邪侵犯人体而表现为阳热亢盛的病理状态。由于阳的特性是热，故说"阳胜则热"。由于阳能制约阴，故阳热亢盛必然会消耗和制约机体津液和阴气，即所谓"阳胜则阴病"。

（2）阴胜则寒，阴胜则阳病　阴胜是指阴邪侵犯人体而表现为阴气亢盛的病理状态。由于阴的特性是寒，故说"阴胜则寒"。由于阴能制约阳，故阴气亢盛必然会损耗和制约机体的阳气而致其不足，即所谓"阴胜则阳病"。

阴阳偏盛所形成的病证为实证，阳偏盛导致实热证，阴偏盛导致实寒证。故《素问·通评虚实论》说："邪气盛则实。"

2. 阴阳偏衰　指阴或阳中任何一方低于正常水平的病理状态。《素问·调经论》指出："阳虚则外寒，阴虚则内热。"

（1）阳虚则寒　阳虚指人体阳气虚衰。阳虚不能制阴，则阴气相对偏盛而虚寒内生。

（2）阴虚则热　阴虚指人体阴气虚衰。阴虚不能制阳，则阳气相对偏亢而虚热内生。

阴阳偏衰所导致的病证为虚证，阴虚出现虚热证，阳虚出现虚寒证。故《素问·通评虚实论》说："精气夺则虚。"

3. 阴阳互损　阴阳任何一方虚损到一定程度时，必然导致另一方的不足，无论阳损及阴还是阴损及阳，最终都会导致"阴阳两虚"。

（四）指导疾病的诊断

疾病的临床表现是错综复杂，千变万化的，尽管如此，但均可用阴阳加以概括。故《素问·阴阳应象大论》说："善诊者，察色按脉，先别阴阳。"可见疾病的诊断，关键是分清疾病的阴阳，只有这样才能抓住疾病的本质。

在疾病诊断过程中，既可用阴阳概括辨证中的病证属性，又可用阴阳分析四诊中的具体脉症。例如，以证分阴阳，则里证、寒证、虚证为阴；表证、热证、实证为阳。以色泽分阴阳，则晦暗为阴，鲜明为阳。以症状分阴阳，则恶寒、口淡不渴、便溏等为阴；发热、口渴欲饮、便秘等为阳。以声息分阴阳，则呼吸微弱、语音低怯、少言沉静等为阴；呼吸气粗、语音高亢、多言躁动等为阳。以脉象分阴阳，则沉脉、迟脉、虚脉、涩脉等为阴；浮脉、数脉、实脉、滑脉等为阳。

综上所述，在疾病诊断过程中，关键是分辨疾病症状和体征的阴阳属性。只有在四诊中辨清疾病症状和体征的阴阳属性，才能在辨证中抓住疾病的病机，辨别病证的性质，进而为治疗提供确切的依据。故《景岳全书·传忠录》说："凡诊病施治，必须先审阴阳，乃为医道之纲领。"

（五）指导疾病的防治

1.指导养生　中医学认为，自然界任何事物的发生、发展和变化，都是阴阳二气对立统一的结果。人要想做到健康无病，延年益寿，就必须遵循自然界阴阳二气的变化规律，即"法于阴阳"，使人体的阴阳与自然界春、夏、秋、冬四时的阴阳变化相适应，以保持人与自然界阴阳变化的协调统一。《素问·四气调神大论》说："夫四时阴阳者，万物之根本也，圣人春夏养阳，秋冬养阴，以从其根……"

2.确定治疗原则　中医学认为，疾病发生、发展和变化的根本原因是阴阳失调，所以，治疗疾病的原则就是根据阴阳失调的具体情况，采用药物、针灸等治疗方法来调整阴阳，补偏救弊，补其不足，泻其有余，使机体恢复至阴阳的相对平衡协调状态。《素问·至真要大论》说："谨察阴阳所在而调之，以平为期。"阴阳偏盛，表现出邪气有余的病理变化时，治疗用"损其有余""实则泻之"的原则。阴阳偏衰，表现出正气不足的病理变化时，治疗用"补其不足""虚则补之"的原则。

3.归纳药物的性能　中医学的诊疗特点是辨证论治，中医治疗疾病是在辨证的基础上，进行立法、处方、用药。所以，中医治疗疾病时，除应正确诊断和立法外，还须掌握药物的性能。中医学主要是从药物的气（性）、味和升降浮沉等方面来分辨药物性能的，而药物的气、味和升降浮沉可用阴阳概括（表1-4）。

表1-4　药物性能的阴阳属性归类表

	药性	五味	升降浮沉
阳	温、热	辛、甘（淡）	升、浮
阴	寒、凉	酸、苦、咸	降、沉

（1）药性　药物的寒、热、温、凉四种药性，又称"四气"。寒、凉属阴，寒性、凉性药物能减轻或消除热证，如生石膏、黄芩、栀子等，故临床上治疗热证时，一般用寒凉性质的药物，即"热者寒之"；温、热属阳，温性、热性药物能减轻或消除寒证，如干姜、附子、肉桂等，故临床上治疗寒证时，一般用温热性质的药物，即"寒者热之"。

（2）五味　药物的酸、苦、甘、辛、咸、淡、涩等滋味，习惯上以酸、苦、甘、辛、咸为代表，称之为"五味"。药物五味的属性可用阴阳概括，即辛、甘、淡味属阳，酸、苦、咸味属阴。故《素问·至真要大论》说："辛甘发散为阳，酸苦涌泄为阴，咸味涌泄为阴，淡味渗泄为阳。"

（3）升降浮沉　中药进入人体后都有一定的作用趋向。"升"指药性上升，"降"指药性下降，"浮"指药性发散，"沉"指药性镇敛。药物的作用趋向可用阴阳概括，凡具有升散发表、祛风散寒、涌吐、开窍等功效的药物，药性大多升浮，属阳；凡具有泻下、清热、利尿、重镇安神、潜阳息风、消积导滞、降逆止呕、收敛等功效的药物，药性大多沉降，属阴。

第三节 五行学说

五行学说，是研究木、火、土、金、水五行的概念、特性及其运动变化规律，并用以阐释自然界万物发生、发展、变化及相互关系的一种古代哲学思想。它认为自然界一切物质的构成，以及各种物质和现象的发展与变化，都是木、火、土、金、水五种基本物质不断运动变化和相互作用的结果。

五行学说来源于生产实践，逐渐渗透到中医学中，与中医学的基本理论和临床实践相结合，用以阐述人体的形态结构、生理功能、病理变化及其与外在环境的相互联系，成为指导中医诊断疾病和防治疾病的一种独特的理论和方法。五行学说对促进中医学理论体系的形成和发展产生了深远的影响。

一、五行的概念

（一）五行的基本概念

五行，是指木、火、土、金、水五种物质及其运动变化。"五"，指木、火、土、金、水五种基本物质，是构成自然界万物的最基本元素；"行"，指五种物质的运动变化。

五行最初称"五材"，指木、火、土、金、水五种基本物质。《左传·襄公二十七年》说："天生五材，民并用之，废一不可。"可见，木、火、土、金、水是人类日常生活和生产实践中最为常见和不可缺少的五种基本物质。然而，人类在长期的生活和生产实践中，逐渐认识到自然界中的木、火、土、金、水五种物质之间不是孤立地存在着，而是处于相互资生、相互制约和不断的运动变化之中，而木、火、土、金、水的运动变化促进了自然界事物的资生、发展和变化。

（二）五行的特性

五行的特性，是古人在长期的生活和生产实践中，对木、火、土、金、水五种物质的直接观察和朴素认识的基础上，进行抽象而逐渐形成的理性概念。《尚书·洪范》说："水曰润下，火曰炎上，木曰曲直，金曰从革，土爰稼穑。"

1.木的特性　"木曰曲直。"曲，屈也；直，伸也。曲直是指树木的枝条具有生长、柔和、能屈又能伸的特性。引申为凡具有生长、升发、条达、舒畅等性质或作用的事物和现象，均归属于木。

2.火的特性　"火曰炎上。"炎，热也；上，上升。炎上是指火具有炎热、上升、光明的特性。引申为凡具有温热、升腾、光明等性质或作用的事物和现象，均归属于火。

3. 土的特性 "土爰稼穑。"爰，通曰。春种曰稼，秋收曰穑。稼穑是指农作物的播种和收获。引申为凡具有生化、承载、受纳等性质或作用的事物和现象，均归属于土。故有"土载四行""万物土中生""土为万物之母"之说。

4. 金的特性 "金曰从革。"从，顺从也；革，即变革。从革是指金有刚柔相济之性。金质地沉重而坚硬，可做兵器用以杀戮，但又有顺从人意而更改的柔和之性。引申为凡具有沉降、肃杀、收敛、洁净等性质或作用的事物和现象，均归属于金。

5. 水的特性 "水曰润下。"润，即滋润；下，即向下、下行。润下是指水具有滋润和向下的特性。引申为凡具有寒凉、向下、滋润、闭藏等性质或作用的事物和现象，均归属于水。

由此可见，五行是一个抽象的哲学概念，其含义实际上已经不是木、火、土、金、水本身，而是各种在特性上可相比拟的事物、现象所共有的抽象性能。

（三）事物属性的五行归类

五行学说是依据抽象的五行特性，通过取象比类和推演络绎的方法，将自然界中的各种事物和现象进行归类，分别归属于木、火、土、金、水，从而构建了五行系统。

1. 取象比类法 "取象"，是从事物的形象（形态、作用、性质）中找出能反映其本质特征的方法。"比类"，是以五行各自的抽象属性作为基准，与某种事物或现象的特征进行比较，以确定其五行属性的方法。事物或现象的某一特征与五行中木的特性相类似，则归属于木；与火的特性相类似，则归属于火；余可类推。自然界的方位、四时及人体五脏的五行属性，皆是通过取象比类法进行归类的。例如，以方位配五行：日出东方，与木之升发特性相类似，故东方归属于木；南方炎热，与火之温暖特性相类似，故南方归属于火；中原地带，土地肥沃，万物繁茂，与土之生化特性相类似，故中央归属于土；日落于西，与金之沉降特性相类似，故西方归属于金；北方寒冷，与水之寒凉特性相类似，故北方归属于水。

2. 推演络绎法 是根据已知的某事物的五行特性，推演归纳其他相关事物，从而确定相关事物五行属性的方法。自然界的五味、五色、五化、五气，以及人体的六腑、五官、形体、情志、五液等的五行属性，皆是通过推演络绎的方法进行归类的。例如以六腑、五官、形体、情志配五行：肝属木，肝与胆相表里，主筋，在窍为目，在志为怒，在液为泪，因此可推演胆、筋、目、怒、泪皆归属于木；心属火，心与小肠相表里，主脉，在窍为舌，在志为喜，在液为汗，故推演小肠、脉、舌、喜、汗皆归属于火；余可类推。

五行学说以五行特性为依据，运用取象比类和推演络绎的方法，将自然界千变万化、千姿百态的事物和现象分别归属于木、火、土、金、水五大类，而每一类的事物和现象之间都以其相同或相似的特定属性，保持着一定的联系。中医学在天人相应思想的指导下，以五行为中心，以空间结构的五方、时间结构的五季、人体结构的五脏为基本框架，将自然界的各种事物和现象及人体的生理病理现象,按其属性进行归类,从而将人体的生命活动与自然界的事物和现象联系起来,形成了联系人体内外环境的五行结构系统,以此说明人体的整体性及人与自然环境的统一（表 1-5）。

表 1-5 事物属性的五行归类表

自然界							五行	人体						
五音	五味	五色	五化	五气	五方	五季		五脏	五腑	五官	五体	五志	五液	五脉
角	酸	青	生	风	东	春	木	肝	胆	目	筋	怒	泪	弦
徵	苦	赤	长	暑	南	夏	火	心	小肠	舌	脉	喜	汗	洪
宫	甘	黄	化	湿	中	长夏	土	脾	胃	口	肉	思	涎	缓
商	辛	白	收	燥	西	秋	金	肺	大肠	鼻	皮	悲	涕	浮
羽	咸	黑	藏	寒	北	冬	水	肾	膀胱	耳	骨	恐	唾	沉

二、五行学说的基本内容

五行学说的基本内容包括五行相生、相克、制化、相乘、相侮和五行母子相及等。五行相生、相克代表自然界事物或现象之间的正常关系;五行制化是相生与相克结合,以维持自然界事物或现象之间协调平衡状态的机制;五行相乘、相侮代表五行相克关系失常时,自然界事物或现象之间的协调平衡关系失调的异常现象;五行母子相及代表五行相生关系失常时,自然界事物或现象出现的异常现象。在人体生命活动过程中,相生、相克属于正常的生理状态,相乘、相侮、母子相及属于病理状态。

（一）五行相生与相克

1.五行相生 是指木、火、土、金、水五行之间存在着有序的资生、助长和促进的关系。

五行相生次序:木生火,火生土,土生金,金生水,水生木。

在五行相生关系中,任何一行都存在着"生我"和"我生"两方面的关系。《难经》把这种关系喻为"母子"关系。生我者为"母",我生者为"子"。因此,五行相生,实际上就是五行中的母行对子行的资生、助长和促进。以木为例,生我者为水,故水为木之母;我生者为火,故火为木之子;余可类推（图 1-2）。

2.五行相克 是指木、火、土、金、水五行之间存在着有序的克制、抑制、制约的关系。

五行相克次序:木克土,土克水,水克火,火克金,金克木。

在五行相克关系中,任何一行都存在着克我和我克两方面的关系。《黄帝内经》把这种关系称为"所胜"与"所不胜"的关系。"克我"者为我"所不胜","我克"者为我

"所胜"。因此,五行相克,实际上就是五行中的某一行对其所胜行的克制、抑制和制约。以火为例,克我者为水,故水为火之"所不胜";我克者为金,故金为火之"所胜";余可类推(图1-2)。

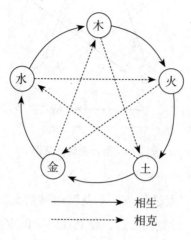

图1-2 五行生克示意图

(二)五行制化

五行制化是指五行之间既相互资生、又相互制约,以维持自然界的平衡协调,推动事物间稳定而有序变化和发展的关系。

五行制化是五行生克结合的自我调节。《素问·六微旨大论》说:"亢则害,承乃制,制则生化。"五行生克是自然界事物协调发展不可分割的两个方面。如果没有事物间的相互资生,也就没有事物的发生和成长;如果没有事物间的相互克制,则事物就会过于亢盛而成为灾害,也就不能维持事物间正常的变化和发展。因此,自然界事物之间必须生中有克,克中有生,相反相成,才能维持自然界的平衡协调,推动事物间稳定而有序的变化和发展。正如《类经图翼》所说:"造化之机,不可无生,亦不可无制。无生则发育无由,无制则亢而为害。"

五行制化规律:木生火,火生土,而木又克土;火生土,土生金,而火又克金;土生金,金生水,而土又克水;金生水,水生木,而金又克木;水生木,木生火,而水又克火。如此循环往复(图1-2)。

(三)五行相乘与相侮

1.五行相乘 是指五行中某一行对其所胜一行的过度克制。

五行相乘次序与相克次序是一致的,即木乘土,土乘水,水乘火,火乘金,金乘木(图1-3)。

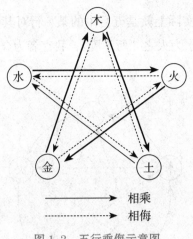

图1-3　五行乘侮示意图

导致五行相乘的原因有"太过"与"不及"两种情况。太过导致的相乘是指五行中某一行过度亢盛，对其所胜一行克制太过，使其虚弱。以木克土为例，木过度亢盛，而土虽不虚，但难以承受木的过度克制，造成土的不足，此为"木旺乘土"的现象。不及导致的相乘是指五行中某一行过于虚弱，难以抵御其所不胜一行的正常限度的克制，而更加虚弱。以木克土为例，正常情况下，木克土，以维持木土之间的相对平衡。如果土自身不足，木虽然处于正常水平，但土虚难以承受木的克制，导致木克土的力量相对强盛，会使土更显虚，此为"土虚木乘"的现象。

相乘与相克虽次序相同，然却有本质区别。相克是五行之间正常的克制现象，相乘则是五行之间异常的过度克制现象。就人体而言，相克是生理现象，相乘则是病理变化。

2. 五行相侮　是指五行中某一行对其所不胜一行反向克制。

五行相侮次序与相克次序是相反的，即木侮金，金侮火，火侮水，水侮土，土侮木（图1-3）。

导致相侮的原因也有"太过"与"不及"两种情况。太过所致的相侮，是指五行中某一行亢盛有余，使其所不胜不仅不能克制它，反而被它反向克制。例如木火刑金，即木气亢盛有余，金不能克木而反被木所侮。不及所致的相侮，是指五行中某一行虚弱不及，不仅不能克制其所胜，反而被其所胜反向克制。例如金虚木侮，即金气虚弱不及，金不能克木而反被木所侮。

五行相乘和相侮皆属于异常克制现象，二者之间既有区别，又有联系。相乘是按五行相克次序发生的过度克制现象；相侮是按五行相克次序发生的相反方向的克制现象。相乘与相侮可以单独出现，也可能同时发生。例如木气亢盛有余时，木既可乘土，又可侮金；木气虚弱不及时，既可受金乘之，又可受土反侮。《素问·五运行大论》说："气有余，则制己所胜而侮所不胜；其不及，则己所不胜，侮而乘之，己所胜，轻而侮之。"（图1-4）

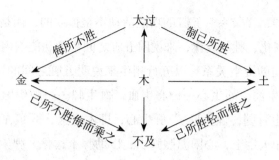

图1-4 五行乘侮关系示意图

（四）五行母子相及

五行的母子相及包括母病及子和子病及母两种情况，属于五行之间相生关系的异常变化。

1.母病及子 是指五行中的某一行异常，累及其子行，导致母子两行皆异常。母病及子的规律：母行虚弱，累及其子行，导致子行不足，终致母子两行皆不足。以水为例，若水不足，不能生木，则导致木气虚弱，终致水竭木枯，母子俱虚。

2.子病及母 是指五行中的某一行异常，影响到其母一行，导致子母两行皆异常。子病及母的规律：一是子行亢盛，累及母行，导致母行亢盛，终致子母两行皆亢盛，即"子病犯母"。二是子行虚弱，累及母行，导致母行不足，终致子母皆不足。三是子行亢盛，累及母行，终致子盛母衰，即"子盗母气"。

三、五行学说在中医学中的应用

五行学说在中医学中的应用，主要是用五行的特性来分析、归纳人体脏腑、经络、形体、官窍等组织器官和精神情志等各种功能活动，构建以五脏为中心，与自然、社会环境相呼应的五行生命系统；借助五行生克、制化规律来分析五脏之间的生理联系，借助五行乘侮、母子相及规律来阐释五脏病变的相互影响，并用以指导疾病的诊断和防治。

（一）说明五脏的生理功能及其相互关系

1.说明五脏的生理功能 五行学说将人体的五脏分别归属于五行，并用五行的特性加以类比，以此说明五脏的生理功能。木具有生长、升发、舒畅、条达等特性，而肝喜条达而恶抑郁，具有疏通气血、调畅气机的功能，故肝归属于木。火具有温热、向上、光明等特性，而心主血脉，心阳温煦以维持体温的恒定，心主神明为脏腑之主，故心归属于火。土具有生化万物等特性，而脾主运化水谷，化生精微以营养脏腑组织，为气血生化之源，故脾归属于土。金具有清洁、肃降、收敛等特性，而肺主肃降，具有清肃之性，以降为顺，故肺归属于金。水具有滋润、下行、封藏等特性，而肾主藏精、主水、主纳气，肾阴为一身阴液的根本，具有滋养全身脏腑组织的功能，故肾归属于水。

2. 说明五脏之间的相互关系　五脏的功能活动不是孤立的，而是互相联系着的。五行学说用五行的生克、制化、胜复规律，来说明五脏之间生理功能的内在联系。

（1）说明五脏之间的资生关系　以五行相生来说明五脏之间的资生关系。《素问·阴阳应象大论》说："肝生筋，筋生心……心生血，血生脾……脾生肉，肉生肺……肺生皮毛，皮毛生肾……肾生骨髓，髓生肝。"肝生心，即木生火，肝藏血以济心，肝主疏泄以助心行血。心生脾，即火生土，心阳温煦脾土，以助脾土运化。脾生肺，即土生金，脾运化水谷精气，以充养肺气。肺生肾，即金生水，肺之津液下行，以滋养肾精；肺气肃降，以助肾纳气。肾生肝，即水生木，肾藏精以滋养肝血，肾阴资助肝阴以制约肝阳，防止肝阳上亢。

（2）说明五脏之间的制约关系　肝克脾，即木克土，肝气疏泄条达，可防止脾气壅滞；心克肺，即火克金，心火温煦，可防止肺气清肃太过；脾克肾，即土克水，脾主运化水液，可防止肾水泛滥；肺克肝，即金克木，肺气清肃下降，可防止肝阳上亢；肾克心，即水克火，肾水滋润上行，可防止心火亢烈。

（3）说明五脏之间的协调平衡　五脏中每一脏在功能上既受他脏资助，又受他脏制约，以致既不虚损，又不亢盛；一脏之气亢盛，则他脏必加以制约；一脏之气不足，则他脏必加以补之，从而维持着五脏之间的协调平衡。肝气亢盛，则肺气克之；肝气不足，则肾气补之。心气亢盛，则肾气克之；心气不足，则肝气补之。脾气亢盛，则肝气克之；脾气不足，则心气补之。肺气亢盛，则心气克之；肺气不足，则脾气补之。肾气亢盛，则脾气克之；肾气不足，则肺气补之。

五脏生理功能各异，脏腑之间的相互关系也十分复杂，故五行的特性并不能完全说明五脏的所有生理功能，而五行的生克关系也难以完全阐释五脏之间复杂的生理联系。现代研究表明，五脏之间的相互关系不同于五行之间单向性的生克关系，而是一种双向性的互生互克的关系。因此，在研究脏腑的生理功能及其相互间的内在联系时，不能拘泥于五行之间的生克、制化理论。

3. 构建天人相应的五脏系统　五行学说按事物属性的五行归类，以五脏为中心，推演络绎整个人体的各种组织结构与生理功能，并将人体的五脏、六腑、五官、五体、五志、五神、五液、五脉等分别归属于五脏，构建了以五脏为中心的生理系统；同时，又将自然界的五味、五色、五化、五气、五方、五季等与人体的五脏联系起来，建成了以五脏为中心的天人相应的五脏系统。充分体现了人体是一个有机整体、人与自然界密切相关的"天人相应"的整体观念。

（二）说明五脏病变的相互影响

五行学说主要是以五行的乘侮和母子相及关系来说明疾病的传变规律和分析五脏病变的相互影响。

1. **相生关系的传变** 包括"母病及子"和"子病及母"两个方面。

母病及子，指疾病从母脏传及子脏。母病及子多见于母脏不足而累及子脏，引起子脏亏虚，终致母子两脏皆虚的病证。例如"土不生金"，即脾气虚弱，气血生化无源，以致肺气不足，脾肺气虚；"金不生水"，即肺阴不足，不能充养肾精，以致肾精亏虚等。

子病及母，指疾病从子脏传及母脏。例如心血亏虚，不能滋养肝血，以致心肝血虚；心火旺盛，引动肝火，以致心肝火旺。子病及母既有子脏虚引起母脏虚的虚证，又有子脏盛导致母脏也盛的实证，还有子脏盛导致母脏虚的虚实夹杂病证。例如肝火亢盛，下劫肾阴，以致肾阴亏虚等。

2. **相克关系的传变** 包括"相乘"和"相侮"两个方面。

相乘，指相克太过而致病。引起五脏相乘的原因有两种情况：一是某脏亢盛而过度克制其所胜之脏；二是某脏虚弱，受其所不胜之脏的过度克制。以肝木和脾土之间的相互关系而言，因肝气郁结而影响脾胃运化，导致脾失健运，出现胸胁苦满、脘腹胀痛、泄泻、呕恶、嗳腐吞酸等，称"木旺乘土"。因脾胃虚弱，肝气过度克伐脾胃，出现胸胁胀满、脘腹疼痛、纳呆、嗳气、泄泻等，称"土虚木乘"。

相侮，指反向克制而致病。引起五脏相侮的原因有两种情况：一是某脏过度亢盛，所不胜之脏无力制约它而反被其克制；二是某脏过度虚弱，无力制约所胜之脏而反被所胜之脏克制。以肺金和肝木的相克关系而言，因肝火亢盛，肺金无力制约肝木，反被肝木克制，出现胸胁灼痛、急躁易怒、咳嗽咯血等，称"木火刑金"。因肺气虚弱，无力制约肝木，反被肝木克制，出现咳嗽声低、胸胁闷胀等，称"金虚木侮"。

综上所述，五脏病变时的相互传变，可用五行之间的母子相及和乘侮规律来阐释。以肝为例，肝脏有病，病传至心，为母病及子；病传至肾，为子病及母；病传至脾，为乘；病传至肺，为侮（图1-5）。其余类推。母病及子和相侮传变，其病情较轻浅；子病及母和相乘传变，其病情较深重。

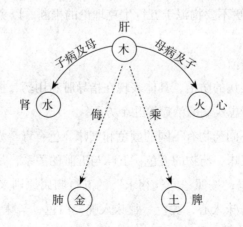

图 1-5 五脏病变传变规律示意图（以肝为例）

然而，由于五脏之间是通过其生理功能的相互影响、相互作用、相互配合，以达到其协调平衡的，加之疾病的传变又有一定的时间、条件和顺序，故在疾病情况下，因患者体质强弱不同、感邪性质不同，以及疾病本身发生、发展规律的差异，临床上五脏病变的相互影响，并不能完全用五行之间的母子相及和乘侮规律来解释。所以，在疾病诊疗时，应从实际情况出发，根据具体病情加以分析，灵活、合理地运用五行学说的原理，而不可生搬硬套，只有这样，才能真正把握住疾病的传变规律，有效防治疾病。

（三）指导疾病的诊断

五行学说主要是用事物五行属性的归类和五行的生克乘侮规律来指导疾病的诊断，以确定疾病病位、推断疾病顺逆轻重。

1. 确定五脏病变部位　人体是一个有机整体，当内脏有病时，内脏功能活动的紊乱及其相互关系的失调，可通过多个途径反映到体表相应的组织器官，出现色泽、声音、口味、形态、舌象、脉象等诸多方面的异常变化。临床诊断疾病时，又可通过观察分析望、闻、问、切四诊所收集的有关病证的外在表现，以确定疾病的部位。《灵枢·本脏》说："视其外应，以知其内脏，则知所病矣。"具体运用时，可根据五脏所主之色、味、脉等来确定五脏之病。例如面色青，口味酸，脉弦，可诊断为肝病；面色赤，口味苦，脉洪，可诊为心病；面色黄，口味甜，脉缓，可诊为脾病；面色白，口味辛，脉浮，可诊为肺病；面色黑，口味咸，脉沉，可诊为肾病。同时，可结合他脏所主之色、味、脉等来确定五脏相兼病变。例如脾虚患者，面见青色，多见于肝气犯脾；心脏病患者，面见黑色，多见于肾水凌心等。

2. 推断疾病顺逆轻重　古人还以五行生克关系从色脉来判断病情的顺逆，色脉相合，其病顺；若色脉不符，得克则死，得生则生。如肝病色青见脉弦，为色脉相合，其病顺；若不得弦脉反见浮脉，则属克己之脉，为逆；若得沉脉则为生我之脉，为顺。疾病的表现是千变万化的，所以在临床实际应用中，对于疾病的诊断及预后的推断，必须坚持"四诊合参"，而非单凭色脉，更不要拘泥于五行生克理论的推断，以免延误正确的诊断和有效的治疗。

（四）指导疾病的防治

五行学说用于指导疾病的防治，具体表现在指导脏腑用药、控制疾病传变、确定治则治法、指导针灸治疗和情志疾病的治疗等几个方面。

1. 指导脏腑用药　不同药物有不同的颜色和气味。色有青、赤、黄、白、黑五色；味分酸、苦、甘、辛、咸五味。药物的五色、五味与五脏的关系，是以天然色味为基础，以其不同性能与归经为依据，按照"同气相求"的五行归属原则来确定的。具体地说，青色、酸味入肝，赤色、苦味入心，黄色、甘味入脾，白色、辛味入肺，黑色、咸味入肾。在同一行中的某一色味的药物与相应脏之间存在着某种特殊的"亲和"关系（如药物归经），能够调整该脏的功能。例如白芍味酸入肝经以滋养肝血；黄连味苦入心经以清心泻火；黄芪色黄味甘入脾经以补益脾气；石膏色白味辛入肺经以清泄肺热；生地黄色黑味咸入肾以滋养肾阴等。然临床用药不可完全拘泥于药物与五脏之间的"亲和"关系，还应结合药物的四气（寒、热、温、凉）、升降浮沉和功效等进行综合分析，辨证运用。

2. 控制疾病传变 疾病是通过五行之间母子相及和乘侮等形式进行传变的，而不同脏腑的病变，其传变规律不同。因此，治疗疾病时，除应积极治疗所病脏腑外，还要根据疾病的传变规律，尽早采取切实可行的措施，以防止疾病传变。《难经·七十七难》说："见肝之病，则知肝当传之与脾，故先当实其脾气。"由此可见，肝病易传及脾，治当补脾以防止其传变。然疾病的传变与否，主要取决于脏腑的虚实盛衰，即"盛则传，虚则受"。《金匮要略·脏腑经络先后病脉证》说："四季脾旺不受邪，即勿补之。"故临床实践时，应掌握好五脏病变的传变规律，调整脏腑的太过与不及，控制疾病传变，同时应根据具体病情辨证施治，切勿生搬硬套。

3. 确定治则治法

（1）按照相生规律确定的治则和治法

①按照相生规律确定的治疗原则是"补母泻子"。《难经·六十九难》说："虚则补其母，实则泻其子。"

补母，指补益母脏，适用于母子关系的虚证。例如肺气虚弱证，治当补益脾肺之气，补脾以益肺，促使肺气恢复。泻子，指攻泻子脏，适用于母子关系的实证。例如肝火上炎证，治当清肝泻心，泻心火以清肝火，促使肝火消除。

②根据五行相生规律确定的治疗方法，常用的有以下几种。

滋水涵木法：是滋养肾阴以养肝阴的治法，又称滋养肝肾法、滋补肝肾法。适用于肾阴亏损而肝阴不足，甚者肝阳偏亢之证。

益火补土法：是温肾阳而补脾阳的治法，又称温肾健脾法、温补脾肾法。适用于肾阳虚而致脾阳不振之证。

这里必须说明的是，就五行生克关系而言，心属火，脾属土。火不生土应当是心火不生脾土。但是，我们所说的"火不生土"多是指命门之火（肾阳）不能温煦脾土的脾肾阳虚之证，少指心火与脾土的关系。

培土生金法：是健脾益气而补益肺气的治法，又称补养脾肺法。适用于脾胃虚弱，不能滋养肺脏而致肺虚脾弱之证。

金水相生法：是滋养肺肾之阴的治法，又称滋养肺肾法。适用于肺阴亏虚，不能滋养肾阴，或肾阴亏虚，不能滋养肺阴的肺肾阴虚证。

（2）根据相克规律确定的治则和治法

①按照相克规律确定的治疗原则是"抑强扶弱"。

抑强，指抑制太过之脏气，适用于脏气亢盛所致的相乘和相侮。例如"木郁乘土"或"木火刑金"，治当疏肝、平肝，促使脾肺之气恢复。扶弱，指扶助不足之脏气，适用于脏气不足所致的相乘和相侮。例如"土虚木乘"或"土虚水侮"，治当健脾益气，促使脾气恢复。

②根据五行相克规律确定的治疗方法，常用的有以下几种。

抑木扶土法：是疏肝健脾或平肝和胃以治疗肝脾不和或肝气犯胃病证的治法，又称疏肝健脾法、平肝和胃法、调理肝脾法。适用于木旺乘土或土虚木乘之证。

泻南补北法：是泻心火补肾水以治疗心肾不交病证的治法，又称泻火补水法、滋阴降火法。适用于肾阴不足，心火偏旺，水火不济，心肾不交之证。

培土制水法：是健脾利水以治疗水湿停聚病证的治法，又称敦土利水法。适用于脾虚不运，水湿泛滥而至水肿胀满之证。

佐金平木法：是滋肺阴清肝火以治疗肝火犯肺病证的治法，又称滋肺清肝法。适用于肺阴不足，右降不及的肝火犯肺证。

综上所述，根据五行相生相克规律可以确立行之有效的治则和治法，用以指导临床用药。然而，在临床具体运用时还须分清主次，并依据双方力量的对比进行全面考虑：或以治母为主，兼顾其子；或以治子为主，兼顾其母；或以抑强为主，扶弱为辅；或以扶弱为主，抑强为辅。

4. 指导针灸治疗 十二经脉在四肢末端的五输穴（井、荥、输、经、合），分别配属于木、火、土、金、水五行。运用针灸治疗疾病时，可根据病情的不同，按照五行生克规律进行选穴治疗。虚证，宜补其所属母经或母穴；实证，宜泻其所属子经或子穴。例如治疗肝血不足证，多针刺肾经合穴（水穴）阴谷，或本经合穴（水穴）曲泉；治疗肝气郁结证，多针刺心经荥穴（火穴）少府，或本经荥穴（火穴）行间，以达补虚泻实，恢复脏腑正常功能之效。

5. 指导情志疾病的治疗 情志活动由五脏精气所化生，且分别归属于五脏，因此，异常的情志活动，又会损伤脏腑，或影响脏腑气机。人的情志变化存在着相互制约的关系，故临床上可以通过"以情治情"的方法来治疗情志疾病。正如《素问·阴阳应象大论》说："怒伤肝，悲胜怒……喜伤心，恐胜喜……思伤脾，怒胜思……忧伤肺，喜胜忧……恐伤肾，思胜恐。"

综上所述，五行学说对指导疾病治疗有一定的实用价值，但并非所有的疾病都可以用五行生克规律来治疗，故在具体运用时，应灵活掌握，且依据病证的实际情况进行辨证论治，绝不能机械地生搬硬套。

复习思考

A1 型题

1. "阴胜则阳病"说明了阴阳之间的何种关系（　　）

 A. 交感互藏   B. 互根互用   C. 对立制约

 D. 消长平衡   E. 相互转化

2. 昼夜分阴阳，属于"阴中之阴"的时间是（　　）

 A. 上午   B. 中午   C. 下午

 D. 前半夜   E. 后半夜

3. 药味分阴阳，属阳是的（　　）

 A. 酸、苦、咸   B. 辛、苦、咸   C. 辛、甘、淡

 D. 甘、淡、涩   E. 甘、苦、淡

4. "阴在内，阳之守也；阳在外，阴之使也"，主要说明阴阳之间存在何种关系（　　）

 A. 交感互藏   B. 互根互用   C. 对立制约

 D. 消长平衡   E. 相互转化

5. 四时阴阳的消长变化，从冬至到立春为（　　）

 A. 阴消阳长   B. 重阴必阳   C. 阴长阳消

 D. 重阳必阴   E. 由阳转阴

6. 事物或现象阴阳属性的征兆是（　　）

 A. 寒热   B. 上下   C. 水火

 D. 晦明   E. 动静

7. "重阴必阳，重阳必阴"说明了阴阳之间的哪种关系（　　）

 A. 交感互藏   B. 互根互用   C. 对立制约

 D. 消长平衡   E. 相互转化

8. 下列哪一项的属性为阳（　　）

 A. 上   B. 下   C. 右

 D. 秋   E. 内

9. 阴阳的相互转化是（　　）

 A. 绝对的   B. 有条件的   C. 必然的

 D. 偶然的   E. 量变

10. "阴阳离决，精气乃绝"阐述的阴阳关系是（　　）

 A. 交感互藏   B. 互根互用   C. 对立制约

 D. 消长平衡   E. 相互转化

11. "孤阴不生，独阳不长"说明阴阳之间的何种关系（　　　）

    A. 交感互藏　　　　　　B. 互根互用　　　　　　　　C. 对立制约

    D. 消长平衡　　　　　　E. 相互转化

12. 对阴阳偏衰采用的治疗原则是（　　　）

    A. 损其有余　　　　　　B. 补其不足　　　　　　　　C. 寒者热之

    D. 热者寒之　　　　　　E. 调整阴阳

13. 对阴阳偏盛采用的治疗原则是（　　　）

    A. 损其有余　　　　　　B. 补其不足　　　　　　　　C. 寒者热之

    D. 热者寒之　　　　　　E. 调整阴阳

14. 按照事物属性的五行归类法，属水行的是（　　　）

    A. 肺　　　　　　　　　B. 脉　　　　　　　　　　　C. 黄

    D. 咸　　　　　　　　　E. 胆

15. 火的特性是（　　　）

    A. 曲直　　　　　　　　B. 稼穑　　　　　　　　　　C. 从革

    D. 炎上　　　　　　　　E. 润下

16. 下列关于五行生克规律的叙述，错误的是（　　　）

    A. 木为水之子　　　　　B. 火为土之母　　　　　　　C. 水为火之所不胜

    D. 金为木之所胜　　　　E. 木为土之所不胜

17. 下列各项中，属于母病及子的是（　　　）

    A. 肺病及肾　　　　　　B. 肝病及肾　　　　　　　　C. 肺病及心

    D. 心病及肝　　　　　　E. 脾病及肾

18. 五行调节事物整体动态平衡的是（　　　）

    A. 生我　　　　　　　　B. 我生　　　　　　　　　　C. 克我

    D. 我克　　　　　　　　E. 制化

19. 属于"子病犯母"的脏病传变是（　　　）

    A. 心病及肝　　　　　　B. 心病及脾　　　　　　　　C. 心病及肺

    D. 心病及肾　　　　　　E. 肝病及肺

20. 培土生金法的原理是（　　　）

    A. 五行相侮　　　　　　B. 五行相克　　　　　　　　C. 五行制化

    D. 五行相乘　　　　　　E. 五行相生

21. 泻南补北法的原理是（　　　）

    A. 五行相生　　　　　　B. 五行相克　　　　　　　　C. 五行制化

    D. 五行相乘　　　　　　E. 五行相侮

22. 五行学说指导诊断，面色发黑，脉象为沉，则病位在（　　）

    A. 肝   B. 心   C. 脾

    D. 肺   E. 肾

23. 根据五行相生规律确立的治法是（　　）

    A. 泻南补北   B. 培土制水   C. 抑木扶土

    D. 益火补土   E. 佐金平木

24. 下列哪种治法体现了五行相克规律（　　）

    A. 金水相生   B. 益火补土   C. 抑木扶土

    D. 滋水涵木   E. 培土生金

25. 下列情志相胜关系中，哪一项是错误的（　　）

    A. 怒胜思   B. 思胜恐   C. 恐胜喜

    D. 喜胜悲   E. 惊胜怒

26. "见肝之病，知肝传脾"的病机传变是（　　）

    A. 子病犯母   B. 母病及子   C. 木侮土

    D. 木乘土   E. 木克土

27. 属于"相侮"的脏病传变是（　　）

    A. 肝病及脾   B. 肝病及肾   C. 肝病及肺

    D. 肝病及心   E. 脾病及心

28. 五行中某一行过于强盛，使原来克制它的一行不仅无法克制它，反而受其反向克制，说明五行之间的关系是（　　）

    A. 五行制化   B. 五行相生   C. 五行相克

    D. 五行相乘   E. 五行相侮

29. 构成宇宙本原的是（　　）

    A. 天气   B. 精气   C. 阳气

    D. 水精   E. 地气

30. 气的运动形式不包括（　　）

    A. 升   B. 降   C. 聚

    D. 散   E. 化

B1 型题

    A. 肝   B. 心   C. 脾

    D. 肺   E. 肾

31. 五脏分阴阳，属于"阴中之阳"的脏是（　　）

32. 五脏分阴阳，属于"阳中之阴"的脏是（　　）

A. 阴偏衰   B. 阳偏衰   C. 阴偏盛

D. 阳偏盛   E. 阴阳两虚

33. "阴损及阳"的最终结果是（ ）

34. "阳损及阴"的最终结果是（ ）

A. 泻南补北   B. 培土生金   C. 抑木扶土

D. 滋水涵木   E. 佐金平木

35. 心肾不交的治法是（ ）

36. 肝阳上亢的治法是（ ）

A. 益火补土法   B. 金水相生法   C. 抑木扶土法

D. 培土制水法   E. 泻火补水法

37. 肾阳虚不能温脾，以致脾阳不振，其治疗宜采用（ ）

38. 肝脾不和、肝气犯胃的治疗方法可采用（ ）

扫一扫，知答案

扫一扫，看课件

第二章
藏　象

【学习目标】

1. 掌握五脏六腑的生理功能和生理特性；脏与脏、脏与腑、腑与腑之间的关系。

2. 熟悉藏象的基本概念；五脏及与形、窍、志、液、时的关系；脑和女子胞的生理功能。

3. 了解藏象学说的形成和特点。

藏象，是指藏于体内的内脏和表现于外的生理病理现象，以及与自然界相应的事物和现象。《类经·藏象类》说："象，形象也。藏居于内，形见于外，故曰藏象。"藏是象的内在本质，象是藏的外在反映，藏象是人体系统现象与本质的统一体。

藏象学说，是研究藏象的概念内涵，各脏腑的形态结构、生理功能、病理变化及其与精、气、血、津液、神等之间的相互关系，以及脏腑之间、脏腑与形体官窍之间、脏腑与外界环境之间相互关系的学说。藏象学说是中医理论体系的核心内容，对于阐明人体的生理和病理及疾病的诊治具有普遍的指导意义。

藏象学说形成的基础源于以下几个方面：一是古代的解剖知识。如《灵枢·经水》说："夫八尺之士，皮肉在此，外可度量切循而得之；其死可解剖而视之。其脏之坚脆，腑之大小，谷之多少，脉之长短，血之清浊……皆有大数。"古代解剖学的知识，为藏象学说的形成，在形态学方面奠定了坚实基础。二是长期生活实践的观察。古人在长期的生活和医疗实践中，细致地观察了人体的各种生理和病理现象，并结合当时的解剖知识，以整体观察为主要方法对医学理论进行了总结。例如皮肤受寒，会出现恶寒、鼻塞、流涕、咳嗽、气急等现象，因而认识到肺和皮毛、鼻之间存在着密切的关系，从而形成了"肺合皮毛""司呼吸""其声咳"等理论。三是医疗实践经验的积累。古人在长期医疗实践中，积累了大量的临床经验，并通过临床疗效来探索和反证脏腑的生理活动和病理变化，使藏象理论不断得到充实和完善。如使用一些补肾的药物能够加速骨折的愈合，因而认为肾中精气具有促进骨骼生长的作用，从而产生"肾主骨"的理论。四是古代哲学思想的影响。以阴阳、五行学说为代表的古代哲学思想渗透到中医学中，对藏象理论的形成及系统化起了重要作用。如以阴阳学说为指导说明人体结构、生理功能和病理变化。运用五行学说将复杂的人体结构划分为以五脏为中心的五大系统，联系六腑、五官、五体、五志，体现了人体整体功能活动的统一，同时将五脏与自然界的方位、季节、五气、五化、五色、五味等相联系，体现了人与自然环境的统一性。

藏象学说的主要内容是有关脏腑的理论。脏腑是内脏的总称，根据其形态结构和生理功能的不同分为脏、腑和奇恒之腑三类。脏，即肝、心、脾、肺、肾，合称五脏；腑，即胆、胃、小肠、大肠、膀胱、三焦，合称六腑；奇恒之腑，包括脑、髓、骨、脉、胆、女子胞。

五脏内部组织相对充实，共同生理功能是化生和贮藏精气；六腑多为中空的结构，共同生理功能是受盛和传化水谷。《素问·五脏别论》说："所谓五脏者，藏精气而不泻也，故满而不能实；六腑者，传化物而不藏，故实而不能满也。"所谓"满而不能实"是强调五脏精气宜盈满，然精气应流通布散；所谓"实而不能满"是指六腑水谷宜充实，然水谷应不断传输变化以保证虚实更替的状态。王冰注云："精气为满，水谷为实。五脏但藏精气，故满而不实；六腑则不藏精气，但受水谷，故实而不能满也。"奇恒之腑功能上贮藏精气与五脏相似，形态上中空与六腑相类，似脏非脏，似腑非腑，故以"奇恒之腑"名之。《素问·五脏别论》说："脑、髓、骨、脉、胆、女子胞，此六者，地气之所生也，皆藏于阴而象于地，故藏而不泻，名曰奇恒之腑。"五脏六腑的生理功能特点对临床辨证论治有重要指导意义，一般来说，病理上"脏病多虚""腑病多实"，所以在治疗上"五脏宜补""六腑宜泻"。

以五脏为中心的整体观是藏象学说的基本特点，主要体现在以五脏为中心的人体自身的整体性及五脏与自然环境的统一性两个方面。人体五脏、六腑、形体、官窍通过经络的联络及功能的配合与隶属关系，构成五大功能系统。五脏是五大功能系统的核心，脏腑之间相互促进与制约，从而维持着整体生命活动的协调与统一。五大功能系统之间，在形态结构上不可分割，在生理活动上相互协调，在物质代谢上相互联系，在病理变化上相互影响。同时，以五脏为中心的五大功能系统又与外界环境相通应，自然界的五时、五方、五气、五化等与人体五大功能系统密切联系，构成了人体内外环境相应的统一体。总之，藏象学说的整体观体现了结构与功能、物质与代谢、局部与整体、人体与环境的统一。

藏象学说的形成，虽有一定的解剖知识为基础，但主要还是基于整体的观察方法。藏象学说是一种独特的生理病理学理论体系，其中脏腑不单纯是一个解剖学的概念，更重要的则是概括了人体某一系统的生理和病理学概念。肝、心、脾、肺、肾等脏腑名称，虽与现代人体解剖学的脏器名称相同，但在生理或病理的含义中，却不完全相同。一般来讲，中医藏象学说中一个脏腑的生理功能，可能包含着现代解剖生理学中的几个脏器的生理功能；而现代解剖生理学中的一个脏器的生理功能，亦可能分散在藏象学说的某几个脏腑的生理功能之中。

第一节　五　脏

五脏，即肝、心、脾、肺、肾的合称。五脏的共同生理功能有两个方面：一是化生和贮藏精气。五脏化生和贮藏精、气、血、津液等精微物质，主持复杂的生命活动，具有"藏而不泻""满而不能实"的生理特点。二是五脏藏神，五脏的生理活动与精神情志活动密切相关。《灵枢·本脏》说："五脏者，所以藏精神血气魂魄者也。"《素问·宣明五气》说："心藏神，肺藏魄，肝藏魂，脾藏意，肾藏志。"藏象学说以五脏为中心，认为人的精神情志和意识思维活动与五脏生理功能密切相关，并分属于五脏。

一、心

心居胸腔，两肺之间，膈膜之上，形圆而下尖，形似倒垂未开莲蕊，有心包护卫于外。心主宰人体整个生命活动，故称之为"君主之官""五脏六腑之大主""生之本"。心的生理功能是主血脉，主藏神。心在体合脉，其华在面，在窍为舌，在志为喜，在液为汗，与小肠相表里。心在五行属火，为阳中之阳，与夏气相通应。

（一）心的生理功能

1. 主血脉　是指心气推动、调控血液在脉道中循行，流注全身，发挥营养和滋润的功能。包括主血和主脉两个方面。

（1）主血　包括推动血液运行和参与血液生成两方面。心气能推动血液运行，以输送营养物质于全身脏腑、形体、官窍，发挥其营养和滋润作用。心气充沛，心阴与心阳协调，心脏搏动有力，血液才能正常地输布全身，以发挥其濡养作用。若心气不足，心脏搏动虚弱而无力；或心阴不足，致心脏搏动过快而无力；或心阳不足，致心脏搏动迟缓而无力，均可导致血液运行失常。

心参与血液的生成。《素问·阴阳应象大论》所说的"心生血"，主要是指饮食水谷经脾胃的运化，化为水谷之精，在心火（即心阳）的"化赤"作用下，变成血液。

（2）主脉　是指心气推动和调控心脏的搏动和脉管的舒缩，使脉道通利，血流通畅。脉，即血脉，为血之府，是血液运行的通道。心与脉直接相连，互相沟通，形成一个密闭循环的管道系统。心气充沛，心脏有规律地搏动，脉管有规律地舒缩，血液则被输送到全身各脏腑、形体、官窍，发挥濡养作用，以维持人体正常的生命活动。

心、脉和血液构成了一个相对独立的系统，这个系统的生理功能都属于心所主，并有赖于心脏的正常搏动。心主血脉的功能，依赖着心气充沛、心血充盈和脉道通利3个条件。心气是血液运行的动力，心气充沛，才能维持正常的心力、心率和心律；血液的正常运行，也有赖于血液本身的充盈；脉道通畅，血液才能在脉内正常地运行，周流不息，营养全身。

心主血脉的功能是否正常，可以从面色、舌色、脉象及胸部感觉等方面反映出来。若心主血脉的功能正常，则面色红润有光泽、舌淡红荣润、脉象和缓有力、胸部舒畅。若心血亏虚，则面色与舌色皆淡白无华、脉细无力、心悸、心慌。若心脉瘀阻，则面色灰黯、舌色青紫或见瘀斑、脉涩或结代、胸部憋闷刺痛。

2. **主藏神** 又称心主神明、心主神志。是指心具有统率人体五脏六腑、形体、官窍的一切生理活动和主司人体精神意识思维活动的功能。故《素问·灵兰秘典论》说："心者，君主之官也，神明出焉。"

人体之神，有广义和狭义之分。广义之神，指人体生命活动的外在表现，包括面部表情、目光眼神、语言应答、肢体动作、思维意识等；狭义之神，指人的精神意识思维活动。心所藏之神，既包括广义之神，又包括狭义之神。

人体的脏腑、经络、形体、官窍各有不同的生理功能，但都必须在心神的主宰和协调下，分工合作，才能进行协调统一的正常生命活动，《灵枢·邪客》称心为"五脏六腑之大主"。心藏神功能正常，人体各脏腑的功能互相协调，彼此合作，则全身安康。同时心具有接受、处理和反映外界客观事物或信息，从而进行意识、思维和情志活动的生理作用。《灵枢·本神》说："所以任物者谓之心。"人体复杂的精神活动在心神的主导下，由五脏协作共同完成。心主藏神的生理功能正常，则精神振奋、神志清晰、思维敏捷、睡眠安稳。如心主藏神的生理功能异常，则可出现精神萎靡、反应迟钝、健忘、失眠多梦、神志不宁等。

心主血脉和心藏神的功能密切相关。血液是神志活动的物质基础，《灵枢·营卫生会》说："血者，神气也。"心主血脉的功能正常，心神得到血液的濡养，人则表现为精力充沛、神志清晰、思维敏捷；反之则会出现精神恍惚、注意力不集中、记忆力减退、失眠多梦等。心神清明，则能驭气调控心血的运行，使血运正常。

（二）心的生理特性

1. **心为阳脏** 心位于胸中，五行属火，为阳中之太阳，故称为阳脏，又称"火脏"。心以阳气为用，心中阳热之气，能鼓舞心脏搏动，温通周身血脉，推动血液运行，温养全身，振奋精神，使人生机不息。因为心属火通于夏气，故对暑、火、热邪有着特殊的易感性，故有"暑易伤心""火热易扰神明""心恶热"之说。

2.**心主通明**　是指心脉以通畅为本，心神以清明为要。心主血脉的功能有赖于心阳的温煦和心气的推动，心阳充足，则心搏有力，心脉通畅，血运正常，人的精神振奋，思维敏捷。如《血证论》说："心为火脏，烛照万物。"心为君主之官、五脏六腑之大主，人体的脏腑组织器官都必须在心的统领和协调作用下，才能完成其正常的生理功能活动。若心的生理功能紊乱，则心神不安，血脉不畅，脏腑功能失调，疾病由是而生。正如《素问·灵兰秘典论》所说，"主明则下安""主不明则十二官危"。

（三）心与体、窍、志、液、时的关系

1.**在体合脉，其华在面**　体是指五体，即皮、肉、筋、骨、脉。在体合脉，是指全身的血脉统属于心，即心主血脉。其华在面，是说心精气的盛衰可以从面部的色泽表现出来。华，是荣华、光彩之意。中医学认为，五脏精气的盛衰均可以显现于与之相通应的某些体表组织器官上，称为五华。心主血脉，人体面部的血脉分布比较丰富，故心的精气盛衰及其生理功能可从面部的颜色与光泽上反映于外，故称心"其华在面"。若心气旺盛，血脉充盈，则面部红润有泽；心气不足，可见面色㿠白；心血虚少，则见面色苍白无华；心血瘀阻，则见面色青紫；心火亢盛，则见面色红赤。

2.**在窍为舌**　窍，即官窍，是五官九窍的统称。官指有特定功能的器官，如耳、目、口、鼻和舌，即五官；窍指孔窍、苗窍，如口、两鼻、两目和两耳即七窍，加上前后阴即九窍。中医学将五官分属于五脏，并认为官窍的生理功能和病理变化与脏腑经络密切相关。心与舌通过经脉相联系，心的气血通过经脉上荣于舌。心在窍为舌是指心的气血盛衰和功能活动可反映于舌，故有"舌为心之外候""舌为心之苗"之说。

舌的功能是主司味觉和表达语言，有赖于心主血脉和心藏神的生理功能。故《灵枢·脉度》说："心气通于舌，心和则舌能知五味矣。"心的功能正常，则舌体红活荣润、柔软灵活、味觉灵敏、语言流利。若心血不足，则舌淡瘦薄；心火上炎，则舌红生疮；心血瘀阻，则舌质黯紫，或有瘀斑；心藏神的功能异常，则表现出舌强、语謇或失语等。

3.**在志为喜**　是指心的生理功能与情志喜有关。中医学将喜、怒、思、悲、恐称为五志，分属于五脏。喜，一般属于对外界刺激产生的良性反应，有益于心主血脉的生理功能，使人气血条达，血脉通畅。《素问·举痛论》说："喜则气和志达，荣卫通利。"但喜乐过度，则又可使心神涣散，注意力难以集中，《灵枢·本神》说："喜乐者，神惮散而不藏。"心藏神，心的功能失常可导致情志改变。若心气不足，神失所养，可使人悲伤欲哭；若痰火扰心，心神失常，可使人喜笑不休。

4.**在液为汗**　液，此指五液，是泪、汗、涎、涕、唾五种分泌物或排泄物的总称。五液由五脏所化。汗液，是津液通过阳气的蒸腾气化后，从玄府（汗孔）排出的液体。心在液为汗，是指汗液的生成排泄与心的关系密切。汗为津液所化生，而津液与血液又同源互化，因此有"汗血同源"之说。血为心所主，故有"汗为心之液"之称。心血充盈，津液充足，则汗化有源，皮肤滋润；汗出过多，津液大伤，心血被耗，可见心悸怔忡；心主藏神，调节汗液排泄，情绪紧张，可见汗出。

5. 在时应夏 自然界的四时阴阳消长变化，与人体五脏功能活动系统是相互关联的。心为阳中之阳，属火，夏季气候炎热，亦属火。同气相求，故心与夏季相通应，心的阳气在夏季最为旺盛。一般来说，心脏疾患特别是心阳虚衰的患者，其病情往往在夏季得以缓解，而阴虚阳盛的心脏病患者，又往往在夏季病情加重。在治疗方面，对于阳虚型心脏病患者采用"冬病夏治"，即在人体内外阳气隆盛之时给予治疗，效果更为明显。

知 识 链 接

心包络

心包络，简称"心包"，又称"膻中"，是心脏外面的包膜，具有保护心脏的作用。藏象学说认为，心包络是心之外围，有保护心脏的作用。心主藏神，不能受邪，若外邪侵袭，则心包络代为受病。故《灵枢·邪客》说："心者，五脏六腑之大主也，精神之所舍也，其脏坚固，邪弗能容也。容之则心伤，心伤则神去，神去则死矣。故诸邪之在于心者，皆在于心之包络。"温病学说将外感热病中出现的神昏、谵语等神志异常的症状，称为"热入心包"。实际上，心包受邪所出现的病证即心的病证。

二、肺

肺位于胸腔，居横膈之上，上连气道，与喉鼻相通。肺在五脏六腑中的位置最高，故称"华盖"。肺叶娇嫩，不耐寒热，易被邪侵，故又称"娇脏"。肺的生理功能是主气、司呼吸，主宣发肃降，主行水，朝百脉，主治节。肺在体合皮，其华在毛，在窍为鼻，在志为悲，在液为涕，与大肠相表里。肺在五行属金，为阳中之阴，与秋气相通应。

（一）肺的生理功能

1. 主气、司呼吸 肺的主气功能包括主呼吸之气和一身之气两个方面。气是构成人体和维持生命活动的基本物质，全身的气都由肺所主。《素问·五脏生成》说："诸气者，皆属于肺。"

（1）主呼吸之气 是指肺具有呼吸功能，是体内外气体交换的场所。《素问·五脏生成》说："天气通于肺。"通过肺的呼吸，吸入自然界的清气，呼出体内的浊气，实现体内外气体的交换，维持着人体的生命活动。肺司呼吸的功能正常，则气道通常，呼吸调匀。若病邪犯肺或他脏疾患累及于肺，影响肺的呼吸功能，则可出现胸闷、咳嗽、喘促、呼吸不利等症状。

（2）主一身之气　是指肺具有主持调节全身脏腑之气的功能，主要体现在两个方面：一是气的生成。肺参与一身之气的生成，特别是宗气的生成。肺通过呼吸运动吸入自然界的清气，而清气是人体之气的重要来源。肺吸入的清气与脾胃运化的水谷精气相结合，积聚于胸中，生成宗气。宗气作为一身之气的重要组成部分，可助肺呼吸，助心行血，在生命活动中占有重要地位。二是调节全身气机。气机，是指气的运动，其基本形式是升降出入。肺的呼吸运动，即气的升降出入运动。肺有节律的一呼一吸，对全身之气的升降出入运动起着重要的调节作用。

肺主呼吸之气和主一身之气都依赖于肺的呼吸功能。通过肺的呼浊吸清，吐故纳新，促进气的生成，调节气的升降出入运动，保障人体新陈代谢的正常运行。

2. 主宣发肃降

（1）主宣发　是指肺气具有向上升宣和向外周布散的功能，主要体现在三个方面：一是呼出体内的浊气。二是将脾所转输的水谷精微上输头面诸窍，外达皮毛肌腠。三是宣发卫气于皮毛肌腠，以发挥其温分肉、充皮肤、肥腠理、司开阖的作用，并将代谢后的津液化为汗液排出体外。若肺气失于宣散，则可出现呼吸不畅、胸闷喘咳、恶寒无汗等症状。

（2）主肃降　是指肺气具有向下向内清肃和通降的功能，主要体现在三个方面：一是吸入自然界的清气。二是将脾转输于肺的水谷精微向下向内布散，以营养和滋润脏腑组织。三是将脏腑代谢后所产生的浊液下输膀胱，形成尿液。若肺气失于肃降，则可现呼吸短促、咳痰等肺气上逆之症。

肺的宣发和肃降，是相反相成的矛盾运动，是相互制约、相互为用的两个方面。没有正常的宣发，就不可能有正常的肃降；反之，没有正常的肃降，必然会影响正常的宣发。宣发与肃降正常协调，则呼吸匀调通畅，水液得以正常输布代谢。若宣发与肃降失调，则可见呼吸失常和水液代谢障碍。一般来说，外邪侵袭，多影响肺气的宣发，导致肺气不宣为主的病变，称之为肺气失宣；内伤及肺，多影响肺气的肃降，导致肺气不降为主的病变，称之为肺失肃降。前者以咳嗽为主，后者以喘促气逆为主。但病变中，肺失宣发和肺失肃降常相互影响或同时并见，故称之为肺失宣肃。如外感风寒袭肺，常首先导致肺的宣发功能障碍，出现胸闷鼻塞、恶寒发热、无汗、咳嗽等症，同时也可引起肺的肃降功能失常而伴有喘促气逆等症。

3. 主行水　又称肺主通调水道，是指肺对体内水液的输布、排泄起着疏通和调节的功能。因肺为华盖，在脏腑中位置最高，参与调节全身的水液代谢，故有"肺为水之上源"之说。

肺主行水的功能主要是通过肺的宣发和肃降功能实现的。通过肺气的宣发作用，将脾上输的津液布散至全身，代谢后的部分水液通过肺气主司腠理开阖的作用而排出体外；通过肺气的肃降作用，将脾上输的津液向下布散，并将代谢后的水液不断地向下输送至肾，成为尿液生成之源，经肾和膀胱的气化作用，化为尿液而排出体外。

肺的宣降功能正常，则通调水道的功能正常，水液代谢正常。如果肺的宣发肃降功能失调，则通调水道功能减弱，就可发生水液停聚而生痰、成饮，引起多种病变。所以临床治疗水液输布失常的痰饮或水肿等病证，常用"宣肺化痰"或"宣肺利水"之法。宣肺利水法，《黄帝内经》称之为"开鬼门"，古人喻之为"提壶揭盖"法。

4. 朝百脉　指肺具有助心行血于周身的功能。全身的血液都要通过经脉而会聚于肺，经肺的呼吸进行气体交换，而后输布于全身。

全身的血脉统属于心，心气是血液在脉管中运行的基本动力。血液的运行又赖于肺气的推动，肺通过呼吸运动，调节全身气机，从而促进血液的运行。同时，肺参与宗气的生成，而宗气有"贯心脉"以推动血液运行的作用。肺气充沛，宗气旺盛，气机调畅，则血行正常。若肺气虚弱或壅塞，不能助心行血，则可导致心血运行不畅，甚至血脉瘀滞，出现心悸胸闷、唇青舌紫等症；反之，心气虚衰或心阳不振，心血运行不畅，也能影响肺气的宣降，出现咳嗽、气喘等症。

5. 主治节　是指肺具有治理调节肺之呼吸及全身之气、血、津液的功能。《素问·灵兰秘典论》说："肺者，相傅之官，治节出焉。"心为君主，肺为相傅，肺辅助心脏对全身起着治理调节作用。肺主治节主要表现在四个方面：一是治理调节呼吸运动。肺气的宣发与肃降运动协调，维持呼吸的通畅均匀，使体内外气体得以正常交换。二是调节全身气机。通过呼吸运动，调节一身之气的升降出入，保持全身气机的调畅。三是治理调节血液运行。通过肺朝百脉和气的升降出入运动，辅佐心脏，推动和调节血液的循行。四是治理调节津液代谢。通过肺的宣发肃降作用，推动和调节全身水液的输布与排泄。由此可见，肺主治节，实际上是对肺的主要生理功能的高度概括。

（二）肺的生理特性

1. 肺为华盖　华盖，原指古代帝王的车盖。肺位于胸腔，居五脏的最高位置，有覆盖诸脏的作用；肺又主一身之表，为脏腑之外卫，故称肺为华盖。肺为华盖，说明肺位高居，犹如伞盖保护位居其下的脏腑。肺为华盖是对肺在五脏中位居最高和保护脏腑、抵御外邪、统领一身之气作用的高度概括。

2. 肺为娇脏　是指肺清虚娇嫩而易受邪气侵袭的特性。肺为清虚之体，肺叶娇嫩，不容纤芥；肺外合皮毛，开窍于鼻，与天气直接相通，外感六淫之邪从皮毛或口鼻而入，均易犯肺为病。肺叶娇嫩，不耐寒热，易被邪侵而发病，故称"娇脏"。临床上治疗肺脏疾患，以轻清、宣散为贵，过寒、过热、过燥之剂均不适宜。

3. 肺喜润恶燥　肺为清虚之体，性喜清润而恶干燥，燥邪侵犯人体最易耗伤肺之阴津，出现口鼻干燥、干咳少痰等症状。

（三）肺与体、窍、志、液、时的关系

1. 在体合皮，其华在毛 是指肺与皮毛相互为用，共同发挥温煦机体、护卫肌表、防御外邪的作用。皮毛为一身之表，包括皮肤、汗腺、毫毛等，具有防御外邪、调节津液代谢和辅助呼吸的作用。

肺气宣发，将卫气输布于皮毛，发挥其温养皮毛、调节汗孔开阖、防御外邪的作用。肺气宣发，将水谷精微和津液输送于皮毛，则皮肤滋润，毛发光泽。肺气虚损，宣发卫气和输精于皮毛的功能减弱，则卫表不固，抗御外邪侵袭能力下降，则会出现自汗、易于感冒或皮毛枯槁等病理表现。

皮毛能宣散肺气，助肺呼吸。《黄帝内经》称汗孔为"玄府"，也叫"气门"。汗孔不仅能够排泄由津液所化的汗液，并且能够随肺的宣发和肃降进行体内外气体的交换。皮肤受邪，可内舍于肺。如寒邪伤表，卫气被遏，除恶寒发热、无汗、脉紧等症外，可见肺失宣降而胸闷咳喘的表现。

2. 在窍为鼻 是指鼻的功能与肺的关系密切。鼻为呼吸的通道，与肺直接相连，具有主司嗅觉和通气的作用，其功能有赖于肺气的宣发。肺气宣畅，则鼻窍通利，嗅觉灵敏；肺失宣发，则鼻塞不通，嗅觉减弱。《灵枢·脉度》说："肺气通于鼻，肺和则鼻能知臭香矣。"

喉为肺之门户，为呼吸之气出入的道路，又是发音器官。肺的经脉上通于喉咙，喉的发音和通气受肺的影响。肺气宣畅，则呼吸通畅，声音洪亮。若外邪入袭，肺失宣发，出现呼吸不畅，语声重浊或嘶哑，称之为"金实不鸣"；若肺阴亏虚或肺气不足，肺失所养，发声无力，声音难出者，称之为"金破不鸣"。

3. 在志为悲（忧） 是指肺的生理功能与情志悲忧有关。悲和忧的情志变化虽略有不同，但其对人体生理活动的影响大致相同，因而悲和忧同属于肺志。悲、忧均为人体正常的情绪变化或情感反应，但过度悲哀或过度忧伤，则属不良的情绪变化，有碍身体健康，最易消耗人体之气。如《素问·举痛论》所说的"悲则气消"。由于肺主一身之气，所以悲忧最易损伤肺气，使机体的抗病能力下降，导致肺更易受外邪侵袭。反之，肺虚易生悲忧而见情绪低落。

4. 在液为涕 是指涕的分泌与肺的功能关系密切。涕是由鼻黏膜分泌的黏液，由肺化生，具有润泽鼻窍的功能。鼻为肺窍，肺功能正常，则鼻涕润泽鼻窍而不外流。若肺寒，则鼻流清涕；肺热，则鼻涕黄浊；肺燥，则鼻干燥无涕。

5. 在时应秋 肺与秋同属五行之金。秋季气候清肃，万物收敛；肺性喜清肃，其气主降。肺与秋气相通应，是说肺金之气应秋而旺，肺的制约和收敛功能在秋季最为旺盛。秋令之时，燥气当令，燥邪易伤肺之津液，使肺失清肃而出现干咳、口鼻干燥等症状。故秋季治疗肺病时，应顺其收敛之性，不可过分发散肺气。

三、脾

脾位于腹腔上部，横膈之下，与胃以膜相连。人出生之后，生命活动的维持及所需精气血津液的产生，均赖于脾胃所化生的水谷精微，故称脾胃为"后天之本""气血生化之源"。脾的生理功能是主运化，主升，主统血。脾在体合肌肉而主四肢，在窍为口，其华在唇，在志为思，在液为涎，与胃相表里。脾在五行属土，为阴中之至阴，与长夏相通应，而旺于四时。

（一）脾的生理功能

1.主运化 运，即转运输送；化，即变化吸收。脾主运化，是指脾具有把饮食物化为水谷精微，并将精微物质转输至全身的功能。脾的运化功能包括运化水谷和运化水液两个方面。

（1）运化水谷 是指脾具有消化饮食物，吸收并转输精微的功能。饮食入胃，经过胃的受纳和腐熟，形成食糜，下传小肠进一步消化吸收。此过程必须依赖于脾的运化，才能把饮食水谷转化成可以被人体利用的精微物质。需要依靠脾的转输，才能将这些精微物质输送到各脏腑组织器官。一是将水谷精微上输心肺，化生气血，营养全身；二是通过脾气散精的作用，直接将精微布散至全身。《素问·经脉别论》说："饮入于胃，游溢精气，上输于脾，脾气散精，上归于肺。"人出生以后，生命活动的维持依靠气血津液，气血津液源于脾运化的饮食水谷，故称脾为"后天之本""气血生化之源"。

脾运化的功能正常，称为脾气健运。脾气健运，则机体的消化吸收和转输功能健全，才能为化生精、气、血、津液提供足够的物质原料，全身脏腑组织器官能够得到充分的营养，以维持其正常的生理功能活动。脾的运化水谷功能失常，称为脾失健运。若脾失健运，则消化、吸收、输布功能失常，气血生化不足，出现腹胀、便溏、食欲不振、倦怠、消瘦等症。

（2）运化水液 是指脾对水液的吸收、转输和布散的功能，是脾主运化的重要组成部分。摄入到人体内的水液在脾的作用下化成津液被吸收，通过脾的转输作用，将津液输布到全身脏腑组织器官，发挥其滋润、濡养作用。代谢后多余的水液通过肺的宣发肃降和肾的气化功能，化为汗和尿排出体外，以维持体内水液代谢的平衡。

脾位于人体中焦，为气机升降的枢纽，在水液代谢中起着重要的调节作用。脾气健运，则水液吸收和输布正常，脏腑组织器官能够得到津液滋养，并将多余水分及时排出。若脾气不足，脾失健运，水液的吸收和输布障碍，导致水液在体内停滞，出现水湿痰饮等病理产物，甚则导致水肿。《素问·至真要大论》说："诸湿肿满，皆属于脾。"

2.主升 脾主升体现在升清和升举两个方面。一是升清，清指水谷精微。脾气上升，将脾胃运化的水谷精微上输心肺、头目，通过心肺的作用而化生气血，营养周身。二是升举，是指脾气上升能维持内脏位置的相对恒定，防止其下垂。

脾的升清功能正常，水谷精微等营养物质才能正常吸收和输布，气血充盛，人体的生机益然。同时，脾气升发，维持了机体内脏位置的恒定。如脾的升清功能失常，则水谷不能运化，气血生化乏源，机体失养而出现神疲乏力、眩晕等症状。脾气虚弱，升举无力，则可导致内脏下垂，如胃下垂、肾下垂、子宫脱垂或久泻脱肛等，称为脾气下陷。

3. 主统血　统，是统摄、控制的意思。脾主统血，是指脾有统摄血液在脉内运行，防止血液逸出脉外的功能。脾主统血，依靠脾气的旺盛。脾主统血的主要机理，实际上是气的固摄作用。脾气健运，则气血充盈，气的固摄作用健全，故血液不会逸出脉外而致出血。若脾气不足，运化功能减退，则气血生化无源，气血虚亏，气的固摄作用减退，就会产生脾不统血的病理变化，从而导致便血、尿血、崩漏等各种出血病证，称为脾不统血。

（二）脾的生理特性

1. 脾以升为健　升，有升举向上之意。脾气主升，是指脾气的运动特点以上升为主，脾气以升为健。脾胃居于中焦，脾气宜升，胃气宜降，升降相因，共为气机上下升降之枢纽。脾气得升，运化健旺，水谷精微源源不断地生成，则气血生化有源，内脏位置保持着相对的稳定；反之，脾气不升，则运化失司，水谷精微下流，而致便溏、泄泻，气血生化无源而气血亏虚，甚至出现内脏下垂。

2. 脾喜燥恶湿　脾为太阴湿土之脏，胃为阳明燥土之腑。脾喜燥恶湿是与胃喜润恶燥相对而言的。脾之所以有喜燥恶湿的生理特性，是与其运化水液的生理功能分不开的。脾为湿土，与自然界湿气相通，同气相感，故外感湿邪易伤于脾，使脾失健运，而见腹满、纳呆、体困、溏泻等症。脾主运化水液，无论是外湿困脾，还是脾气虚弱，都可引起水液代谢障碍，致内生湿邪，或湿留成饮，或聚湿生痰，或湿流皮下为水肿，或湿停肠间成泄泻。湿邪易伤脾，脾虚易生湿，故有"脾主湿而恶湿"之说。因燥可胜湿，所以脾病的临床用药常常以香燥之药健脾化湿，而慎用滋腻助湿之品；治疗湿病时，往往是祛湿法与理脾法同用，即所谓"治湿不理脾，非其治也"（《医林绳墨·湿》）。

（三）脾与体、窍、志、液、时的关系

1. 在体合肉、主四肢　脾在体合肉，是指人体肌肉的丰满强健与脾的运化功能密切相关。脾胃为气血生化之源，全身的肌肉都需要依靠脾胃所运化的水谷精微来营养，才能使肌肉发达丰满健壮。因此，脾气健运，气血生化有源，肌肉得养，则人体肌肉强健有力。若脾的运化功能减退，气血乏源，肌肉失养，必致肌肉瘦削，软弱无力。

四肢与躯干相对而言，为人体之末，故又称四肢为"四末"。人体四肢需要脾胃运化的水谷精微等营养。脾气健运，水谷精微得以化生并能布达四末，则四肢的营养充足，活动轻劲有力；若脾失健运，四肢的营养不足，出现倦怠无力，甚或痿弱不用。

2. 在窍为口，其华在唇　口是消化道的最上端，主接纳和咀嚼食物。脾开窍于口，是指饮食口味等与脾运化功能有密切关系。口味的正常与否，全赖于脾胃的运化功能。若脾气健运，则口味正常，纳食香甜；若脾失健运，则可出现口淡无味、口甜、口腻等口味异常的感觉。正如《灵枢·脉度》说："脾气通于口，脾和则口能知五谷矣。"

脾华在唇，是指脾的生理功能是否正常，可以显露于唇的色泽变化。《素问·五脏生成》说："脾之合，肉也；其荣，唇也。"脾为气血化生之源，口唇的色泽可以反映脾胃运化水谷精微的功能是否正常。脾气健运，则气血充足，口唇红润光泽；脾失健运，则气血虚少，口唇淡白不泽。

3.在志为思　是指脾的生理功能与情志思相关。思，即思考、思虑，是人的正常情志活动。脾主运化，为气血生化之源，气血为思虑活动的物质基础，故脾在志为思。脾气健运，化源充足，气血旺盛，则思虑正常。脾失健运，气血不足，则思维迟钝不决。若思虑太过，或相思不解，就会影响气血运行，导致脾气郁结，运化功能失常，出现不思饮食、脘腹胀闷、头目眩晕等症。

4.在液为涎　是指涎的分泌与脾的功能关系密切。涎为口津，是唾液中较清稀的部分，有保护口腔黏膜、润泽口腔的作用，在进食时分泌增多，有助于食物的吞咽和消化。脾的功能正常，涎液上行于口而不溢于口外。若脾胃不和，或脾不摄涎，就会导致涎液异常增加，出现口涎自出等症。

5.在时应长夏　是指脾与季节中的长夏（即阴历六月）相通应。长夏之时，气候炎热，多雨而潮湿，天气下迫，地气上腾，湿热蕴蒸，万物华实，恰合土生万物之象。脾主运化，化生气血，奉养周身，与长夏同气相求而应。长夏之湿虽主生化，但湿气太过，易困脾阳，导致脾失健运而出现胸脘痞满、食少倦怠、大便溏薄等症。

知 识 链 接

脾主四时说

《黄帝内经》亦称之为"脾不主时"，是指脾不独主一季，而旺于四季之末的各十八天，共合七十二天，表明四时之中皆有土气。人体的生长发育及生命活动，都依赖脾胃化生的水谷精微的充养。心肺肝肾的生理功能皆赖于脾气及其化生的水谷精微的营养。脾气健运，则四脏得养，功能正常发挥，身体健康。若脾失健运，气血不足，四脏失养，百病由生。

四、肝

肝位于腹腔，居横膈之下，右胁之内。肝的生理功能是主疏泄，主藏血。肝在体合筋，其华在爪，在窍为目，在志为怒，在液为泪，与胆相表里。肝在五行属木，为阴中之阳，与春气相通应。

（一）肝的生理功能

1.主疏泄 疏，即疏通、畅达；泄，即宣通、发散。肝主疏泄，是指肝具有疏通调畅全身气机，使之通而不滞、散而不郁的功能。肝的疏泄功能主要表现在以下5个方面。

（1）调畅气机 气机，即气的升降出入运动。机体的脏腑、经络、器官等组织的功能活动，全赖于气的升降出入运动。肝的生理特点是主升、主动，因此，肝的疏泄功能，对于气的升降出入之间的平衡协调，起着重要的调节作用。肝的疏泄功能正常，则气机调畅，气血和调，经络通利，全身脏腑、器官等组织的活动才能调和。肝的疏泄功能异常，可出现两个方面的病理变化：一是疏泄不及。常因抑郁伤肝，肝气不舒，气机的疏通和畅达受到阻碍，从而形成气机不畅、气机郁结的病理变化，称之为肝气郁结。临床表现为闷闷不乐，悲忧欲哭，胸胁、两乳或少腹胀痛不适等。二是疏泄太过。常因暴怒伤肝，或气郁日久化火，导致肝气亢逆，升发太过，称为肝气上逆。可出现急躁易怒，失眠头痛，面红目赤，胸胁、乳房胀痛，或血随气逆而见吐血、咯血，甚则猝然昏厥。

（2）促进血液运行和津液输布 血的运行和津液的输布代谢，也有赖于气的升降出入运动，称为气行则血行、气行则津布。肝主疏泄，调畅气机，调节着气的运行，从而促进着血液的运行和津液的输布。肝的疏泄正常，则气的运动正常，血液和津液的运行也正常。若肝失疏泄，气机郁结，就会导致血行障碍，形成血瘀，或为癥积、肿块，在妇女则可导致经行不畅、痛经、闭经等。肝气郁结，也会导致津液的输布代谢障碍，产生痰、水等病理产物，或为痰阻经络而成痰核，或为水停而成鼓胀。

（3）促进脾胃消化功能 肝主疏泄，促进脾胃消化功能，主要体现在两个方面：一是调节脾胃气机的升降。脾胃的消化功能依赖于脾升清与胃降浊的协调平衡，肝主疏泄，调畅气机，有助于脾胃气机的升降协调。若肝疏泄功能失常，影响脾的升清功能，导致脾失健运，清气下陷，可见腹胀、泄泻等症。影响胃的降浊功能，导致胃失和降，胃气上逆，可见纳呆、呕吐、嗳气、脘腹胀痛、便秘等症。前者称为"肝脾不和"，后者称为"肝胃不和"。二是调节胆汁的分泌与排泄。胆汁是由肝之余气积聚而成，有促进饮食物消化吸收的作用，其分泌与排泄受肝疏泄功能的调节。肝的疏泄功能正常，全身气机畅达，则胆汁的生成和排泄正常。若肝失疏泄，肝气郁结，影响胆汁的分泌与排泄，则可见口苦、纳呆、胁痛、腹胀等症。

（4）调畅情志 情志活动为心所主，与肝的疏泄功能密切相关。气血是情志活动的物质基础，肝的疏泄功能正常，则气机调畅，气血和调，人的心情舒畅，情绪乐观。肝的疏泄功能失常，则气血运行不畅，情志活动异常。若肝疏泄不及，肝气郁结，则见胸闷太息、心情抑郁等症；若肝疏泄太过，肝气上逆或肝火上炎，可见急躁易怒、口苦口干、心烦失眠等症。反之，情志活动异常，也会影响肝的疏泄功能，导致肝气郁结或肝气上逆等证。

（5）调节生殖功能　　男子的排精、女子的排卵及月经来潮，与肝主疏泄有着密切的联系。正如《格致余论·阳有余阴不足论》说："主闭藏者，肾也；司疏泄者，肝也。"男子精液的贮藏与施泄、女子月经的排泄与胎儿的孕育，是肝的疏泄和肾的闭藏作用相互协调的结果。肝的疏泄功能正常，则男子精液排泄通畅有度、女子月经来潮有期。若肝失疏泄，气机失调，则见男子排精不畅，女子月经紊乱、经行不畅，甚或痛经。肝的疏泄功能对于女子的生殖功能尤为重要，故有"女子以肝为先天"的说法。

2. 主藏血　　肝藏血，是指肝有贮藏血液、调节血量和防止出血的功能。

（1）贮藏血液　　肝藏血，有"血海"之称。肝贮藏血液主要有以下几方面的作用：一是濡养脏腑组织。如《素问·五脏生成》说："肝受血而能视，足受血而能步，掌受血而能握，指受血而能摄。"肝的藏血功能失常，就会引起机体失于血液濡养的病变。例如肝血不足，不能濡养于目，则表现出两目干涩、视物昏花、视力下降或夜盲等症；不能濡养于筋，则会出现筋脉拘急、肢体麻木、屈伸不利等症。二是经血的生成。冲脉起于胞中而通于肝，肝血充足，则冲脉血液充盛，月经按时来潮。若肝血不足或肝不藏血时，就会出现月经量少，甚则闭经等症。三是化生和濡养魂。《灵枢·本神》说："肝藏血，血舍魂。"血液是精神活动的物质基础，血能藏神。肝的藏血功能正常，则魂有所舍；肝血不足，心血亏损，则魂不守舍，可见失眠、多梦、梦魇、梦游、梦呓及出现幻觉等症。四是涵养肝脏本身，保持肝体柔和，阴阳平衡。肝血为阴，可以制约肝的阳气，防止其升动太过，使之冲和畅达，从而维持肝的阴阳平衡，发挥其正常的疏泄功能。若肝的阴血不足，不能制约肝的阳气升动，则易导致肝用太过，出现肝阳上亢、肝火上炎，甚则肝风内动等病理变化。

（2）调节血量　　肝贮藏充足的血液，可根据机体各部分组织器官活动量的变化而调节循环血量。当机体活动剧烈或情绪激动时，人体各部分所需的血量就相应增加，此时通过肝气的疏泄作用，将所贮存的血液向外周输送，以供机体活动之所需。当机体处于安静休息状态或情绪稳定时，机体外周对血液的需求量相对减少，此时部分血液就归藏于肝。《素问·五脏生成》说："人卧血归于肝。"

（3）防止出血　　肝为藏血之脏，具有收摄血液、防止出血的功能。肝气充足，则藏血功能正常，能收摄血液，防止其逸于脉外而发生出血。若肝气不足，藏血失常，收摄无力，或阴虚阳亢，迫血妄行，皆可导致各种出血证。

肝的藏血功能失常，可导致两个方面的病变：一是藏血不足，即肝血不足。由于血液亏虚，不能调节血量，从而不能满足机体各部分活动的需求，导致血虚失养的病理变化。二是藏血失职，即肝不藏血。临床可见吐血、衄血、妇女月经量多，甚至崩漏等各种出血证。导致肝不藏血的原因主要是肝气虚弱，收摄无力；或肝阴不足，肝阳偏亢，血不得凝而出血不止；或肝火亢盛，灼伤脉络，迫血妄行。

　　肝主疏泄功能与肝藏血功能密切相关，二者相辅相成，相互为用。肝主疏泄关系到人体气机的调畅，肝主藏血关系到血液的贮藏和调节，故二者密切的关系就体现为气与血的和调。肝主藏血，血能养肝，肝体柔和，肝阳不亢，疏泄功能才能正常；肝主疏泄，气机调畅，则血能正常地归藏和调节，藏血功能才能正常。在病理上，肝血不足或肝不藏血与肝失疏泄常常也是相互影响，如肝的疏泄功能减退，肝气郁滞，可导致血瘀证；气郁化火，迫血妄行，或肝气上逆，血随气逆，可见吐血或妇女崩漏等出血证。反之，肝血不足，濡养宁静作用减退，也可导致肝气的升发太过，甚或引起阳亢风动等病变。

（二）肝的生理特性

　　1.肝为刚脏、主升发　刚，即刚强、躁急之义。肝为刚脏，是指肝气主升主动，具有刚强躁急的生理特性。肝在五行中属木，与春季相通应，春季万物生长，生机勃勃；肝主升主动，具有升发阳气、调畅气机的功能，故肝气喜条达而恶抑郁，其气宜保持柔和舒畅。肝性刚烈，肝气易郁、易逆；肝阳易亢，易化火化风；肝气最易横逆欺凌他脏；情志抑郁或愤怒最易伤肝，肝病者又最易生怒。故《素问·灵兰秘典论》以"将军之官"来形容其勇猛刚烈、性急好动的特点。肝主升发之特性，决定了肝的病变以升泄太过为多见，临床表现为肝阳上亢、肝气上逆的病理变化，故前人有"肝阳肝气常有余"之说。

　　2.肝体阴而用阳　体，指肝的本体；用，指肝的功能。肝主藏血，以血为体，血属阴，故其体为阴；肝主疏泄，主升主动，以气为用，气属阳，故其用为阳。肝藏血功能正常，肝体柔和，则阴能制阳，肝阳不亢。肝的疏泄功能正常，气机调畅，则肝能藏血。若肝的阴血不足，失其柔和之性，可致肝阳升发太过，从而出现阳亢风动之证。若肝失疏泄，则会导致血运失常。

（三）肝与体、窍、志、液、时的关系

　　1.在体合筋，其华在爪　筋，即筋膜，附着于骨而聚于关节，具有连接关节、肌肉，主司关节运动的功能。肝在体合筋，是指人体筋膜的功能与肝血密切相关。筋膜有赖于肝血的滋养，肝血充盈，筋得其养，则筋腱有力，运动灵活，能够耐受疲劳。《素问·六节藏象论》称肝为"罢极之本"。肝血不足，筋膜失养，运动能力减弱，易于疲劳。此外，肝的阴血不足，筋失所养，还可出现手足震颤、肢体麻木、屈伸不利等症。

　　爪，即爪甲，包括指甲和趾甲，乃筋之延续，故称"爪为筋之余"。爪甲有赖于肝血的濡养。肝血充足，则爪甲坚韧，红润光泽；肝血不足，则爪甲软薄，枯槁无泽，甚则变形脆裂。

　　2.在窍为目　是指肝的功能活动可以通过眼目表现出来。目，又称"精明"。肝的经脉上联于目系，目的功能有赖于肝气之疏泄和肝血之营养。《灵枢·脉度》说："肝气通于目，肝和则目能辨五色矣。"由于肝与目的关系非常密切，因而肝的功能是否正常，往往可以从目上反映出来。例如肝之阴血不足，则两目干涩、视物不清或夜盲；肝经风热，则

可见目赤痒痛；肝火上炎，则可见两目红肿疼痛；肝阳上亢，则头目眩晕；肝风内动，则可见目斜上视等。

3. 在志为怒　是指肝的生理功能与情志怒相关。怒志活动以肝血为基础，并与肝之疏泄升发密切相关。适度有节之怒，往往有疏展肝气之效，但过怒属于一种不良的精神刺激，对健康有害。怒又分暴怒和郁怒，暴怒对机体的主要影响是"大怒伤肝""怒则气上"（《素问·举痛论》），导致肝气升发太过，临床表现为烦躁易怒、激动亢奋等，甚至血随气逆，发生呕血、咯血，或中风昏厥等。郁怒不解，则易致肝气郁结，表现为心情抑郁、闷闷不乐等。反之，肝血不足，不能涵养肝体，或肝阴不足，致肝阳偏亢，则稍有刺激，即易发怒。临床辨证属暴怒者，当以平肝降逆为治；属郁怒者，当以疏肝解郁为治。

4. 在液为泪　是指泪液的分泌与肝的功能关系密切。泪，即眼泪，由肝精肝血经肝气疏泄于目而化生。《素问·宣明五气》说："五脏化液……肝为泪。"泪从目出，有濡润眼目、保护眼睛的作用。在正常情况下，泪液的分泌是濡润而不外溢。但在异物侵入目中时，泪液即可大量分泌，起到清洁眼目和排除异物的作用。在病理情况下，则可见泪液的分泌异常。例如肝的阴血不足，泪液分泌不足，不能濡养眼目，则见两目干涩；风火赤眼，肝经湿热，可见目眵增多、迎风流泪等症。

5. 在时应春　在自然界中，春季为四季之始，阳气生发之时，万物以荣，自然界生机勃勃。肝主疏泄，主升主动，肝气在春季最为旺盛，故肝与春气相通应。在病理上，因春三月为肝木当令之时，而肝主调畅情志，与人的精神情志活动关系密切，故精神情志病变好发于春季。同时，春季温暖多风，人体之肝气亦应之而旺，故素体肝气偏旺、肝阳偏亢或脾胃虚弱之人，在春季最易发病。在养生方面，人的精神、饮食、起居都必须顺应春气的生发和肝气的条达之性，保持情志舒畅，力戒暴怒忧郁；注意体育锻炼，以舒展形体，从而保证机体内阳气升发，气血畅达。

五、肾

肾位于腰部，脊柱两旁，左右各一。《素问·脉要精微论》说："腰者，肾之府也。"肾藏先天之精，主生殖，为人体生命之本源，故称为"先天之本"。肾宅真阴真阳，能资助、促进全身脏腑阴阳，故称为"五脏阴阳之本"。肾藏精，主蛰，又称为"封藏之本"。肾的生理功能是主藏精，主水，主纳气。肾在体合骨，生髓，其华在发，在窍为耳及二阴，在志为恐，在液为唾，与膀胱相表里。肾在五行属水，为阴中之阴，与冬气相通应。

（一）肾的生理功能

1. 主藏精　肾主藏精，是指肾具有贮存、封藏精气的功能。《素问·六节藏象论》说："肾者，主蛰，封藏之本，精之处也。"精藏于肾，能够发挥其生理效应而不流失，依赖着肾的封藏作用。

肾所藏之精，称为肾精，按其来源有先天和后天之分。先天之精来源于父母，与生俱来，藏于肾中，是生命发生的本原，是人体生长发育和生殖的物质基础。后天之精来源于脾胃化生的水谷精微，化为脏腑之精，维持脏腑组织的功能，并下输于肾，以充养先天之精。先天之精与后天之精相辅相成，共同促进人体的生长、发育和生殖，并维持人体的正常生理功能。

肾中精气的盛衰，决定着人的生长壮老的生命过程及生殖功能的成熟与衰退。肾中精气对人体生长发育的影响，可以从"齿、骨、发"的变化体现出来。人自出生到幼年期，肾中精气渐充，表现为头发生长、乳齿更换、身体增高；至青年期，肾中精气充盛，故见智齿生长、骨骼强壮；壮年期，肾中精气盛实，则见筋骨坚强、头发黑亮、身体壮实、精力充沛；老年期，肾中精气渐衰，表现为面色憔悴、发落齿槁，步态不稳。

肾中精气还决定人的生殖功能。人出生后随着肾中精气的不断充盈，产生天癸。天癸是肾中精气充盈到一定程度而产生的，具有促进人体生殖器官的发育成熟并能维持人体生殖功能的物质。天癸来至，女子月经来潮，男子开始排精，生殖功能发育成熟。人至老年，肾气渐衰，天癸亦减，生殖功能逐渐衰退，甚至丧失。

《素问·上古天真论》记述了肾中精气由未盛到渐盛，再渐衰继而耗竭的演变过程："女子七岁，肾气盛，齿更发长；二七而天癸至，任脉通，太冲脉盛，月事以时下，故有子；三七，肾气平均，故真牙生而长极；四七，筋骨坚，发长极，身体盛壮；五七，阳明脉衰，面始焦，发始堕；六七，三阳脉衰于上，面皆焦，发始白；七七，任脉虚，太冲脉衰少，天癸竭，地道不通，故形坏而无子也。丈夫八岁，肾气实，发长齿更；二八，肾气盛，天癸至，精气溢泻，阴阳和，故能有子；三八，肾气平均，筋骨劲强，故真牙生而长极；四八，筋骨隆盛，肌肉满壮；五八，肾气衰，发堕齿槁；六八，阳气衰竭于上，面焦，发鬓颁白；七八，肝气衰，筋不能动，天癸竭，精少，肾脏衰，形体皆极；八八，则齿发去。"

肾精在人体生长发育过程中起着十分重要的作用。肾中精气充足，则生长发育正常，生殖能力旺盛。若肾中精气不足，则表现为小儿生长迟缓，如五迟（立迟、语迟、行迟、发迟、齿迟）、五软（头软、项软、手足软、肌肉软、口软）；在成人则为早衰，出现耳鸣耳聋、齿摇发脱等。

2. 主水　肾主水，是指肾具有主持和调节人体水液代谢的功能。《素问·逆调论》说："肾者水脏，主津液。"肾主水的功能主要体现在以下方面：一是促进参与水液代谢，调节脏腑组织的功能活动。肾气及肾阴肾阳对水液代谢过程中各脏腑之气的功能，尤其是脾肺之气的运化和输布水液的功能，具有促进和调节作用。在水液代谢过程中，胃、小肠、大肠中的水液，经脾气的运化转输，输送至肺，再经肺气的宣发肃降输布周身，从而发挥滋润和濡养作用，并将宣发至皮毛肌腠的水液化为汗液排出体外；脏腑形体官窍代谢后所产生的浊液，在肺的肃降作用下输送至膀胱，经肾气的蒸化作用，吸清排浊。因此，机体水液的输布与排泄，是在肺、脾、肾、胃、小肠、大肠、三焦、膀胱等脏腑的共同参与下完成的。肾气分化的肾阴肾阳是各脏腑阴阳的根本，肾阴肾阳通过对各脏腑阴阳资助和促进作用，主司和调节着机体水液代谢的各个环节。二是主司尿液的生成和排泄。尿的生成和排泄是水液代谢的一个重要环节，各脏腑组织代谢产生的浊液，通过三焦水道下输于膀胱，在肾气的蒸化作用下，清者通过脾气的转输到达于肺，重新参与水液代谢；浊者则化为尿液排出体外。肾阴肾阳协调平衡，肾气的蒸化作用正常，输于膀胱的水液才能升清降浊，化生尿液和排泄尿液。

膀胱具有贮存尿液和排泄尿液的作用，但尿液的生成和排泄都必须依赖于肾气的作用。肾气的蒸化功能发挥正常，肾阴肾阳的推动和调控作用协调，膀胱开阖有度，尿液才能正常地生成和排泄。若肾气不足，固摄无力，则见多尿、遗尿、小便失禁；若肾阳虚衰，气化不利，则见少尿、小便不利，甚至水肿等症。

3. 主纳气　肾主纳气是指肾有摄纳肺所吸入的清气，保持呼吸深度，防止呼吸表浅的作用。呼吸由肺所主，肺所吸入之清气必须依赖肾气的摄纳作用才能下归于肾，使呼吸保持一定的深度。因此，人体正常的呼吸运动是肺肾两脏功能相互协调的结果，正如《类证治裁·喘证》中所说："肺为气之主，肾为气之根。肺主出气，肾主纳气。阴阳相交，呼吸乃和。"

肾的纳气功能，实际上是肾气的封藏作用在呼吸运动中的具体体现。肾气充沛，摄纳有权，则呼吸均匀和调，并维持一定的深度。若肾精不足，肾气虚衰，摄纳无权，气浮于上，则会出现呼吸表浅、呼多吸少、动则气喘等病理现象，称为"肾不纳气"。

（二）肾的生理特性

1. 肾主封藏　《素问·六节藏象论》说："肾者主蛰，封藏之本，精之处也。"肾主蛰，为封藏之本，是指肾有潜藏、闭藏、封藏之生理特性，是对肾脏生理功能的高度概括。肾的藏精气、主纳气、主生殖、司二便等功能，都是肾主封藏的具体体现。肾的精气越满盈则人体的生机越旺盛，基于这一生理特性，古代医家有"肾无实，不可泻"之观点。若肾的封藏失职，就会发生遗精、滑精、多尿、遗尿，甚则尿失禁、大便滑脱不禁，女子带下不止、崩漏、滑胎等症。

2. 肾为水火之宅，主一身阴阳　肾为五脏六腑之本，为水火之宅，寓真阴（命门之水）而涵真阳（命门之火）。五脏六腑之阴，非肾阴不能滋养；五脏六腑之阳，非肾阳不能温煦。肾阴又称元阴、真阴、真水、命门之水，对人体阴液起着滋润和濡养作用，为人体阴液之根本。肾阳又称元阳、真阳、真火、命门之火，对人体脏腑组织起着温煦和推动的作用，为人体阳气之根本。肾阴充则全身各脏腑之阴亦充，肾阳旺则五脏六腑之阳亦旺，所以说肾主一身之阴阳。肾的阴虚或阳虚常可累及其他脏腑阴阳失调，如心肾阴虚，脾肾阳虚等；其他脏腑的阴阳亏虚，日久可以累及肾阴肾阳，导致肾阴、肾阳亏虚，即所谓"久病及肾"。

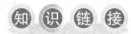 知识链接

命 门

命门，有生命之门的含义，最早见于《黄帝内经》，本义是指眼睛。《灵枢·根结》说："太阳根于至阴，结于命门。命门者，目也。"将命门作为内脏则始于《难经》，以后历代医家皆有发挥，并对其进行了深入的研究和阐述。至明清之际，形成了命门学说，极大地丰富了中医理论体系。历代医家对命门的部位、形态和功能争论较大，提出了种种不同见解。以部位言，有右肾与两肾之辨；以形态言，有有形与无形之论；以功能言，有主火与非火之争。尽管纷争如是，但众医家对于命门的功能及命门与肾相通的认识，却无分歧。肾阳亦即命门之火，肾阴亦即命门之水，肾阳为元阳、真阳，肾阴为元阴、真阴。古代医家强调命门，无非是强调了肾中阴阳的重要性而已。

（三）肾与体、窍、志、液、时的关系

1.在体合骨，生髓，其华在发　肾在体合骨，又称肾主骨，是指肾精生髓而充骨的功能。肾藏精，精生髓，髓养骨。骨的生长发育，有赖于骨髓的充盈及其所提供的营养。肾中精气充足，骨髓生化有源，骨骼得养则强劲有力。若肾精不足，骨髓化生乏源，骨骼失养，则出现小儿囟门迟闭、骨软无力，以及老年人的骨质脆弱、易于骨折等。

髓，有骨髓、脊髓和脑髓之分，三者均由肾中精气所化生。肾中精气的盛衰，不仅影响着骨的生长和发育，而且也影响着脊髓和脑髓的充盈和脑的发育。脊髓上通于脑，髓聚而成脑，故称脑为"髓海"。肾中精气充盈，则髓海得养，脑的发育正常，就能充分发挥其生理功能；若肾中精气不足，则髓海失养，形成髓海不足的病理变化。如《灵枢·海论》说："髓海有余，则轻劲多力，自过其度；髓海不足，则脑转耳鸣，胫酸眩冒，目无所见，懈怠安卧。"

"齿为骨之余"，齿与骨同出一源，也由肾中精气所充养。肾中精气不足，则牙齿易于松动脱落。

肾其华在发，是指发的荣枯能够反映肾中精气的盛衰。"发为血之余"，发的营养来源于血，根源于肾。肾主藏精，精能化血，精血旺盛，则发壮而光泽。青壮年精血充盈，发长而有光泽；老年人精血虚衰，发白而脱落。若肾精不足，发失所养，则见头发干枯，易脱早白。

2. 在窍为耳及二阴　耳是听觉器官，与肾相合。肾在窍为耳，是指肾主管着耳的功能。听觉的灵敏与否，与肾中精气的盈亏有密切关系。肾精充盈，髓海得养，则听觉灵敏；若肾精虚衰，则髓海失养，可见听力减退，或见耳鸣，甚则耳聋。

二阴，即前阴和后阴。前阴是排尿和生殖器官，后阴是排泄粪便的通道。尿液生成与排泄依赖肾的气化和固摄，若肾气虚衰，则可见尿频、遗尿、尿失禁，或尿少、尿闭等症。粪便的排泄，亦与肾相关，若肾阴不足，可致肠液枯涸而便秘；若肾阳虚损，则气化失常可致便秘或泄泻；若肾气亏虚，封藏失司，则见久泻滑脱。

3. 在志为恐　是指肾的生理功能与情志恐相关。若肾精充盛，封藏有度，人在受到外界惊恐刺激时，能自我调控，虽恐不甚。若肾精亏虚，封藏失司，稍遇惊恐则畏惧不安。"恐伤肾""恐则气下"，过恐可以伤肾，导致二便失禁、滑精等肾气不固的病证。

4. 在液为唾　是指唾液的分泌与肾的功能关系密切。唾为口津中较稠厚者，为肾精所化，有润泽口腔、滋养肾精的功能。若肾精充足，唾液分泌正常，则口腔润泽；若肾精不足，唾液分泌减少，则口咽干燥；若多唾久唾，则易耗损肾精。古代导引家常以舌抵上腭，待津唾满口后咽之以养肾精。

5. 在时应冬　冬季气候寒冷，自然界万物归藏。肾为水脏，藏精，主蛰而为封藏之本，同气相求，故肾气与冬气相通应。因冬季气候寒冷，水气当旺，故肾亏阳虚患者往往易在阴盛之冬季发病或病情加重，即所谓"能夏不能冬"。

第二节　六　腑

六腑是胆、胃、小肠、大肠、膀胱、三焦的合称。六腑共同的生理功能是受盛和传化水谷，具有"泻而不藏""实而不能满"的生理特点。

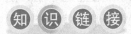

七冲门

饮食物在消化排泄过程中，要通过七个关隘，《难经》将其称为"七冲门"。《难经·四十四难》说："七冲门何在？唇为飞门，齿为户门，会厌为吸门，胃为贲门，太仓下口为幽门，大肠小肠会为阑门，下极为魄门，故曰七冲门也。"

六腑的气机运动具有通降下行的特性，《素问·五脏别论》说："水谷入口，则胃实而肠虚；食下，则肠实而胃虚。"每一腑都必须适时排空其内容物，才能保持六腑的通畅及功能协调，故有"六腑以通为用，以降为顺"之说。

一、胆

胆位于右胁下，附于肝的短叶间。胆具有贮藏和排泄胆汁、主决断的生理功能。胆与肝的经脉相互属络，构成表里关系。

胆为空腔器官，内盛胆汁。古人认为胆汁为精汁，称胆为"中精之府""清净之府""中清之府"等。胆的形态与胃、小肠、大肠、膀胱、三焦相同，皆为空腔的管状或囊状器官，与饮食物的消化和吸收有关，故为六腑之一。又因其内藏"精汁"，与五脏藏精气特点相似，且不与饮食水谷直接接触，故又为奇恒之腑之一。

（一）贮藏和排泄胆汁

胆汁来源于肝，由肝之余气所化生。胆汁味苦，色黄绿，由肝之精气所化生，汇集于胆，泄于小肠，以助饮食物消化，是脾胃运化功能得以正常进行的重要条件。故《素问·宝命全形论》说："土得木而达。"

胆汁的化生和排泄，由肝的疏泄功能控制和调节。肝的疏泄功能正常，则胆汁排泄畅达，脾胃运化功能健旺。若肝失疏泄，则胆汁排泄不利，可出现胁下胀满疼痛、食欲减退、腹胀、便溏等症；若湿热蕴结肝胆，可导致肝失疏泄，胆汁外溢，浸渍肌肤而出现黄疸；若胆汁上逆，则可见口苦、呕吐黄绿苦水等症。

（二）主决断

胆主决断，是指胆在精神意识思维活动中，具有判断事物和做出决定的功能。《素问·灵兰秘典论》说："胆者，中正之官，决断出焉。"胆的功能正常，则情志活动正常。胆的功能异常，会引起胆怯易惊、善恐、失眠、多梦、惊悸不宁等情志活动的异常。

二、胃

胃在膈下，上接食管，下连小肠。胃又称胃脘，分上、中、下三部。胃的上部称上脘，包括贲门；胃的中部称中脘，即胃体的部位；胃的下部称下脘，包括幽门。胃具有主受纳和腐熟水谷的生理功能，胃与脾的经脉相互属络，构成表里关系。

（一）胃的生理功能

1.主受纳水谷　受纳，是接受和容纳的意思。胃主受纳水谷，是指胃有接受和容纳饮食水谷的功能。饮食入口，经过食管，容纳于胃，故称胃为"太仓""水谷之海"。机体的生理活动和气血津液的化生，都需要依靠饮食物的营养，故又称胃为"水谷气血之海"。胃主受纳功能是胃主腐熟功能的基础，也是整个消化功能的基础。若胃有病变，就会影响胃的受纳功能，而出现纳呆、厌食、胃脘胀闷等症。

2.主腐熟水谷　腐熟，是食物经过胃的初步消化，形成食糜的过程。胃把所受纳的水谷进行消磨和腐熟，变成食糜，下传于小肠，通过进一步消化吸收，其精微物质经脾之运化而营养全身。如果胃的腐熟功能障碍，则出现胃脘胀痛、嗳腐反酸等食滞胃脘症状。

胃气，是胃的受纳、腐熟水谷功能的概括。历代医家非常重视胃气，《素问·玉机真脏论》说："五脏者，皆禀气于胃，胃者五脏之本也。"《脾胃论》强调"人以胃气为本"。脏腑的盛衰，气血的盈亏，主要取决于胃气的强弱。胃气强则气血充足，五脏俱盛；胃气弱则气血亏虚，五脏俱衰。胃气关系着人体生命的生死存亡，故有"有胃气则生，无胃气则死"之说。临床上常通过观察"胃气"的强弱来判断疾病的预后。胃气的强弱可从食欲、面色、舌苔和脉象等方面反映出来。能食则胃纳功能旺盛，不能食则胃纳功能衰弱。面色红润，舌苔薄白而润泽，脉象从容和缓、不快不慢，均是有胃气的表现；反之，则胃气弱甚至衰败。治疗用药时必须注意胃气的盛衰，把"保胃气"作为重要的治疗原则。

（二）胃的生理特性

1.主通降　通降，即通畅、下降。胃主通降，是指胃有通畅下降的生理特性。饮食入胃，经胃腐熟，必须下行入小肠，以进一步消化吸收，所以说胃主通降，以降为和。胃之通降是与脾之升清相互协调的。藏象学说以脾升胃降来概括机体整个消化系统的生理功能。胃的通降作用，还包括小肠将食物残渣下输于大肠，以及大肠传化糟粕的功能在内。胃的通降是降浊，降浊是受纳的前提条件。所以，胃失通降，不仅可以影响食欲，还可因浊气在上而发生口臭、脘腹胀闷或疼痛，以及大便秘结等。若胃气不降，胃气上逆，则可出现呃逆、嗳气、恶心、呕吐等症。

2.喜润恶燥　是指胃中应保持充足津液以利受纳腐熟水谷。胃的受纳和腐熟水谷的功能，不仅依赖胃中阳气的蒸化和推动，亦需要胃中津液的濡润。脾胃在五行中属土，且脾为阴土，胃为阳土。阳土喜润而恶燥，故其病易成燥热之害。胃阴不足，胃失和降，则见饥不欲食、干呕、呃逆等。因此，在治疗胃病时，要注意保护胃中津液，即便使用苦寒泻下之剂，也要中病即止，以祛除实热燥结为度，以免化燥伤阴。

三、小肠

小肠位于腹腔，上接于胃，下接大肠。小肠与胃的相接之处为幽门，与大肠的相接之处为阑门。小肠具有受盛化物、泌别清浊的生理功能，小肠与心的经脉相互属络，构成表里关系。

（一）主受盛化物

受盛，接受，以器盛物之意。化物，变化、消化、化生之谓。小肠的受盛化物是指小肠接受胃初步消化的饮食物，并对其进一步消化，吸收水谷精微的功能。主要体现在两个方面：一是小肠接受胃初步消化的饮食物，起到容器的作用，即受盛作用；二是饮食物在小肠内进一步消化，将水谷化为精微和糟粕两部分，即化物作用。小肠受盛化物功能失调，就会出现腹胀腹痛、便溏泄泻等症。

（二）主泌别清浊

泌别，即分别、分清；清，指饮食物中的水谷精微；浊，指糟粕。小肠主泌别清浊，是指小肠将消化后的饮食物分为水谷精微和糟粕两部分。其中的水谷精微，由脾转输，运送至全身。糟粕则下输到大肠，形成粪便，排出体外。小肠在吸收水谷精微的同时还吸收了大量水液，故又称"小肠主液"。张介宾在《类经·藏象类》说："小肠居胃之下，受盛胃中水谷而分清浊，水液由此而渗入前，糟粕由此而归于后，脾气化而上升，小肠化而下降，故曰化物出焉。"

小肠的泌别清浊功能正常，则水谷精微、水液、糟粕各走其道，二便正常。若小肠泌别功能失常，清浊不分，水液与糟粕混杂而下，则会出现小便短少、便溏泄泻等症。临床上以"利小便即所以实大便"的方法治疗泄泻，就是小肠泌别清浊理论的具体应用。

四、大肠

大肠位于腹中，其上口在阑门处接小肠，其下端紧接肛门，包括结肠和直肠。大肠具有主传导糟粕和主津的生理功能，大肠与肺的经脉相互属络，构成表里关系。

（一）主传导糟粕

大肠主传导糟粕，是指大肠接受小肠下移的食物残渣，吸收其中多余的水液，形成粪便，经肛门排出体外的功能。大肠传导糟粕功能是胃降浊功能的延伸，同时与肺气的肃降、脾气的运化、肾气的蒸化和固摄作用有关。若大肠传导糟粕功能失常，就会出现排便异常，常见大便秘结或泄泻。若湿热蕴结于大肠，大肠气滞，则见腹痛、里急后重、下利脓血等症。

（二）主津

大肠主津，是指大肠在传导糟粕的同时吸收食物残渣中的水分。大肠吸收食物残渣中的多余水分，使其燥化，形成粪便排出体外。若大肠主津功能失常，水分不能吸收，则水谷杂下，出现肠鸣、腹痛、泄泻等症。若大肠实热，消烁水分，肠道失润，则会出现大便秘结之症。

五、膀胱

膀胱位于下腹部，居肾之下，大肠之前，上通于肾，下连尿道与外界相通。膀胱具有贮尿和排尿的生理功能。膀胱与肾的经脉相互属络，构成表里关系。

（一）贮存尿液

摄入人体的津液在肺、脾、肾等脏腑的共同作用下，布散全身，发挥其滋润营养的生理功能。其代谢后的浊液下归于肾，经肾的气化作用，升清降浊，清者上输于脾，重新参与津液代谢，浊者则气化成尿液，下输于膀胱而贮存。

（二）排泄尿液

尿液贮存于膀胱，通过膀胱的气化作用，从溺窍排出体外。《素问·灵兰秘典论》说："膀胱者，州都之官，津液藏焉，气化则能出矣。"

膀胱的贮尿和排尿功能全赖于肾的气化和固摄功能，所谓膀胱气化，实际上隶属于肾的气化功能。肾气充足，则膀胱开阖有度，贮尿排尿功能正常。若肾虚气化失司，则膀胱不利，可见小便不利，甚或癃闭。若肾气不固，则膀胱失约，可见小便频数、遗尿，甚或小便失禁等症。若湿热蕴结膀胱，可见尿频、尿急、小便赤涩疼痛等症。

六、三焦

三焦即上焦、中焦、下焦的合称，为六腑之一。三焦主要是以人体部位并结合脏腑的功能来划分的。膈以上为上焦，膈至脐为中焦，脐以下为下焦，在脏腑中，唯它最大，有"孤腑"之称。三焦具有通行元气和运行水液的生理功能。三焦与心包的经脉相互属络，构成表里关系。

（一）三焦的生理功能

1. 通行元气　元气根于肾，为人体生命活动的原动力。元气通过三焦输布到五脏六腑，充沛于全身，以激发、推动各个脏腑组织的功能活动。《难经·六十六难》说："三焦者，原气之别使也，主通行三气，经历五脏六腑。"三焦的通行元气，关系到整个人体的气化活动，故又有"主持诸气，总司人体的气机与气化"的说法。

2. 运行水液　三焦具有疏通水道、运行水液的功能，是水液运行的道路。《素问·灵兰秘典论》说："三焦者，决渎之官，水道出焉。"决，疏通之意；渎，指沟渠。决渎，即疏通水道。全身的水液代谢，是由肺、脾、肾和膀胱等脏腑的协同作用而完成的，但必须以三焦为通道，才能正常地升降出入。如果三焦的水道不利，则肺、脾、肾等输布调节水液的功能也将失常。因此，将水液代谢的协调平衡作用，称作"三焦气化"。

（二）三焦的生理特性

1. 上焦如雾　是指上焦心肺具有宣发卫气，布散水谷精微的功能。脾胃化生的水谷精微，通过心主血和肺宣发肃降布散至全身，犹如雾露弥漫之状，发挥其营养滋润作用，《灵枢·营卫生会》将其概括为"上焦如雾"。《灵枢·决气》说："上焦开发，宣五谷味，熏肤，充身，泽毛，若雾露之溉，是谓气。"临床治疗上焦病证，用药量宜轻，须质地轻清上浮，才能使药达病所，所以《温病条辨》提出"治上焦如羽，非轻不举"。

2. 中焦如沤　是指中焦脾胃、肝胆运化水谷精微，化生气血的功能。饮食物在胃的腐熟、脾的运化、肝胆分泌排泄胆汁以助消化的共同作用下，变为水谷精微，进一步化气生血。《灵枢·营卫生会》将其概括为"中焦如沤"。中焦脾升胃降，为气机升降的枢纽，治疗中焦病证须调理脾胃，恢复气机平衡，所以《温病条辨》提出"治中焦如衡，非平不安"。

3. 下焦如渎 是指下焦肾、膀胱、大肠、小肠等脏腑主分别清浊，排泄废物的功能。下焦将饮食物的残渣糟粕传送到大肠，变成粪便，从肛门排出体外，并将体内剩余的水液，通过肾和膀胱的气化作用变成尿液，从尿道排出体外。这种生理过程具有向下疏通、向外排泄之势，《灵枢·营卫生会》将其概括为"下焦如渎"。由于治疗下焦的药物必须沉重下行，所以《温病条辨》提出"治下焦如权，非重不沉"。

另外，三焦还被作为温病的辨证纲领，用以概括温病发生、发展过程中由浅及深的三个不同病理阶段。

第三节 奇恒之腑

奇恒之腑是脑、髓、骨、脉、胆、女子胞的总称。奇恒之腑为形态似腑，多中空的管腔或囊状器官；功能似脏，主藏精气而不泻。因其似脏非脏，似腑非腑，故称奇恒之腑。

奇恒之腑中除胆为六腑之一外，其余的都没有表里配属关系，也无五行配属，但有的与奇经八脉联系较多。胆、脉、骨、髓已在五脏六腑中述及，本节只介绍脑和女子胞。

一、脑

脑居颅内，由髓汇集而成，故名"髓海"。《灵枢·海论》说："脑为髓之海。"《素问·五脏生成》说："诸髓者，皆属于脑。"不但指出了脑由髓汇集而成，同时还说明了髓与脑的关系。

（一）生理功能

1. 主宰生命运动 脑为元神之府，是生命的枢机，主宰生命活动。元神源于先天，藏于脑中。《寿世传真》说："元神，乃本来灵神，非思虑之神。"《灵枢·经脉》说："人始生，先成精，精成而脑髓生。"《灵枢·本神》说："两精相搏谓之神。"元神由先天之精化生，受后天之精充养，藏于脑中，主宰着生命活动。得神则生，失神则亡。脑是一个重要器官，若受到损伤，可致死亡。《素问·刺禁论》说："刺头，中脑户，立死。"

2. 主精神活动 人的精神活动，包括思维意识和情志活动等，都是客观外界事物反映于脑的结果。思维意识是精神活动的高级形式，是在元神功能基础上，通过心"任物"作用，于后天获得的结果，属后天之神，又称"识神"。《医学衷中参西录·人身神明诠》说："脑中为元神，心中为识神。元神者，藏于脑，无思无虑，自然虚灵也。识神者，发于心，有思有虑，灵而不虚也。"情志活动是人对外界刺激的一种情绪反应，与人的情感、欲望等心身需求有关，属"欲神"范畴，亦为先天元神所调控。脑作为意识思维活动的枢纽，脑主精神意识的功能正常，则精神饱满、意识清楚、思维灵敏、记忆力强、语言清晰、情志正常，否则会出现意识思维及情志方面的异常。

3.主感觉运动　眼、耳、口、鼻、舌为五脏外窍，皆位于头面，与脑相通。人的视、听、言、动等，皆与脑有密切关系。《医林改错》说："两耳通脑，所听之声归脑；两目系如线长于脑，所见之物归脑；鼻通于脑，所闻香臭归于脑；小儿周岁脑渐生，舌能言一二字。"脑为元神之府，布散动、觉之气于筋而达百节，为周身连接之要领，而令之运动。脑统领肢体，与肢体运动紧密相关。脑髓充盈，主司感觉运动功能正常，则视物精明，听力正常，嗅觉灵敏，感觉无殊，运动如常，身体轻劲有力。如髓海不足，主司感觉运动功能失常，不论虚实，都会表现为听觉失聪，视物不明，嗅觉不灵，感觉障碍，运动不能，懈怠安卧等。

（二）与五脏的关系

藏象学说将脑的生理功能和病理变化统归于心而分属于五脏，认为心是君主之官、五脏六腑之大主，把人的精神意识和思维活动统归于心，称之曰"心藏神"。但是又把神分为神、魂、魄、意、志5种不同的表现，分别归属于五脏，所谓"五神脏"。神虽分属于五脏，但与心、肝、肾的关系更为密切，尤以肾为最。因为心主神志，虽然五脏皆藏神，但都是在心的统领下而发挥作用的。肝主疏泄，又主谋虑，调节精神情志。肾藏精，精生髓，髓聚于脑，故脑的生理与肾的关系尤为密切。肾精充盈，髓海得养，脑的发育健全，则精力充沛，耳聪目明，思维敏捷，动作灵巧。若肾精亏少，髓海失养，脑髓不足，可见头晕、健忘、耳鸣，甚则记忆减退、思维迟钝等。

二、女子胞

女子胞，又称胞宫、子宫、子脏、子处等，位于小腹部，膀胱之后，直肠之前，下口与阴道相连，是女性的内生殖器官，具有主持月经和孕育胎儿的生理功能。

（一）生理功能

1.主持月经　月经，又称月事、月信、月水。女子14岁时，肾中精气日渐充盛，冲任二脉气血旺盛，天癸至，女子便出现了按时发生月经的生理现象，并具备了生殖能力。当女性到49岁时，随着肾中精气的逐渐衰少，冲任二脉气血不足，天癸竭，就会出现绝经而失去生育能力。月经的产生，是脏腑气血作用于胞宫的结果。胞宫的功能正常与否直接影响月经的来潮，所以胞宫有主持月经的作用。

2.孕育胎儿　胞宫是女性孕产的器官。女子在发育成熟后，月经应时来潮，便有受孕生殖的能力。此时，两性交媾，两精相合，就构成了胎孕。受孕之后，月经停止来潮，脏腑经络气血皆下注于冲任，到达胞宫以养胎。

（二）与脏腑经脉的关系

1.肾与"天癸"的作用　"天癸"是肾中精气充盈到一定程度时所产生的物质，具有促进生殖器官发育成熟和维持生殖的功能。在"天癸"的激发下，女子生殖器官才能发育成熟，月经来潮，为孕育胎儿准备条件。进入老年，由于肾中精气的衰少，"天癸"亦随之衰少，甚至衰竭，则进入绝经期。肾中精气的盛衰，影响着"天癸"的至与竭，而"天癸"的至与竭则决定着的月经来潮与生殖功能的有无。

2. 冲、任二脉的作用　冲、任二脉，同起于胞中。"冲为血海"，与肾经并行，并与多气多血的阳明脉相通，调节着十二经脉的气血；"任主胞胎"，在小腹部与足三阴经相会，调节全身的阴经。十二经脉气血充盈，溢入冲、任二脉，并经冲、任二脉的调节，注入胞宫，成为发生月经和孕育胎儿的物质基础。冲、任二脉的盛衰，受着肾中精气和"天癸"的调节。幼年时期，肾中精气未盛，"天癸"未至，任脉未通，冲脉未盛，故无月经；人至老年，肾中精气衰少，"天癸"竭尽，冲、任二脉的气血衰少，则进入绝经期，出现月经紊乱，直至绝经。临床上冲、任二脉失调时，可出现月经周期紊乱，甚至不孕等。

3. 心、肝、脾三脏的作用　女子胞发生月经和孕育胎儿的功能是以血液为基础的，心主血、肝藏血、脾为气血生化之源而统血，对于全身血液的化生和运行均有调节作用。月经的来潮和周期，以及孕育胎儿，均离不开气血的充盈和血液的正常调节。因此，女子胞的功能活动与心、肝、脾三脏的生理功能密切相关。若肝的藏血、脾的统血功能减退，即可引起月经过多，经期延长，甚至崩漏。若脾的化生气血功能减弱，则月经的化源不足，可导致月经量少，甚至经闭。若因情志所伤，影响肝的疏泄功能，则可导致痛经、月经失调等症。

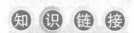

精　室

　　男子之胞名为精室，精室是男性生殖器官，亦属肾所主，与冲任相关。《中西汇通医经精义·下卷》说："女子之胞，男子为精室，乃血气交会，化精成胎之所，最为紧要。"精室包括解剖学所说的睾丸、附睾、精囊腺和前列腺等，具有化生和贮藏精子等功能，主司生育繁衍。精室的功能与肾之精气盛衰密切相关。

第四节　脏腑之间的关系

　　人体以五脏为中心，以精气血津液为物质基础，通过经络的联系作用构成一个有机的整体。脏腑之间存在着密切的关系，在生理上相互促进、相互制约，在病理上则相互影响。

一、脏与脏之间的关系

五脏之间的关系，前人多用五行生克乘侮理论来进行阐释和说明。实际上，五脏之间的关系不能囿于五行生克乘侮理论范围。一般来说，五脏之间的关系，主要反映了精气血津液的化生、运行输布和转化过程中脏与脏之间的联系。五脏之间既相互协同，又相互制约，从而维持机体的正常生理功能。

（一）心与肺

心肺同居上焦，心主血，肺主气，心与肺的关系主要体现在气与血的关系方面。

肺主气、司呼吸、朝百脉，能够促进和辅助心推动血液循行，是保障心血正常运行的重要条件。心主血，推动血液运行，促进着肺主气的功能。气依附于血中而运行全身，只有血液运行正常，方能维持肺呼吸功能的正常。宗气具有贯心脉行气血和走息道司呼吸的生理功能，是联系心搏动和肺呼吸两者之间的中心环节。若心气不足，血行不畅，导致肺失宣降，可见胸闷、咳喘等症；若肺气不足，血行无力，导致心血瘀阻，可见心悸、胸痛等症。

（二）心与脾

心主行血，脾主统血，心为火脏而生血，脾主运化为气血生化之源。心与脾的关系主要体现在血液生成和血液运行两个方面。

1. **血液生成**　脾为气血生化之源，水谷精微由脾转输心肺，在心阳的作用下化赤为血。脾气健运，血液化生充足，则心有所主。心主血脉，心生血以养脾，可以促进脾的运化功能。另外，心火能够温运脾土，对脾化生气血有着重要作用。若脾虚失运，则生血不足，心失所养。若思虑过度，不仅损伤脾气，又暗耗心血，导致心脾两虚证。心血不足，则见眩晕、心悸、失眠多梦、健忘等症；脾气亏虚，则见食少体倦、面色无华、腹胀便溏等症。

2. **血液运行**　心主血脉，推动血液运行；脾主统血，固摄血液，防止血液逸出脉外。两脏一行一摄，相互协调，共同调节着血液运行。若心气不足，行血无力，或脾气虚弱，统摄无权，均可导致血运失常，出现血瘀或出血之证。

（三）心与肝

心主血脉，肝主藏血；心藏神，肝主疏泄而调畅情志。心肝两脏的关系主要体现在血液运行和精神情志两个方面。

1. **血液运行**　心主血脉，推动血液运行；肝主藏血，调节血量。血液充盈，则心有所主，肝有所藏。若肝不藏血，则心无所主；若心血不足，则肝血亏虚，最终导致"心肝血虚"，出现头晕目眩、心悸失眠、肢体麻木、爪甲不荣等症。

2. **精神情志**　心藏神，主精神活动；肝主疏泄，调畅情志。心血充足，心神清明，有助于肝主疏泄；肝气条达，肝血充盈，有利于心主神志。心肝两脏相互依存，相互为用，维持着正常的精神情志活动。病理上，心肝两脏相互影响，心火可引动肝火，肝火也常引动心火，最终导致"心肝火旺"，出现急躁易怒、心烦失眠，甚则狂乱等症。

（四）心与肾

心居上焦，为阳脏，主藏神，在五行属火；肾居下焦，为阴脏，在五行属水。心与肾的关系主要体现在水火既济和精神互用两个方面。

1. **水火既济**　心位于上，上者主降，心火下降，以资肾阳，温煦肾水，使肾水不寒；肾居于下，下者主升，肾水上济，以滋心阴，制约心阳，使心火不亢。心肾之间阴阳水火在生理上的升降协调关系，称为"水火既济"，也称"心肾相交"。若心火亢于上不能下降于肾；或肾水亏虚于下不能上济于心，心肾的阴阳水火升降互济失常，称为"心肾不交"，又称"水火失济"。表现为心悸心烦、失眠多梦、腰膝酸软，或见男子梦遗、女子梦交等症。若肾阳虚衰，不能温化水液，阳虚水泛，上凌于心，可累及心阳，见心悸怔忡、腰膝酸冷、肢体浮肿、小便不利等心肾阳虚的症状，称之为"水气凌心"。

2. **精神互用**　心藏神，肾藏精。精能化气生神，为气、神之源；神能控精驭气，为精、气之主。故积精可以全神，神全可以驭精。若心血不足，肾精亏虚，神失所养，可见头晕耳鸣、失眠健忘等症。

（五）肺与脾

肺主一身之气，主行水；脾为气血化生之源，主运化水液。肺与脾的关系主要体现在气的生成和津液代谢两个方面。

1. **气的生成**　肺司呼吸，吸入自然界的清气；脾主运化，化生水谷精微之气。清气和水谷精气在胸中相合生成宗气，是组成气的主要物质基础。脾化生的精微之气，必须依靠肺的宣降，才能布散到全身；肺依靠脾胃化生的水谷精微之气资助，方能得以宣降。故有"脾为生气之源，肺为主气之枢"之说。肺气虚弱和脾气不足常相互影响导致脾肺两虚，可见咳喘无力、食少纳呆、腹胀便溏等症。

2. **津液代谢**　肺宣发肃降主行水，脾主运化水液。肺脾两脏协调配合，相互为用，维持着津液正常的生成、输布和排泄。若脾失健运，水液停滞，影响肺气宣降，则可见喘咳痰多等症。若肺失宣降，水道不畅，水湿困脾，可见食少倦怠、腹胀便溏，甚则水肿等症。故有"脾为生痰之源，肺为贮痰之器"之说。

（六）肺与肝

肺气主降，肝气主升，肺与肝的关系主要体现在调节气机升降方面。

肺居膈上，其气肃降；肝居膈下，其气升发。肝从左而升，肺从右而降，二者相互协调，是全身气机调畅的一个重要环节。若肝气郁结，气郁化火，循经上行，灼肺伤津，出现胁痛、易怒、咳逆、咯血等症，即"肝火犯肺"，也称"木火刑金"。若肺失清肃，燥热内盛，亦可影响肝，致肝失条达，疏泄不利，在咳嗽的同时，出现胸胁引痛、头晕头痛、面红目赤等症。

（七）肺与肾

肺主呼吸，肾主纳气；肺主行水，肾主水。肺与肾的关系主要体现在呼吸运动、津液代谢和阴液互资三个方面。

1. 呼吸运动　肺主气而司呼吸，肾藏精而主纳气。肾的精气充盛，封藏功能正常，吸入之气方能经肺之肃降而下纳于肾，故有"肺为气之主，肾为气之根"之说。若肾精不足，摄纳无权，气浮于上，或肺气久虚，久病及肾，均可导致肺肾气虚，肾不纳气，出现呼吸表浅、呼多吸少、动则气喘等症。

2. 津液代谢　肺主行水，为水之上源，肺气肃降，使津液下行至肾。肾主水，肾阳蒸腾，升清降浊，清者上达于肺，浊者下输膀胱。肺肾两脏相互协调，维持着津液的代谢。若肺失宣降或肾阳不足，气化失司，致津液代谢障碍，可见咳嗽气喘、尿少水肿等症。

3. 阴液互资　肾阴为一身阴液之根本，肺阴赖肾阴滋养而充盛；金能生水，肺阴充足，下输于肾，可滋养肾阴。若肺阴不足，日久及肾；或肾阴亏虚，不能上滋于肺，可见干咳少痰、声音嘶哑、潮热盗汗、腰酸耳鸣等肺肾阴虚之症。

（八）肝与脾

肝主疏泄，藏血；脾主运化，生血统血。肝脾两脏的关系主要体现在饮食物的消化、血液的生成、贮藏和运行方面。

1. 饮食物消化　脾主运化，运化水谷；肝主疏泄，促进脾胃运化。肝的疏泄功能和脾的运化功能之间的相互促进，相互影响，共同调节着消化功能。脾的运化，有赖于肝的疏泄，肝的疏泄功能正常，则脾的运化功能健旺。而肝的疏泄，也有赖于脾的运化，运化功能正常，气血旺盛，则肝的疏泄功能正常。若肝失疏泄，就会影响脾的运化功能，从而引起"肝脾不和"的病理表现，出现精神抑郁、胸胁胀满、腹胀腹痛、泄泻便溏等。而脾失健运，也会影响肝的疏泄，引起疏泄失常，出现"土壅侮木"的病理变化。

2. 血液生成、贮藏和运行　脾主统血，为气血生化之源；肝主藏血，贮藏血液和调节血量。脾运健旺，生血有源，且血不逸出脉外，则肝有所藏。肝血充足，疏泄正常，则促进脾的功能。若脾虚气血生化无源，或脾不统血，失血过多，均可导致肝血不足。

（九）肝与肾

肝主藏血，肾主藏精；肝主疏泄，肾主封藏。肝肾两脏的关系主要体现在精血同源、藏泄互用和阴阳互资三个方面。

1. 精血同源　肝主藏血，肾主藏精，肝血与肾精均来源于脾胃运化的水谷精微，且能相互资生转化，故称"精血同源"，也称"肝肾同源"。脏腑配合天干，肝属乙木，肾属癸水，所以又称"乙癸同源"。肝血充足可以滋养肾精，肾精盈满可以化血以养肝。若肝血不足或肾精亏虚，导致精血两亏，则出现头昏目眩、耳鸣耳聋、腰膝酸软等症。

2. **藏泄互用**　肝主疏泄与肾主封藏之间存在着相互制约、相互为用的关系。肝气疏泄可促使肾气开阖有度，肾气闭藏可防肝气疏泄太过，从而调节女子月经来潮、排卵、以及男子的排精。若二者关系失调，则可导致女子月经周期的失常，出现经量过多或闭经；男子则出现阳痿、遗精、滑泄或阳强不泄等症。

3. **阴阳互资**　肾阴是一身阴液的根本，肾阴能涵养肝阴，肝阴充足可以充养肾阴。肝肾之阴充盈，可以制约肝阳，防止其亢逆；肾阳资助肝阳，共同温煦肝脉，可防肝脉寒滞。肝肾阴阳之间互制互用，维持着肝肾之间的阴阳平衡。若肾阴不足，不能滋养肝阴，阴不制阳而导致肝阳上亢，出现眩晕、头痛、急躁易怒等症，称为"水不涵木"。若肾阳虚累及肝阳，导致肝脉寒滞，可见少腹冷痛、阳痿精冷、宫寒不孕等症。

（十）脾与肾

脾为后天之本，肾为先天之本。脾主运化水液，肾主水。脾肾两脏的关系主要体现在先后天相互资生和水液代谢两个方面。

1. **先后天相互资生**　脾主运化，化生水谷精微，维持着后天的生命活动，为后天之本；肾主藏精，藏有先天之精，主管生长和生殖，为先天之本。"先天生后天，后天养先天"，脾之健运，化生精微，须借助于肾阳的温煦，有"脾阳根于肾阳"之说。肾中精气亦有赖于水谷精微的培育和充养，才能不断充盈和成熟。因此，脾与肾在生理上则表现为后天与先天相互资助、相互促进的互用关系。病理上，脾肾病变亦常相互影响。肾阳不足，不能温煦脾阳，或脾阳久虚，进而损及肾阳，最终均可导致腹部冷痛、下利清谷、五更泄泻等脾肾阳虚证候的发生。

2. **水液代谢**　脾主运化，运化水液，在水液的转输布散过程中发挥着重要作用；肾为水脏，主管水液，肾气的蒸腾气化作用贯穿于水液代谢的全过程。在水液代谢方面，脾肾两脏相互配合，共同维持着水液代谢的正常。病理上，脾肾功能失调，则可导致水液代谢的失常，引起水肿、小便不利等症。

二、腑与腑之间的关系

六腑的功能，主要是消化和传导饮食物，以"传化物"为生理特点。六腑之间的生理联系主要体现在饮食物的消化、吸收、输布和排泄过程中的相互联系和密切配合方面。

饮食入胃，经胃的腐熟和初步消化，下传小肠。小肠受盛化物，对食物进一步消化，泌别清浊，水谷精微经脾的转输布散周身；其浊者，水液经三焦渗入膀胱，在肾的气化作用下排泄尿液；食物残渣下输大肠，吸收其中的残余水分，形成大便排出体外。在饮食物的消化吸收过程中，不仅需要胆汁以助消化，而且还以三焦为水谷运行的通道，推动和支持着传化功能的正常进行。

在饮食物的消化吸收和排泄过程中，六腑之间在结构上互相连属，不可分割；在功能上互相配合，相辅相成。六腑传化水谷，需要不断地受纳、消化、传导和排泄，虚实更替，宜通而不宜滞，故有"六腑以通为用"和"腑病以通为补"的说法。六腑之间在病理上也常相互影响。如胃中实热，灼伤津液，可导致大肠津液不足，引起大便秘结不通；大肠腑气不通，也可影响胃，导致胃气上逆，出现恶心、呕吐等症。

三、脏与腑之间的关系

脏与腑之间的关系是阴阳表里相合关系。脏为阴，腑为阳，阳主表，阴主里，一脏一腑，一阴一阳，一表一里，相互配合，并通过经脉相互属络，构成脏腑之间的表里联系。

一脏一腑的表里配合关系，其依据主要有：一是经脉属络，即属脏的经脉络于所合之腑，属腑的经脉络于所合之脏。二是结构相连，如胆附肝叶之间，脾与胃以膜相连，肾与膀胱之间有"系"（输尿管）相通。三是气化相通，脏行气于腑，脏腑之间通过经络和营卫气血的正常运行而保持生理活动的协调。六腑传化水谷的功能，需要五脏之气的配合才能完成。如胃的纳谷需脾气的运化，膀胱的排尿赖肾的气化作用等。腑输精于脏，五脏主藏精气，有赖六腑的消化、吸收、输送水谷精微，需六腑传化物的功能活动相配合。四是病理相关，如肺热壅盛，肺失肃降，可致大肠传导失职而大便秘结。反之，大肠热结，腑气不通，亦可影响肺气宣降，导致胸闷、喘促等症。脏与腑之间的互相联系和影响，称之为脏腑相合。

脏腑表里关系，不仅说明它们在生理上的相互联系，而且也决定了它们在病理上的相互影响，脏病及腑，腑病及脏，脏腑同病。因而在治疗上也相应地有脏病治腑、腑病治脏、脏腑同治等方法。

（一）心与小肠

心与小肠通过经脉的相互属络构成了表里关系。心阳的温煦，心血的濡养，有助于促进小肠的化物功能。小肠化物，泌别清浊，清者上输心肺，化赤为血以养心。若心火亢盛，可循经下移于小肠，引起尿少、尿赤、尿痛等症。若小肠有热，亦可循经上炎于心，导致心火亢盛，出现心烦、舌赤、口舌生疮等症。

（二）肺与大肠

肺与大肠通过经脉的相互属络构成了表里关系。肺气的肃降，有助于大肠的传导，利于糟粕的排泄。大肠传导功能正常，糟粕下行，有助于肺气的肃降。若大肠实热，腑气不通，影响肺气的肃降，出现胸满、喘咳等症。若肺失清肃，津液不能下达，导致大肠传导失常，出现肠燥便秘。若肺气虚弱，气虚推动无力，可见大便艰涩而不行，称之为气虚便秘。若气虚不能固摄，清浊混杂而下，可见大便溏泻。

（三）脾与胃

脾与胃通过经脉的相互属络构成了表里关系。脾主运化，胃主腐熟，共同完成饮食物的消化和吸收，维持着后天的生命活动，为"后天之本"。脾胃关系主要体现在纳运协调、升降相因和燥湿相济三个方面。

1. 纳运协调　胃主受纳腐熟水谷，是脾主运化的前提。脾主运化水谷精微，有利于胃的受纳腐熟。胃和则脾健，脾健则胃和，受纳和运化相辅相成，共同完成饮食的消化吸收及其精微的输布。若胃主受纳的功能减退，则可影响脾主运化功能；脾主运化的功能失常，也会影响胃主受纳的功能，形成"脾胃不和"之证，出现不思饮食、恶心呕吐、脘腹胀满等症。

2. 升降相因　脾主升清，脾气以升为顺；胃主降浊，胃气以降为和。脾胃升降，相反相成，为气机升降之枢纽。脾气升，则水谷之精微得以输布；胃气降，则水谷及糟粕才得以下行。若脾气不升，则胃气不降；若胃气不降，则脾气不升，导致脾胃气机升降失常，出现恶心呕吐、呃逆嗳气、腹胀便溏，甚或内脏下垂等症。

3. 燥湿相济　脾喜燥恶湿，胃喜润恶燥。脾易生湿，得胃阳以治之；胃易生燥，得脾阴以治之。脾胃燥湿相济，阴阳相合，是纳运和升降协调的必要条件。若脾为湿困，运化失职，清气不升，可影响胃的受纳与和降。胃阴不足，亦可影响脾的运化功能，出现纳呆食少、脘腹胀满、大便秘结等症。

（四）肝与胆

肝和胆通过经脉的相互属络构成了表里关系。肝主疏泄，分泌胆汁，贮藏于胆，同时调畅胆腑气机，促进胆囊排泄胆汁。胆主疏泄，胆汁排泄通畅，有利于肝的疏泄功能。肝胆相互为用，胆汁分泌排泄正常，共同促进饮食物的消化。若肝的疏泄功能失常，就会影响胆汁的分泌与排泄；而胆汁排泄不畅，亦会影响肝的疏泄，出现胁肋胀痛、恶心呕吐、口苦纳呆、黄疸等症。

此外，肝为将军之官而主谋虑，胆为中正之官而主决断，谋虑后则必须决断，而决断又来自谋虑，故二者在精神情志方面是密切联系的。肝胆密切配合，则人的思维活动正常，遇事处理果断。

（五）肾与膀胱

肾与膀胱通过经脉的相互属络构成了表里关系。肾与膀胱相互协作，共同完成尿液的生成、贮存与排泄。膀胱的贮尿和排尿功能，依赖于肾的固摄与气化。肾中精气充足，固摄和气化功能正常，则膀胱开阖有度。若肾气不足，气化失常，或固摄无权，膀胱之开阖失常，可出现小便不利，或遗尿、尿频、小便失禁等症。若膀胱湿热可影响肾，出现尿频、尿急、尿痛、腰痛等病症。

复习思考

A1 型题

1. "藏象"一词，始见于（　　）

    A.《素问》   B.《灵枢》   C.《类经》

    D.《难经》   E.《伤寒杂病论》

2. 人体是一个有机的整体，其生理病理的中心是（　　）

    A. 精   B. 气血   C. 经络

    D. 五脏   E. 六腑

3. 具有"藏而不泻"特点的是（　　）

    A. 五脏   B. 六腑   C. 奇恒之腑

    D. 五体   E. 五液

4. 下列哪项是心的生理功能（　　）

    A. 主藏血   B. 主藏神   C. 主运化

    D. 主统血   E. 主疏泄

5. 心主藏神最重要的物质基础是（　　）

    A. 津液   B. 精液   C. 血液

    D. 宗气   E. 营气

6. 与心相表里的是（　　）

    A. 大肠   B. 小肠   C. 心包

    D. 三焦   E. 胃

7. 被称为"君主之官"的脏是（　　）

    A. 肝   B. 心   C. 脾

    D. 肺   E. 肾

8. 心为"五脏六腑之大主"的理论依据是（　　）

    A. 心主血   B. 心主神志   C. 心主思维

    D. 心总统魂魄   E. 心总统意志

9. "血府"是指（　　）

    A. 脉   B. 爪   C. 肉

    D. 皮   E. 骨

10. 心对血液的主要作用是（　　）

    A. 生血   B. 统血   C. 行血

    D. 防止出血   E. 调节血量

11. 肺主气的功能取决于（　　　）

    A. 司呼吸   B. 宗气的生成   C. 全身气机的调节

    D. 朝百脉   E. 主治节

12. 肺主通调水道的功能主要依赖于（　　　）

    A. 肺主一身之气   B. 肺司呼吸   C. 肺输精于皮毛

    D. 肺朝百脉   E. 肺主宣发和肃降

13. 有"华盖"之称的是（　　　）

    A. 肾   B. 心   C. 肝

    D. 脾   E. 肺

14. 皮肤感邪，常内传于（　　　）

    A. 心   B. 肺   C. 肝

    D. 脾   E. 肾

15. "肺朝百脉"是指（　　　）

    A. 肺助心行血   B. 其功能与心主血脉一样

    C. 肺主管气的生成   D. 肺主调节全身气机

    E. 肺主治节

16. 肺在体合（　　　）

    A. 皮   B. 毛   C. 鼻

    D. 涕   E. 汗

17. "相傅之官"指（　　　）

    A. 心   B. 肺   C. 肝

    D. 脾   E. 肾

18. "水之上源"是指（　　　）

    A. 心   B. 肺   C. 肝

    D. 脾   E. 肾

19. 肺为"娇脏"的主要依据是（　　　）

    A. 肺主一身之气   B. 肺外合皮毛

    C. 肺朝百脉   D. 肺为水之上源

    E. 肺气通于天，不耐寒热

20. "脾主升清"的确切内涵是（　　　）

    A. 脾的阳气主升   B. 脾以升为健

    C. 脾气散精，上归于肺   D. 与胃的降浊相对

    E. 输布津液，防止水湿内生

21. 下列哪项不是脾的生理功能（　　）

A. 受纳和腐熟水谷　　　　　　　　B. 水谷精微的转输

C. 运化水液　　　　　　　　　　　D. 维持脏腑位置的恒定

E. 统摄血液

22. 脾统血的机制是（　　）

A. 脾阳的温煦作用　　　　　　　　B. 脾气的固摄作用

C. 脾的升清作用　　　　　　　　　D. 脾气的升举作用

E. 脾气的气化作用

23. "后天之本"是指（　　）

A. 心　　　　　　B. 肺　　　　　　C. 肝

D. 脾　　　　　　E. 肾

24. 脾为"气血生化之源"的生理基础是（　　）

A. 脾化生水谷精微　　B. 脾主升清　　　　C. 脾主统血

D. 脾为后天之本　　　E. 人以水谷为本

25. 肝藏血的生理功能是指肝可（　　）

A. 贮藏血液　　　　　　　　　　　B. 调节血量

C. 统摄血液　　　　　　　　　　　D. 贮藏血液和调节血量

E. 化生血液和统摄血液

26. 肝主疏泄的基本生理功能是（　　）

A. 调畅情志活动　　　　　　　　　B. 调畅全身气机

C. 促进脾胃运化　　　　　　　　　D. 促进血行和津液代谢

E. 调节月经和精液的排泄

27. 有"刚脏"之称的脏是（　　）

A. 心　　　　　　B. 肺　　　　　　C. 肝

D. 脾　　　　　　E. 肾

28. 肝主疏泄和藏血的关系，常表述为（　　）

A. 肝体阴而用阳　　B. 肝为刚脏　　　　C. 肝体常不足

D. 肝用常有余　　　E. 肝为将军之官

29. 情志抑郁与下列哪项关系密切（　　）

A. 心神失常　　　　B. 肺气虚弱　　　　C. 肝失疏泄

D. 肾精不足　　　　E. 脾失健运

30. 有主水和纳气功能的脏是（　　）

A. 肝　　　　　　B. 心　　　　　　C. 脾

D. 肺　　　　　　　　E. 肾

31. 被称为"先天之本"的脏是（　　　）

A. 肝　　　　　　　B. 心　　　　　　　C. 脾

D. 肺　　　　　　　E. 肾

32. 肾中精气的主要生理功能是（　　　）

A. 促进机体的生长发育　　　　　　　B. 促进生殖功能的成熟

C. 主生长发育和生殖　　　　　　　　D. 化生血液的物质基础

E. 人体生命活动的根本

33. 天癸的产生主要取决于（　　　）

A. 肾中精气的充盈　　　　　　　　　B. 脾气的健运

C. 肾阳的蒸化　　　　　　　　　　　D. 肝血的充足

E. 肾阴的滋养

34. 肾主纳气的主要生理作用是（　　　）

A. 使肺之呼吸保持一定的深度　　　　B. 有助于元气的固摄

C. 有助于精液的固摄　　　　　　　　D. 有助于元气的生成

E. 有助于肺气的宣发

35. 肾脏所藏之精是（　　　）

A. 先天之精　　　　　B. 后天之精　　　　　C. 先后天之精

D. 脏腑之精　　　　　E. 生殖之精

36. 判断机体生长发育状况和衰老程度的客观标志是（　　　）

A. 齿、骨、发　　　　B. 筋、骨、脉　　　　C. 皮肤、肌肉

D. 面、舌　　　　　　E. 呼吸、心率

37. "命门之火"是指（　　　）

A. 肝阳　　　　　　　B. 心阳　　　　　　　C. 脾阳

D. 肺阳　　　　　　　E. 肾阳

38. "命门之水"是指（　　　）

A. 肝阴　　　　　　　B. 心阴　　　　　　　C. 脾阴

D. 肺阴　　　　　　　E. 肾阴

39. "骨之余"是指（　　　）

A. 髓　　　　　　　　B. 爪　　　　　　　　C. 筋

D. 发　　　　　　　　E. 齿

40. "血之余"是指（　　　）

A. 髓　　　　　　　　B. 爪　　　　　　　　C. 筋

D. 发　　　　　　　　E. 齿

41. 下列关于五脏所藏的叙述，错误的是（　　　　）

A. 心藏神　　　　　　B. 肝藏魂　　　　　　C. 肺藏魄

D. 脾藏意　　　　　　E. 肾藏智

42. 下列关于五脏外合五体的叙述，错误的是（　　　　）

A. 心合脉　　　　　　B. 肝合爪　　　　　　C. 脾合肉

D. 肺合皮　　　　　　E. 肾合骨

43. 具有"泻而不藏"特点的是（　　　　）

A. 五脏　　　　　　　B. 六腑　　　　　　　C. 奇恒之腑

D. 五体　　　　　　　E. 五液

44. 既是六腑，又属于奇恒之腑的内脏是（　　　　）

A. 胆　　　　　　　　B. 胃　　　　　　　　C. 膀胱

D. 三焦　　　　　　　E. 大肠

45. 胃的生理特性是（　　　　）

A. 喜燥恶湿主升　　　B. 喜燥恶湿主降　　　C. 喜润恶燥主升

D. 喜润恶燥主降　　　E. 以上都不是

46. "水谷气血之海"是指（　　　　）

A. 冲脉　　　　　　　B. 小肠　　　　　　　C. 大肠

D. 胃　　　　　　　　E. 膀胱

47. "利小便即所以实大便"治法的依据是（　　　　）

A. 脾主运化水液　　　B. 小肠泌别清浊　　　C. 肺主通调水道

D. 膀胱贮尿排尿　　　E. 肾主司二便

48. "髓海"指的是（　　　　）

A. 骨　　　　　　　　B. 髓　　　　　　　　C. 脑

D. 肾　　　　　　　　E. 胃

49. 膀胱的贮尿排尿功能有赖于（　　　　）

A. 膀胱的气化　　　　B. 膀胱的固摄　　　　C. 肾的气化固摄

D. 三焦的气化　　　　E. 肺气的肃降

50. "决渎之官"是指（　　　　）

A. 胆　　　　　　　　B. 胃　　　　　　　　C. 膀胱

D. 三焦　　　　　　　E. 大肠

51. "金水相生"说明哪两脏的关系（　　　　）

A. 心与肾　　　　　　B. 肝与肾　　　　　　C. 脾与肾

D. 肺与肾　　　　　　E. 肝与肺

52. "水火既济"说明哪两脏的关系（　　）

    A. 心与肺　　　　　　B. 脾与肾　　　　　　C. 心与肾

    D. 肺与肾　　　　　　E. 肝与脾

53. 连结心肺两脏的主要环节是（　　）

    A. 肺气　　　　　　　B. 元气　　　　　　　C. 心气

    D. 营卫之气　　　　　E. 宗气

54. 统藏失司导致出血，反映哪两脏的病变（　　）

    A. 脾与肺　　　　　　B. 心与肝　　　　　　C. 脾与肾

    D. 脾与肝　　　　　　E. 心与脾

B1 型题

    A. 口　　　　　　　　B. 舌　　　　　　　　C. 鼻

    D. 耳　　　　　　　　E. 目

55. 心之外候是（　　）

56. 心寄窍于（　　）

    A. 筋　　　　　　　　B. 脉　　　　　　　　C. 肉

    D. 皮　　　　　　　　E. 骨

57. 肺在体合（　　）

58. 脾在体合（　　）

    A. 喜　　　　　　　　B. 怒　　　　　　　　C. 悲

    D. 思　　　　　　　　E. 恐

59. 肺在志为（　　）

60. 脾在志为（　　）

    A. 精明之府　　　　　B. 元神之府　　　　　C. 髓之府

    D. 肾之府　　　　　　E. 血之府

61. 头为（　　）

62. 腰为（　　）

    A. 髓之府　　　　　　B. 精明之府　　　　　C. 玄府

    D. 孤府　　　　　　　E. 净府

63. 汗孔为（　　）

64. 骨为（　　）

A. 心   B. 肺   C. 脾

D. 肝   E. 肾

65. 在呼吸运动中，"气之主"是（   ）

66. 在呼吸运动中，"气之根"是（   ）

A. 爪   B. 口   C. 唇

D. 毛   E. 发

67. 脾其华在（   ）

68. 肾其华在（   ）

A. 心   B. 肺   C. 脾

D. 肝   E. 肾

69. "生痰之源"是（   ）

70. "贮痰之器"是（   ）

A. 汗   B. 尿   C. 津

D. 液   E. 泪

71. 大肠主（   ）

72. 小肠主（   ）

A. 胆   B. 小肠   C. 膀胱

D. 三焦   E. 大肠

73. "受盛之官"是指（   ）

74. "传道之官"是指（   ）

A. 心与肺   B. 心与肝   C. 肺与肾

D. 肝与肺   E. 脾与肺

75. 与水液代谢和呼吸运动关系密切的是（   ）

76. 与气的生成和津液代谢关系密切的是（   ）

A. 眩晕   B. 吐血   C. 胃下垂

D. 咳喘   E. 腰痛

77. 脾不升清可见（   ）

78. 脾不升举可见（   ）

A. 尿　　　　　　　B. 唾　　　　　　　C. 汗

D. 涎　　　　　　　E. 泪

79. 脾在液为（　　　）

80. 肾在液为（　　　）

扫一扫，知答案

扫一扫，看课件

第 三 章

精、气、血、津液

【学习目标】
1. 掌握精、气、血、津液的概念、生成、分类、运行和生理功能。
2. 熟悉精、气、血、津液之间的关系。

　　精、气、血、津液，是构成人体和维持人体生命活动的基本物质，是脏腑、经络、形体、官窍进行生理活动的物质基础。而它们的生成与代谢，又依赖于脏腑、经络等组织器官的正常生理活动。因此，精、气、血、津液无论是在生理方面还是在病理方面，都与脏腑、经络等组织器官有着十分密切的联系。

　　精气血津液学说是研究人体精、气、血、津液的生成、运行及其生理功能的学说，是中医学理论体系的重要组成部分。它从整体角度来研究构成人体和维持人体生命活动的基本物质，着重揭示人体脏腑、经络等组织器官的生理活动和病理变化的物质基础。

第一节　精

一、精的基本概念

　　中医学精的含义，有广义、狭义之分。广义之精，是指构成人体和维持人体生命活动的一切精微物质，包括气、血、津液等。狭义之精，是指肾中所藏的生殖之精。

　　人体之精，依其生成来源、分布部位及其功能特点的不同，又有先天之精、后天之精、脏腑之精和生殖之精等不同名称。先天之精，来源于父母，是构成胚胎的原始物质，是生命产生的本原。故《素问·金匮真言论》说："夫精者，身之本也。"后天之精，来源于饮食水谷，由脾胃所化生，是维持人体生命活动的重要物质。先后天之精相融合，分藏于各脏腑，便称为脏腑之精。生殖之精，由先天之精在后天水谷之精的资助下化生，主要藏于肾中，与人的生殖功能密切相关。

精贮藏于脏腑之中，或流动于脏腑之间，是人体生命的本原，是构成人体和维持人体生命活动的最基本物质。

二、精的生成

人体之精根源于先天而充养于后天。《景岳全书·脾胃》说："人之始生，本乎精血之原；人之既生，由乎水谷之养。非精血，无以立形体之基；非水谷，无以成形体之壮。"从精的来源而言，精则有先天与后天之分。

（一）先天之精

先天之精禀受于父母，为构成人体胚胎的原始物质。父母生殖之精结合，形成胚胎之时，便转化为胚胎自身之精。故《灵枢·经脉》说："人始生，先成精。"《灵枢·决气》说："两神相搏，合而成形，常先身生，是谓精。"胚胎形成之后，在女子胞中，直至胎儿发育成熟，全赖气血育养。胞中气血为母体摄取的水谷之精而化生，因此，先天之精，实际上包括原始生命物质，以及从母体所获得的各种营养物质。先天之精主要秘藏于肾。

（二）后天之精

后天之精来源于水谷，又称"水谷之精"，主要通过脾胃运化的水谷精微产生，是人体出生后赖以维持生命活动的基本物质。人体生命的维持，不仅以肾中先天之精为基础，还需要不断得到来自饮食水谷之精气的充养，才能源源不断地输布到五脏六腑、形体官窍，以维持其正常的生理功能活动。

先天之精和后天之精，相互促进，相互为用。人体以先天之精为本，且后天之精不断地充养先天之精。先天之精只有得到后天之精的补充滋养，才能充分发挥其生理功能；后天之精也只有得到先天之精的活力资助，才能源源不断地化生。故有"先天生后天，后天养先天"之说。

三、精的贮藏与施泄

（一）精的贮藏

人体之精分别贮藏于各脏腑组织器官之中。先天之精为生命的本原，在胎儿时期就贮藏于脏腑之中，主要贮藏于肾。后天之精来源于脾胃化生的水谷精微，经由脾气的转输作用源源不断地输送到各个脏腑组织，化为脏腑之精，在维持脏腑生理活动需要的同时，将其剩余部分则输送于肾中，以充养肾中的先天之精。因此，五脏皆寓藏先天之精和后天之精。

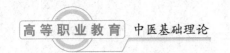

（二）精的施泄

一般来说，精的施泄形式有两种：一是分藏于全身各个脏腑之中，濡养脏腑，并化气以推动和调控各脏腑的功能。二是化为生殖之精而有度地排泄以繁衍生命。

四、精的生理功能

精是构成人体和维持人体生命活动的精微物质，具有繁衍生殖、促进生长发育、生髓化血、濡养脏腑、化气化神等生理功能。

（一）繁衍生殖

由先天之精和后天之精合化的生殖之精，秘藏于肾而不妄泄，具有生殖和繁衍后代的作用。肾精充盈，肾气充盛，而天癸至，使人具有生殖能力；男女媾精，阴阳和调，胎孕方成，故能有子而繁衍后代。可见，精是繁衍后代的物质基础，肾精气充足，则生殖能力旺盛；肾精气不足，就会导致生殖能力减弱。故临床上治疗不育不孕等生殖功能低下的疾病往往采用填补肾精的措施。

（二）促进生长发育

人之生始于精，由精而成形，精是胚胎形成和发育的物质基础。人出生之后，依赖精的充养，才能维持正常的生长发育。随着精气在体内的盛衰变化，人则从幼年经过青年、壮年而步入老年，呈现出生、长、壮、老、已的生命运动规律。可见，精气的盛衰是机体生长发育的根本。因此，临床上治疗小儿五迟、五软等生长发育迟缓和成人早衰等病症常用补益肾精的方法。

（三）生髓化血

肾是藏精的主要脏器。肾精生髓，髓充养于脑，故肾精充盛，则脑髓充足而肢体行动灵活，耳聪目明。精盈髓充则脑自健，脑健则能生智慧，强意志，轻身延年。故临床防治老年性痴呆多从补肾益髓入手。

精生髓，髓化血，肾精充盈，则肝有所养，血有所充。精足则血旺，精亏则血虚。故临床上治疗血虚证常用具有补益精髓作用的血肉有情之品。

（四）濡养脏腑

人体脏腑组织器官需要精的濡养。先天之精与后天之精充足，则输布到脏腑之精充盈，全身脏腑组织器官得到精的滋润和濡养，各种生理功能得以正常发挥。若先天禀赋不足，或后天失养，以致肾精亏虚，脏腑之精衰弱，则脏腑组织器官失于精的濡养，从而导致功能失常。如肾精不足，则见生长发育迟缓；脾精不足，则见营养不良，气血虚少。

（五）化气化神

精可化气。先天之精化生元气，脏腑之精化生脏腑之气。精足则气充，脏腑生理功能正常，抗病力强。若精亏气虚，脏腑功能低下，则抗病力弱，易受外邪入侵。

精可化神。精是神的物质基础，神是人体生命活动的外在表现。精足则神旺，精亏则神衰。

第二节 气

一、气的基本概念

气是人体内活力很强、运行不息的极细微物质，是构成人体和维持人体生命活动的基本物质。

中医学气概念的形成，受到古代哲学范畴中气学说的影响，但中医学的气理论有其固有的研究对象和范围，与古代哲学之气有着严格的区别。

二、气的生成

人体之气是由禀受于父母的先天精气、饮食物中的水谷精气和存在于自然界的清气有机结合，在肺司呼吸、脾胃运化和肾蒸腾气化的综合作用下而生成的。

（一）气的来源

构成人体和维持人体生命活动的气，其主要来源有二：

1. 先天之气　先天精气先身而生，来源于父母生殖之精，是构成生命和形体的物质基础。先天之精化为先天之气，成为人体之气的根本，是人体生命活动的原动力。《灵枢·刺节真邪》称为"真气"，说："真气者，所受于天，与谷气并而充身者也。"

2. 后天之气　后天之气包括水谷之气和存在于自然界的清气。因为这类气是人出生后，从后天获得的，故称后天之气。

水谷之气，又称"谷气""水谷精微"，是饮食物中的营养物质，是人赖以生存的基本要素。人摄取饮食物之后，经过胃的腐熟、脾的运化，将饮食物中的营养成分化生为能被人体利用的水谷精微，输布于全身，滋养脏腑，化生气血，成为人体生命活动的主要物质基础。《灵枢·营卫生会》说："人受气于谷，谷气入于胃，以传于肺，五脏六腑皆以受气。"

自然界的清气，依赖肺的呼吸功能而进入人体，并同体内之气在肺内不断地交换，吐故纳新，参与人体气的生成。《素问·阴阳应象大论》说："天气通于肺。"

（二）生成过程

气是由先天之气、水谷之气和自然界的清气结合而成。其生成有赖于全身各脏腑组织的综合作用，其中与肾、脾胃和肺等脏腑的关系尤为密切。

1. 肾为生气之根　肾藏先天之精，并受后天之精的充养，先天之精是肾精的主体成分，先天之精所化生的先天之气（即元气），是人体之气的根本，因而肾藏精的生理功能对于气的生成至关重要。肾封藏肾精，不使其无故流失，精保存体内，则可化为气，精充则气足。若肾失封藏，精耗则气衰。

2. **脾胃为生气之源** 脾司运化，胃主受纳，脾主升清，胃主降浊，二者升降相因，纳运协调，共同完成对饮食水谷的消化和水谷精微的吸收。脾之转输和散精作用，将水谷精气上输于肺，再由肺通过经脉而布散全身，成为人体之气的主要来源，所以称"脾胃为生气之源"。若脾胃的受纳腐熟及运化转输的功能失常，则不能消化吸收饮食水谷之精微，水谷之气的来源匮乏，将影响一身之气的生成。所以《灵枢·五味》说："故谷不入，半日则气衰，一日则气少矣。"

3. **肺为气之主** 肺主气，主司宗气的生成，在气的生成过程中占重要地位。一方面，肺主呼吸，是体内外之气交换的场所，通过肺的呼吸吸入自然界的清气、呼出体内的浊气，实现体内外气的交换。肺通过不断地吸清呼浊，保证了自然界的清气源源不断地进入体内，参与了人体新陈代谢的正常进行。另一方面，肺将吸入的自然界的清气与脾胃所运化的水谷精气结合起来生成宗气。宗气积蓄于胸中的上气海（膻中），上走息道以行呼吸，下贯心脉而行气血，通达内外，周流一身，以维持脏腑组织的正常生理功能，从而又促进了全身之气的生成。故《类经·藏象类》说："诸气皆生于肺。"

总之，气的生成，一靠肾中精气、水谷精气和自然界清气供应充足；二靠肾、脾胃、肺等脏腑功能的正常。然脾胃上助肺气，下充肾精，对气的生成尤为重要。因此，在调治气虚证时，不论气虚发于哪个脏腑，调补脾胃都是必不可少的治疗方法。

三、气的运动与气化

气具有运动的特性，它通过运行不息，激发和调控机体的新陈代谢，推动人体的生命进程。气的运动止息，机体新陈代谢的气化过程也就停止，标志着人体生命过程的终结。

（一）气的运动

1. **气机的概念** 气的运动称为气机。气是不断运动着的活力很强的极细微物质，它流行于全身各脏腑、经络等组织器官，无处不至，时刻推动和激发着人体的各种生理活动。

2. **气运动的基本形式** 气的运动主要有升、降、出、入4种基本形式。所谓升，是指气自下而上运行；降，是指气自上而下运行；出，是指气由内向外运行；入，是指气自外向内运行。如呼吸，呼出浊气是升是出，是肺气宣发运动的体现；吸入清气是降是入，是肺气肃降运动的体现。

气运动的升与降、出与入是对立统一的矛盾运动，广泛存在于机体内部。虽然从某个脏腑的局部生理特点来看有所侧重，如肝、脾主升，肺、胃主降等，但是从整个机体的生理活动来看，升与降、出与入之间又是协调平衡的。气机升降出入的协调平衡是保证生命活动正常进行的一个重要环节。一方面，气在运动过程中必须保持畅通无阻的状态；另一方面，气的升降出入运动之间要保持平衡协调。具备这两点，气的运动才是正常的，这种正常状态称之为"气机调畅"。

气的运动是人体生命活动的根本，气的运动一旦停息，也就意味着生命活动的终止。故《素问·六微旨大论》说："出入废则神机化灭，升降息则气立孤危。故非出入，则无以生长壮老已；非升降，则无以生长化收藏。是以升降出入，无器不有。"

3.**脏腑之气的运动规律** 人体的脏腑、经络、形体、官窍，都是气升降出入的场所。气的升降出入运动，也只有在脏腑、经络、形体、官窍的生理活动中，才能得到具体体现。

脏腑之气的运动规律有其独特之处，体现了脏腑生理活动的特性，也表现了脏腑之气运动的不同趋势。以五脏而分述之：心肺位置在上，在上者宜降；肝肾位置在下，在下者宜升；脾胃位置居中，通连上下，为升降转输的枢纽。以六腑而总论之：六腑传化物而不藏，以通为用，以降为顺。其在饮食水谷的消化吸收过程中，也有着吸取水谷精微和津液参与全身代谢的作用，总体是降，降中寓升。以脏腑之间关系而言：肺主出气，肾主纳气；肝主升发，肺主肃降；脾主升清，胃主降浊；心火下潜，肾水上济等。以上内容充分说明了脏与脏、脏与腑之间处于升降的统一体中。然而，以某一脏腑而言，其本身也是升与降的统一体。例如肺之宣发肃降、小肠的分清别浊等。

总之，脏腑的气机升降运动，在生理状态下，体现了升已而降、降已而升，升中有降、降中有升的特点和对立统一、协调平衡的规律。

4.**气运动失常的表现形式** 气的升降出入运动失常称为"气机失调"。由于气的运动形式是多种多样的，所以"气机失调"的表现形式也很复杂。例如气的运行不畅或阻滞不通，称作"气滞"；气的上升太过，或下降不及，或当降而反升，称作"气逆"；气的上升不及，或当升而反降，或下降太过，称作"气陷"；气外出太过而不能内守，称作"气脱"；气不能外达而郁结闭塞于内，称作"气闭"。

（二）气化

1.**气化的概念** 气化是指通过气的运动而产生的各种变化。具体来说，气化是指由气的运动而引起的精、气、血、津液等物质与能量的新陈代谢过程，是生命基本的特征之一。

2.**气化的形式** 气化的形式多种多样。《素问·阴阳应象大论》所说的"味归形，形归气，气归精，精归化，精食气，形食味，化生精，气生形……精化为气"就是对气化过程的简要概括。如饮食物转化为水谷精气，进而化生成精、气、血、津液；津液经过代谢转化为汗液和尿液；饮食物经过消化和吸收，其残渣转化为糟粕等，都是气化的具体表现。在气化活动过程中，既有有形物质向无形之气的转化，如食物经脾胃腐熟运化之后化为营气；又有无形之气向有形物质的转化，如营气在心肺的作用下化为血液。所以说，体内物质的新陈代谢过程、物质转化及能量转化的过程，都是气化的基本形式。气化过程的有序进行，是脏腑生理功能相互协调的结果。脏腑功能失常，气化失司，则会影响精、气、血、津液的新陈代谢及其相互转化，导致各种精微物质的生成不足及代谢异常的病变。

（三）气机和气化的关系

气机和气化都反映了气有运动的本能，而不同的是：气机反映的是气的运动形式——升降出入；气化反映的是气在运动过程中所产生的各种变化——物质和能量转化。一方面，气的运动是产生气化过程的根本，只有在气的升降出入运动正常的情况下，气化才能正常进行；另一方面，气化过程中寓有气的升降出入运动，气的各种运动形式正是从气化过程中得以体现。若气的升降出入运动失常，必然会影响气化，导致物质之间不能正常转换；若气化失常，也必然会影响气的升降出入运动，导致气机失调。因此，气机与气化之间存在着密切的关系。气的运动及其所维持的气化过程永恒存在，分之为二，合之为一，不可间断，存在于生命过程的始终。气的升降出入运动维系了体内新陈代谢的协调稳定和生命过程的有序发展，气的运动及其气化过程的停止，则意味着生命活动的终结。

四、气的生理功能

气对于人体具有十分重要的作用，它既是构成人体的基本物质之一，又是推动和调控脏腑功能活动的动力，从而起到维系生命进程的作用。气的生理功能主要有以下几个方面。

（一）推动作用

气的推动作用，是指气具有激发和推动作用。具体体现在：①激发和促进人体的生长发育和生殖功能。②激发推动各脏腑经络等组织器官的生理功能。③推动血液的生成、运行。④推动津液的生成、输布和排泄。如元气能促进人体的生长发育，激发和推动各脏腑的生理活动；气行则血行，气行则水行，所以人体血液的循行和水液的代谢皆依赖气的推动。当气的推动作用减弱时，可影响人体的生长、发育，表现出发育不良，或早衰，或生殖功能障碍等病症；也可导致脏腑、经络等组织器官的生理活动减弱，出现血液和津液的生成不足，血液运行迟缓，水液输布、排泄障碍等病理变化。气滞则血滞，气滞则水亦滞。

（二）温煦作用

气的温煦作用，是指气通过气化产生热量，温煦人体的作用。《难经·二十二难》说："气主煦之。"气的这一作用，对人体有着重要的生理意义：①人体体温的相对恒定，需要气的温煦作用来维持。②各脏腑、经络等组织器官的生理活动，需要在气的温煦作用下进行。③血和津液等液态物质，需要在气的温煦作用下才能正常循行。温煦人体的气乃人体之阳气，阳气气化而生热。正如《医碥·气》说："阳气者，温暖之气也。"如果气的温煦作用失常，不仅可出现畏寒喜热、四肢不温、体温低下、血和津液运行迟缓等寒象；还可因某些原因，引起气聚而不散，气郁而化热，出现恶热喜冷、发热等热象。故《素问·刺志论》说："气实者，热也；气虚者，寒也。"因此临床上有"气有余便是火""气不足便是寒"的说法。

（三）防御作用

气的防御作用，是指气具有护卫机体、抗御邪气的作用。气的防御作用体现在三个方面：①护卫肌表，抵御外邪。②正邪相争，祛邪外出。③自我修复，恢复健康。如《素问·刺法论》所说："正气存内，邪不可干。"所以，气的防御功能正常时，邪气不易侵入；或虽有邪气侵入，也不易发病；或即使发病，也易于治愈。气的防御功能减弱时，机体抵御邪气的能力下降，导致机体易患疾病，或患病后难以治愈。如《素问·评热病论》说："邪之所凑，其气必虚。"所以，气的防御功能与疾病的发生、发展、转归有着密切的关系。

（四）固摄作用

气的固摄作用，是指气对体内血、津液、精等液态物质的固护、统摄和控制作用，从而防止其无故流失，保证其在体内发挥正常的生理功能。具体来说，气的固摄作用表现为：①固摄血液，防止血液逸出脉外，保证血液在脉中的正常循行。②固摄汗液、尿液、唾液、胃液、肠液等，调控其分泌量、排泄量，防止其过多排出及无故流失。③固摄精液，防止其妄泄。若气的固摄作用减弱，可导致体内液态物质的大量丢失。例如气不摄血，可以引起各种出血；气不摄津，可以引起自汗、多尿、小便失禁、流涎、泛吐清水、泄泻滑脱等；气不固精，可以引起遗精、滑精、早泄等；气虚而冲任不固，可引起小产、滑胎等。

气的固摄作用和推动作用是相反相成的两个方面。一方面，气推动着血液的运行和津液的输布、排泄；另一方面，气又固摄着体内液态物质，防止其无故流失。两者相互协调，控制和调节着体内液态物质的正常运行、分布和排泄。由此可见，气的固摄和推动作用是维持人体血液正常循行和津液正常代谢的保证。

（五）营养作用

气的营养作用，是指气具有为脏腑组织提供营养的作用。具有营养作用的气，主要是指由脾胃运化的水谷精气而化生的营气和卫气。营气来自水谷精气中的精专部分，是血液的组成成分，随血脉流注全身，营养五脏六腑、四肢百骸。卫气，是水谷精气中的慓悍之气。卫气可温养脏腑、肌肉、皮毛、腠理。

综上所述，气的五大功能虽不尽相同，但密不可分，在生命活动中相互促进、协调配合，共同维系着人的生命活动。

五、气的分类

人体之气，从整体而言，是由肾中精气、脾胃化生的水谷精气和肺吸入的自然界清气，在肺、脾胃、肾等脏腑的综合作用下生成的，并充沛于全身而无处不到。根据气的组成成分、分布部位和功能特点的不同，把气分为元气、宗气、营气、卫气四种。

（一）元气

1. **基本含义**　元气，又名原气、真气，是人体中最基本、最重要的气，是人体生命活动的原动力。

2. **生成与分布**　元气主要由肾所藏的精气所化生，通过三焦而流行全身。

（1）生成　元气根于肾，主要由肾精所化。肾中所藏的先天之精，经肾的化生和水谷精微的滋养而生成元气。元气的生成以先天之精为基础，又赖后天水谷精微的培育。也就是说，元气来源于先天，滋养于后天。因此，元气的盛衰，除与先天禀赋有关外，也与脾胃功能强弱有关。若因先天之精不足而导致元气虚弱者，可以通过后天的培育补充而使元气充实。正如《景岳全书·论脾胃》说："故人之自生至老，凡先天之有不足者，但得后天培养之力，则补天之功，亦可居其强半，此脾胃之气所关于人生者不小。"

（2）分布　元气发于肾，通过三焦循行全身，内而五脏六腑，外达肌肤腠理，无处不到。《难经·六十六难》说："三焦者，原气之别使也，主通行三气，经历于五脏六腑。"

3. **主要功能**　元气的生理功能主要有推动人体的生长发育和生殖功能，推动和激发脏腑、经络等组织器官的生理活动两个方面。

（1）推动人体的生长发育和生殖功能　机体生、长、壮、老、已的自然规律，与元气的盛衰密切相关。人从幼年开始，肾精渐充，元气渐盛，形成齿更发长等生理现象。至青壮年，肾精进一步充盛，乃至达到极点，元气充沛，机体随之发育至壮盛期，则真牙生，体壮实，筋骨强健，并有生育能力。至老年，肾精衰退，元气不足，形体逐渐衰老，全身筋骨运动不灵活，齿摇发脱，呈现出衰老之象，生殖功能消失。由此可见，元气决定着机体的生长发育和生殖，为人体生长发育之根。如果肾精亏少，元气不足，则会影响人体的生长发育，导致生长发育和生殖功能的障碍，表现出发育迟缓、筋骨痿软，或未老先衰、齿摇发落等病理变化。

（2）推动和激发脏腑、经络等组织器官的生理活动　元气藏于肾中，内寓元阴、元阳，是生命活动的原动力。五脏之阴气非此不能滋，五脏之阳气非此不能发。元气充足，则脏腑、经络功能正常，人体强健而少病。元气生成不足或耗损太过，导致元气虚衰，则脏腑、经络功能减退，抵抗力下降，容易产生各种病变。

（二）宗气

1.**基本含义** 宗气，又名大气，是积于胸中之气，由肺吸入的自然界清气与脾胃化生的水谷精气结合而成。宗气在胸中积聚之处，称为"上气海"，又名"膻中"。

2.**生成与分布** 宗气的生成与肺脾二脏有关，积聚胸中，上出息道，下贯心脉。

（1）生成 宗气主要由水谷精微和自然界的清气所组成。饮食物经过脾胃的受纳、腐熟，化生为水谷精气，水谷精气赖脾的升清而转输于肺，与肺从自然界吸入的清气相互结合而生成宗气。肺和脾胃在宗气的形成过程中起着重要的作用。因此，肺的呼吸功能和脾胃之运化功能正常与否，直接影响着宗气的盛衰。

（2）分布 宗气积聚于胸中，贯注于心肺，通过心肺的作用布散周身。其向上出于肺，循喉咙而走息道；向下注于丹田（下气海），经气街注入足阳明胃经而下行于足。

3.**主要功能** 宗气有助肺司呼吸及助心行血的功能。

（1）走息道而司呼吸 宗气上走息道，推动肺的呼吸，即"助肺司呼吸"。所以，凡言语、声音、呼吸的强弱，均与宗气的盛衰有关。宗气充盛则呼吸徐缓而均匀、语言清晰、声音洪亮，反之，则呼吸短促微弱、语言不清、发声低微。临床上对语声低微、呼吸微弱之候，称为肺气不足或宗气不足。

（2）贯心脉而行气血 宗气贯注入心脉之中，帮助心脏推动血液循行，即"助心行血"。所以气血的运行与宗气盛衰有关。由于宗气有推动心脏的搏动、调节心率和心律等功能，故《素问·平人气象论》说："胃之大络，名曰虚里，贯膈络肺，出于左乳下，其动应衣，脉宗气也。"虚里穴在左乳下，相当于心尖搏动的部位，可以依据虚里的搏动状况和脉象来测知宗气的盛衰。宗气不足，不能助心行血，就会引起血行瘀滞。

综上所述，宗气对呼吸运动和血液循环具有推动作用，故《灵枢·邪客》说："宗气积于胸中，出于喉咙，以贯心脉而行呼吸焉。"

另外，宗气作为后天生成之气，对先天元气具有重要的资助作用。借三焦为通道，元气自下而上运行，散布于胸中，以助后天之宗气；宗气自上而下分布，蓄积于脐下丹田，以资先天元气。先天与后天之气相合，则成一身之气。由于禀受于父母的先天之精的量是有限的，其化生的元气也有一定的量，因而一身之气的盛衰，主要取决于宗气的生成，而宗气的生成，又取决于脾、肺两脏的功能是否正常及饮食营养是否充足。因此，一身之气的不足，即所谓气虚，在先天主要责之于肾，在后天主要责之于脾肺。

（三）营气

1.**基本含义** 营气，是行于脉中而具有营养作用的气。营气精纯柔和，富于营养，在脉中营运不休，故称为营气。由于营气行于脉中，是血液的重要组成部分，营气与血关系密切，可分不可离，故常将"营血"并称。营气与卫气相对而言，营在脉中，卫在脉外，在外者属于阳，在内者属于阴，故将营气又称"营阴"。

2. 生成与分布　营气乃水谷精气所化生，运行于脉内。

（1）生成　营气来源于脾胃运化的水谷精气。水谷之精化为水谷之气，其中精华部分化生为营气，并进入脉中运行全身。《素问·痹论》说："荣者，水谷之精气也，和调于五脏，洒陈于六腑，乃能入于脉也，故循脉上下，贯五脏络六腑也。"

（2）分布　营气行于脉中，通过十二经脉和任督二脉而循行于全身，贯五脏而络六腑。

3. 主要功能　营气的主要生理功能包括化生血液和营养全身两个方面。

（1）化生血液　营气注入脉中，化为血液。故《灵枢·邪客》说："营气者，泌其津液，注之于脉，化以为血。"

（2）营养全身　营气循经脉流注全身，为脏腑、经络等生理活动提供物质基础。故《灵枢·营卫生会》说："此所受气者，泌糟粕，蒸津液，化其精微，上注于肺脉，乃化而为血，以奉生身，莫贵于此，故独得行于经隧，命曰营气。"

总之，营气是由脾胃中水谷之气所化生，分布于血脉之中，成为血液的组成部分，而营运周身，发挥其营养作用。营气化生血液和营养全身的生理作用是互相关联的，若营气亏少，则会引起血液亏虚，以及全身脏腑组织得不到足够营养而出现生理功能减退的病理变化。

（四）卫气

1. 基本含义　卫气，是行于脉外而具有保卫作用的气。卫气慓疾滑利，活动力强，流动迅速，与行于脉内的营气相对而言，属于阳，故又称"卫阳"。故《素问·痹论》说："卫者，水谷之悍气也。"

2. 生成与分布　卫气由水谷精微化生，运行于脉外。

（1）生成　卫气同营气一样，也是由水谷精微所化生。水谷之精化为水谷之气，其中慓疾滑利部分化生为卫气。所以《灵枢·营卫生会》说："谷入于胃，以传于肺，五脏六腑，皆以受气。其清者为营，浊者为卫。"

（2）分布　卫气运行于脉外，因其有"慓疾滑利"的特性，故不受脉道的约束，外而皮肤肌腠，内而胸腹脏腑，布散全身。《素问·痹论》说："卫者，水谷之悍气也……不能入于脉也，故循皮肤之中，分肉之间，熏于肓膜，散于胸腹。"

3. 主要功能　卫气主要具有温养全身、防御外邪、调控腠理的生理作用。

（1）温养全身　卫气充沛于全身，内至脏腑，外达肌肤，对脏腑、肌肉、皮毛发挥温养作用。卫气充足，温养机体，则维持人体体温的相对恒定。故《读医随笔·气血精神论》说："卫气者，热气也。凡肌肉之所以能温，水谷之所以能化者，卫气之功用也。"

（2）防御外邪　肌肤腠理是机体抗御外邪的首要屏障。卫气温养肌肤腠理，使皮肤柔润，肌肉壮实，腠理致密，构成一道抵抗外邪入侵的防线，使外邪不能侵入机体。所以

《医旨绪余·宗气营气卫气》说："卫气者，为言护卫周身……不使外邪侵犯也。"

（3）调控腠理　卫气司汗孔之开阖，调节汗液的排泄。腠理开阖有度，则汗液排泄正常，机体体温维持相对恒定，从而保证了机体内外环境的协调平衡。故《景岳全书·汗证》说："汗发于阴而出于阳，此其根本则由阴中之营气，而其启闭则由阳中之卫气。"若卫气虚弱，则调控腠理开阖失职，可见无汗、多汗或自汗等病理现象。

此外，卫气循行与人的睡眠也有密切关系。当卫气行于体内时，人便入寐；当卫气自睛明出于体表时，人便醒寤。若卫气循行异常，则可表现为寤寐异常。卫气行于阳分时间长则少寐，行于阴分时间长则多寐。

卫气的温养、调节、防御功能之间是相互联系和协调一致的。在抵御外邪入侵方面：除卫气的防御作用外，司腠理的开阖也很重要。若腠理疏松，汗液自出，则外邪易入；腠理致密，则邪难入侵。所以，多汗与易与外感同时出现。在调节体温方面：卫气的温养作用必须与卫气司腠理之开阖相互协调，只有温养的升温与出汗的降温之间不断地协调，人体的体温才得以保持正常。若温养太过而汗出不及，则身热无汗；如若汗出太过，温养不及，则肤冷多汗。故《灵枢·本脏》说："卫气者，所以温分肉，充皮肤，肥腠理，司开阖者也。"

营气与卫气，既有联系，又有区别。营气和卫气都来源于水谷精微，均由脾胃所化生。营气行于脉中，卫气行于脉外；营主内守而属阴，卫主卫外而属阳；营气具有精纯柔和的特性，而卫气具有慓疾滑利之性；营气能化生血液、营养全身，卫气可温养脏腑、护卫肌表、调控腠理。营卫二者的运行必须协调，不失其常，才能维持正常的腠理开阖、体温的恒定、"昼精而夜寐"及正常的防御外邪的能力。如果营卫之间的协调失常，则称之为"营卫不和"，而表现出恶寒发热、无汗或汗多、"昼不精夜不瞑"，以及抗病能力低下而易于感冒等一系列病理变化。（表3-1）

表3-1　营气与卫气比较表

相同点		不同点			
		性质	分布	功能	属性
营气	源于水谷化于脾胃	精纯柔和	行于脉内	化生血液，营养全身	属阴
卫气		慓疾滑利	行于脉外	温养脏腑，防御外邪，调控腠理	属阳

人体的气，除上述之气外，还有"脏腑之气""经络之气"等。脏腑之气和经络之气是全身之气的一个部分，一身之气分布到某一脏腑或某一经络，即成为某一脏腑或某一经络之气。由于所在脏腑和经络的不同，故脏腑之气和经络之气的构成成分和功能发挥也就各具其相对特异性。气是构成各脏腑、经络的基本物质，又是推动和维持各脏腑、经络进

行生理活动的物质基础。

在中医学中，气的名称还有很多。如机体的抗病能力，称之为"正气"；致病的物质，称之为"邪气"；风寒暑湿燥火六种正常气候，称之为"六气"；中药的寒热温凉四种性质和作用，称之为"四气"等。由此可见，"气"在中医学里是一字多义，或作"性质"，或作"功能"，或作"气候"等，这些气和本章所论述的构成人体最基本物质的"气"是有区别的。

第三节　血

一、血的基本概念

血即血液，是循行于脉中而富有营养作用的红色液态物质，是构成人体和维持人体生命活动的基本物质之一。《素问·调经论》说："人之所有者，血与气耳。"《医宗必读》说："气血者，人之所赖以生者也。"

脉是血液运行的管道，血液在脉中循行于全身，故又将脉称为"血府"。脉起着约束血液运行的作用，血液循脉运行周身，内至脏腑，外达肢节，周而复始。如因某种原因，血液在脉中运行迟缓涩滞，运行不畅则形成瘀血。若因外伤等原因，血液不在脉中运行而逸出脉外，则形成出血，称为"离经之血"。离经之血若不能及时排出或消散，则变为瘀血。离经之血及瘀血均失去了血液的正常生理功能。

血循脉流于全身，发挥营养和滋润作用，为脏腑、经络、形体、官窍的生理活动提供营养物质，是人体生命活动的根本保障。人体任何部位缺少血液的供养，都会影响其正常生理活动，造成生理功能紊乱，以及组织结构的损伤，严重者还会危及生命。

二、血的生成

（一）血液生成的物质基础

血，主要是由营气和津液组成。营气和津液，均来源于脾胃对饮食物的运化而生成的水谷精微。水谷精微是生成血液的最基本物质。《灵枢·决气》说："中焦受气取汁，变化而赤，是谓血。"《妇人良方》说："血者水谷之气也……故虽心主血，肝藏血，亦皆统摄于脾，补脾和胃，血自生矣。"

由于脾胃化生的水谷精微是血液生成的最基本物质，所以有脾胃为"气血生化之源"的说法。饮食营养的均衡，脾胃运化功能的强弱，直接影响着血液的化生。因此，长期饮食营养摄入不足，或脾胃运化功能的长期失调，均可导致血液生成不足而形成血虚的病理变化。

肾精也是化生血液的基本物质。《诸病源候论》说："肾藏精，精者，血之所成也。"由于精与血之间存在着相互资生和转化的关系，因此，肾精充足，可化为肝血后充实血液。肾对血液的生成有调解作用，肾精是通过肝的作用而生成血液的。正如《张氏医通·诸血门》说："精不泄，归精于肝而化清血。"故临床上有"补肾精以生血"之说。

综上所述，血液是以水谷之精化生的营气、津液及肾精为其化生之源。

（二）血液生成的相关脏腑

血液的生成是在脾胃、心、肺、肾等多个脏腑的共同作用下得以完成的。其中，以脾胃的运化功能尤为重要。

1.**脾胃** 脾胃为后天之本，气血生化之源。脾胃运化的水谷精微是化生血液的最基本物质。若中焦脾胃虚弱，不能化生水谷精微，化源不足，往往导致血虚。故临床上治疗血虚，首先要调理脾胃，助其运化功能。

2.**心** 心在生化血液的过程中，主要起着两方面的作用：一是心主血脉，行血以输送营养物质，使全身各脏腑获得充足的营养，维持其正常的功能活动，从而促进血液的生成。二是水谷精微通过脾的转输升清作用，上输于心肺，与肺吸入的清气相结合，复注于心脉赤化而变成新鲜血液。正如《侣山堂类辨·辨血》说："血乃中焦之汁……奉心化赤而为血。"说明心脏的生理功能参与了血液的生成，故《素问·阴阳应象大论》说："心生血。"

3.**肺** 肺主一身之气，气又能生血，气旺则生血功能亦强，以致血液旺盛；气虚则生血功能弱，常致血液衰少。另外，脾胃消化吸收的水谷精微，化生为营养物质，通过经脉而汇聚于肺，赖肺的呼吸，在肺内进行气体交换之后方化而为血。《灵枢·营卫生会》说："此所受气者，泌糟粕，蒸津液，化其精微，上注于肺脉，乃化而为血。"由此可见，肺脏在化生血液中起着重要作用。由于肺朝百脉，化生血液流向全身，故中医学认为手太阴肺经的起点始于中焦，为寸口诊脉法的原理奠定了基础。

4.**肾** 肾在血的生成中主要有两个方面的作用：一是肾中精气化生元气，促进脾胃化生水谷精微，进而奉心化赤为血。二是肾藏精，精血同源，精血互化。即血可养精，精可化血。若肾精不足，或肾不藏精，则往往导致血液生成亏少。因此，临床治疗血虚病证，还可采用补肾益精方法，以增强肾精及肾气的作用，促进脾胃的功能，以及精血之间的互生互化。

三、血的循行

血液运行于脉道之中，循环不已，流布全身，才能保证其营养全身生理功能的发挥。血液的正常运行受多种因素的影响，同时也是多个脏腑功能共同作用的结果。

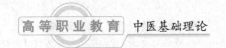

（一）血液循行的方式

脉管是一个相对密闭的管道系统，血液循环于脉中，流布于全身，环周不休，运行不息。《灵枢·营卫生会》说："阴阳相贯，如环无端。"

（二）血液循行的基本条件

血液的正常运行，必须具备三个条件：一是血液要充盈；二是脉管系统的完整和通畅；三是全身脏腑的生理功能正常，尤以心、肺、肝、脾四脏的功能尤为重要。

1. 心主血脉　心为血液循行的动力，脉是血液循行的通道，血在心气的推动下循行于脉管中。心脏、脉管和血液构成了一个相对独立的系统。全身的血液，依赖心气的推动，通过经脉而输送到全身，发挥其濡养作用。心气充沛与否，心脏的搏动是否正常，在血液循环中起着十分关键的作用。

2. 肺朝百脉　心气的推动是血液运行的基本动力，而血非气不运，血的运行，依赖气的推动，随着气的升降而运行至全身。肺主一身之气而司呼吸，调节着全身的气机，辅助心脏推动和调节血液的运行。尤其是宗气贯心脉而行气血的功能，更突出了肺气在血行中的推动和促进作用。

3. 脾主统血　脾为气血生化之源，脾气健运，则气血旺盛，全身血液全赖于脾气统摄，气的固摄作用正常，血液循行于脉中而不逸出脉外。

4. 肝藏血、主疏泄　肝具有贮藏血液和调节血量的功能，能使脉管中的循环血量维持在一个恒定水平上，并能防止出血。肝主疏泄，调畅气机，维持着血液的正常运行。

可见，血液正常循行需要两种力量，即推动力和固摄力。推动力是血液循行的动力，具体地体现在心肺及肝的疏泄功能方面。固摄力是保障血液不外溢的因素，具体体现在脾统血和肝藏血的功能方面。所以，推动力和固摄力之间的协调平衡，维持着血液的正常循行。若推动力量不足，则可导致血液流速缓慢，出现滞涩、血瘀等病理改变；若固摄力量不足，则可导致血液外逸，出现出血病证。

综上所述，血液循行是在心、肺、肝、脾等脏腑相互配合下进行的，因此，其中任何一个脏腑的生理功能失调，都会引起血的循行的失常。例如心气不足，血运无力，可以形成血瘀；肺气不足，宣降失司，可以导致血瘀；脾气虚弱，统摄无权，可以产生多种出血病证；肝失疏泄，肝气上逆，可以导致出血，而肝气郁结又可以导致瘀血等。故《温病条辨·治血论》说："故善治血者，不求之有形之血，而求之无形之气。"

四、血的生理功能

血具有濡养滋润全身的作用，同时也是机体神志活动的主要物质基础。

（一）濡养滋润全身

血液由水谷精微所化生，含有人体所需的丰富的营养物质。血沿脉管循行于全身，内至五脏六腑，外达皮肉筋骨，为全身各脏腑组织器官的功能活动提供营养。故《难经·二十二难》说："血主濡之。"全身内脏、五官九窍、四肢百骸等各部分，无一不是在血的濡养作用下发挥其生理功能的。例如鼻能嗅、眼能视、耳能听、喉能发音、手能摄物等都是在血的作用下完成的。正如《素问·五脏生成》说："肝受血而能视，足受血而能步，掌受血而能握，指受血而能摄。"

血的濡养作用还可以从面色、肌肉、皮肤、毛发、感觉和运动等方面反映出来。若血液充足，脏腑组织得养，则表现为面色红润、肌肉丰满壮实、肌肤和毛发光滑润泽、感觉灵敏、运动自如等。若血液亏虚，脏腑组织失养，血液濡养作用减弱时，则可导致机体脏腑功能低下，表现出面色不华或萎黄，肌肉瘦削，肌肤干燥，毛发不荣，肢体或肢端麻木、运动不灵活等临床表现。

（二）神志活动的主要物质基础

血富于营养，能充养脏腑，是机体神志活动的主要物质基础。人的神志活动必须依赖血液的濡养，才能产生正常的精神情志活动。正如《素问·八正神明论》说："血气者，人之神，不可不谨养。"《灵枢·平人绝谷》说："血脉和利，精神乃居。"在人体血气充盛、血脉调和的前提下，精力充沛、神志清晰、感觉灵敏、思维敏捷。反之，在诸多因素影响下，以致血液亏耗，或血行异常，而表现出不同程度的精神疲惫、健忘、失眠、多梦、烦躁、惊悸，甚至神志恍惚、谵妄、昏迷等异常的精神情志活动。

第四节 津 液

一、津液的基本概念

津液是人体一切正常水液的总称，包括各脏腑组织器官的内在体液及其正常的分泌物，如胃液、肠液和涕、泪等。津液是构成人体和维持人体生命活动的基本物质之一。

津液是津和液的总称，二者本属一体，同源于饮食水谷，均赖脾胃运化而生成，但两者在性状、分布和功能上又有所不同。一般而言，质地清稀，流动性较大，布散于皮肤、肌肉、孔窍，并能渗入血脉之内，起滋润作用的，称为"津"；质地稠厚，流动性较小，灌注于脏腑、骨节、脑、髓等，起濡养作用的，称为"液"。正如《类经·藏象类》说："津液本为同类，然亦有阴阳之分。盖津者，液之清者也；液者，津之浊者也。津为汗而走腠理，故为阳；液注骨而补脑髓，故属阴。"（表3-2）

津与液之间，在运行代谢过程中可以相互补充，相互转化，在病变过程中可以相互影响。在临床辨别"伤津"与"脱液"的病理变化时，必须加以区别。

表3-2 津与液比较表

	津	液
性状	清稀、流动性大	稠厚、流动性小
分布	皮肤、肌肉、孔窍，渗入血脉	脏腑、骨节、脑、髓
作用	滋润	濡养
属性	阳	阴

二、津液的代谢

津液在体内的代谢，是一个包括生成、输布和排泄等一系列生理活动的复杂过程，是多个脏腑相互协调配合的结果。《素问·经脉别论》说："饮入于胃，游溢精气，上输于脾，脾气散精，上归于肺，通调水道，下输膀胱，水精四布，五经并行。"这是对津液代谢过程的简要概括。

（一）津液的生成

津液来源于饮食。在脾的运化作用下，胃主受纳腐熟，游溢精气而吸收水谷中部分津液；小肠主液，泌别清浊，吸收大量水液；大肠主津，在传导过程中吸收饮食物残渣中的部分水液。因此，津液的生成主要是在脾的主导下，由胃、小肠、大肠共同完成。如果含有水液的食物摄入不足，或是脾、胃、小肠、大肠功能失常，皆可导致津液生成不足的病变。

（二）津液的输布

津液的输布主要是依靠脾、肺、肾、肝和三焦等脏腑生理功能的综合作用而完成的。

1. 脾气散精　脾气散精以转输津液的作用主要体现在两个方面：一是脾主运化水谷精微，将津液上输于肺，通过肺的宣发和肃降，使津液输布全身而灌溉脏腑、形体和孔窍。二是脾主运化水谷精微，直接将津液向四周布散至全身，即脾具有"灌溉四旁"之功能。《素问·太阴阳明论》说："脾主为胃行其津液。"若脾失健运，津液输布代谢障碍，水液停聚，常致脘腹胀满痞塞，或形成痰饮、水肿等病理变化。故《素问·至真要大论》说："诸湿肿满，皆属于脾。"

2. 肺主行水　肺主宣发肃降，通调水道，为水之上源。肺主宣发，将脾胃转输的津液输布至人体的上部和体表；肺主肃降，将脾胃转输的津液输布至肾、膀胱与下部形体。若肺气宣发肃降失常，则水液输布障碍，发为痰饮，甚则水泛为肿。

3. 肾主水　《素问·逆调论》说："肾者水脏，主津液。"肾对津液输布起着主宰作用，主要表现在两个方面：一是肾中阳气的蒸腾气化，是胃"游溢精气"、脾气散精、肺通调水道，以及小肠泌别清浊等作用的动力，推动着津液的输布。二是通过肺通调水道而下输至肾的津液，在肾的气化作用下，清者蒸腾，经三焦上输于肺而布散于全身；浊者化为尿液注入膀胱。尿液的生成量和排泄量的多少对整个水液代谢的平衡至关重要。

4. **肝主疏泄** 肝主疏泄，使气机调畅，三焦气治，气行则津行，从而促进津液的输布环流。若肝失疏泄，气机郁结，往往影响津液的输布，产生痰饮、水肿，以及痰气互结的梅核气、鼓胀等。

5. **三焦决渎** 三焦为"决渎之官"，是津液在体内流注、输布的通道。若三焦水道不利，也会导致水液停聚，发为多种病证。

综上所述，津液在体内的输布主要依赖于肾气的蒸化、脾气的运化、肺气的宣降、肝气的疏泄和三焦的通利。津液的正常输布是多个脏腑生理功能密切协调、相互配合的结果，是人体生理活动的综合体现。

（三）津液的排泄

体内多余的水分和津液代谢产物的排泄主要通过排出尿液和汗液来完成。除此之外，呼气和粪便也带走一些水分。因此，津液的排泄主要与肾、肺、脾、胃、大肠的生理功能有关。由于尿液是津液排泄的最主要途径，因此，肾脏的生理功能在津液排泄中的地位最为重要。

1. **汗、呼气** 肺气宣发，将津液输布到体表皮毛，被阳气蒸腾而形成汗液，由汗孔排出体外；肺主呼吸，肺在呼气时也会带走部分水分。

2. **尿** 尿液为津液代谢的最终产物，其形成与肺、脾、肾等脏腑密切相关，尤以肾最为重要。肾的气化作用与膀胱的气化作用相配合，共同化生尿液，并排出体外。

3. **粪便** 大肠排出的水谷糟粕所形成的粪便中亦可带走一些水液。腹泻时，大便中含水量增多，带走大量津液，易引起伤津的病理表现。

综上所述，津液的生成、输布和排泄过程，是通过多个脏腑相互协调、密切配合而完成的，其中以肺、脾、肾三脏的综合调节为首要。《景岳全书·肿胀》说："盖水为至阴，故其本在肾；水化于气，故其标在肺；水唯畏土，故其制在脾。"如果肺、脾、肾及其他相关脏腑的功能失调，则会影响津液的生成、输布和排泄，破坏津液代谢的协调平衡，导致津液的生成不足，或耗损过多，或输布与排泄障碍而水液停滞等多种病理改变。三脏之中，尤以肾的功能最为关键。故《素问·逆调论》说："肾者水脏，主津液。"

三、津液的生理功能

津液的生理功能主要包括滋润濡养、充养血脉、调节阴阳和排泄废物四个方面。

（一）滋润濡养

津液是含有营养的液态物质，具有滋润和濡养作用。津液布散于体表，能滋润皮毛肌肉；渗入体内，能濡养脏腑；输注于孔窍，能滋润鼻、目、口、耳等官窍；渗注骨、脊、脑，能充养骨髓、脊髓、脑髓；流注于关节，能滋润骨节屈伸等。若津液不足，失去滋润与濡养的作用，则会使皮毛、肌肉、孔窍、关节、脏腑，以及骨髓、脊髓、脑髓的生理活动受到影响，脏腑组织的生理结构也会遭到破坏。

（二）充养血脉

津液经孙络渗入血脉之中，成为血液的重要组成部分，并起着濡养和滑利血脉的作用。故《灵枢·痈疽》说："中焦出气如露，上注溪谷，而渗孙脉，津液和调，变化而赤为血。"《脾胃论·用药宜忌论》说："水入于经，其血乃成。"另外，津液还有调节血液浓度的作用。当血液浓度升高时，津液就渗入脉中稀释血液，并补充血量。当机体津液亏少时，血中的津液可以从脉中渗出以补充津液。由于脉内脉外的津液相互渗透，机体因而可以根据生理病理变化来调节血液的浓度，保持正常的血量，起到滑利血脉的作用。由于津液和血液都是由水谷精微所化生，二者之间又相互渗透转化，故有"津血同源"之说。

（三）调节阴阳

在正常情况下，人体阴阳之间处于相对的平衡状态。津液作为阴液的一部分，对调节人体的阴阳平衡起着重要作用。人体阴阳的正常与否，与津液的盛衰密切相关。机体根据体内的生理状况和外界环境的变化，通过津液的自我调节，使机体保持正常状态，以适应外界环境的变化。如寒冷季节，皮肤汗孔闭合，津液不能借汗液排出体外，而下降膀胱，使小便增多；夏暑季节，汗多则津液减少下行，使小便减少。由此调节机体的体温恒定和阴阳平衡，从而维持人体正常的生命活动。

（四）排泄废物

津液在其自身的代谢过程中，能把机体的代谢产物通过汗、尿等方式，不断地排出体外，使机体各脏腑的气化活动正常。若机体排泄废物作用受损，或发生障碍，就会使代谢产物潴留于体内，产生各种病理变化。临床上可因严重吐泻脱水或高热不退伤津，出现尿量急剧减少，甚或无尿，从而使毒性物质无法随尿排出而致自身中毒，甚则可危及生命。若因病使肾的气化功能逐步衰竭，津液代谢产物无法排出，则既可出现水湿痰饮等病理产物，亦可出现头胀头痛、恶心呕吐，甚至神志昏迷等症状。

此外，津液还有运载全身之气的作用。人身之气以津液为载体，依附于津液而存在，运动变化于津液之中。

第五节　精、气、血、津液之间的关系

精、气、血、津液，是构成人体和维持人体生命活动的基本物质，均依赖于脾胃化生的水谷精微生成，在脏腑组织的功能活动中，相互渗透、相互促进、相互转化，在生理功能上，又存在着相互依存、相互制约、相互为用的密切关系。

一、精与气的关系

（一）精能化气

精为气化生的本源。精在气的激发推动作用下，可化生为气。《类经·阴阳类》说："精化为气，元气由精而化也。"各脏之精化生各脏之气，而藏于肾中之精则化为元气。元气为诸气之本，根源于肾，升腾而布达周身，以促进人体的生长、发育和生殖，并推动和调节全身脏腑的功能活动。精盈则气盛，精少则气衰。故精虚及失精患者，每每可见少气不足以息、动辄气喘、肢倦神疲、懒于言语等气虚的病理表现。

（二）气能生精

精包括先天之精和后天之精，气的运行不息能促进精的化生，即精依气生，气化为精。肾中所藏之精，以先天之精为基础，且赖后天水谷之精的不断充养才得以充盛。先天之精依赖于肾的气化，后天之精依赖于脾的运化，所以，只有全身脏腑之气充足，功能正常，才能使精生化不止，源泉不断。

（三）气能摄精

气能封藏和控制精，以防止精无故耗损外泄。气聚则精盈，气弱则精失。若元气亏损，肾失封藏，每每可见失精之害。故临床有重用补气之参、芪，以治梦遗失精的方法。

二、精与血的关系

精与血都由水谷精微化生，两者之间互相资生、互相转化，即精能生血、血能化精，称为"精血同源"。

（一）精能生血

精是化生血液的基本物质。肾主藏精，精能生髓，髓可生血，故说精能生血。精气充足，则血液充盈。肾精亏损，则血液生成乏源，可致各种血虚病变，即所谓精少则血亏。临床上治疗血虚之证，常用补益肾精、精血同治的方法。

（二）血能化精

血液贮藏于肝，精藏于肾，血与精同源，皆为水谷精微所化，而血能滋养和补充肾精。正如《诸病源候论》说："精者，血之所成也。"血能生精，血旺则精充，血亏则精衰。故每见血亏之候，常有肾精亏损之症。

三、精与津液的关系

（一）精为液本

肾藏精，肾精充足，肾精所化之肾阳，才能温煦、推动脾胃等脏腑的生理功能，并将饮食水谷化生为津液；而肾阳的蒸腾气化功能正常，才能保证三焦通行津液，使水液无停滞之患。同时，精与津液同属于阴，而肾精所化之肾阴，乃是一身阴液的根本。故《素问·逆调论》说："肾者水脏，主津液。"若肾精亏虚，三焦气化不利而津液不布，或阴液化生无源而亏虚，则可出现口咽干燥、渴欲饮水，或水液潴留发为水肿等症。由于精和津液关系甚为密切，故温病后期，当津液严重耗伤时，治疗既要滋养津液，又要填补肾精。

（二）液能灌精

津液是肾精的重要组成部分。脾胃运化水谷所化生的津液，通过三焦气化输布全身，以濡养脏腑组织器官，而其中浓稠部分，并入肾中以充养肾精，成为肾精的组成部分。《灵枢·口问》说："液者，所以灌精濡空窍者也……液竭则精不灌……"故精亏之证，常用补脾益肾之法，使脾健则谷化，谷化则津液生，津液生则精之化源始充。

四、气与血的关系

气与血都源于脾胃化生的水谷精微和肾中精气。气属阳，具有推动、温煦、固摄等作用，血属阴，具有营养、滋润等作用，二者在生成、输布等方面，互根互用，关系密切。故《难经·二十二难》说："气主煦之，血主濡之。"

气是血液生成和运行的动力，血是气化生的基础和载体，二者相互为用，须臾不离，这种关系可概括为"气为血之帅，血为气之母"。气为血帅，是指气对血的统帅作用包括气能生血、行血和摄血三个方面；血为气母，则是指血对气的濡养和运载作用，包括血能养气和血能载气两个方面。

（一）气能生血

气是化生血液的基本物质，气能生血主要指营气直接参与血的生成，营气与津液入脉化血，可使血量充足；同时，气的运动变化又是血液化生的动力，血液的化生以营气、津液和肾精作为物质基础，在这些物质本身的生成及转化为血液的过程中，每一个环节都离不开气的推动、激发和气化作用。气的运动变化能力强，则脏腑功能活动旺盛，化生血液能力亦强；气的运动变化能力减弱，则脏腑功能活动衰退，化生血液能力亦弱，即"气旺则血充，气虚则血少"。故临床上治疗血虚病变时，常常以补气药配合补血药使用，以取得较好疗效。

（二）气能行血

气是血液运行的动力，血液的运行依赖于心气的推动、肺气的宣发肃降敷布及肝气的疏泄条达等。故《血证论·阴阳水火气血论》说："运血者，即是气。"因此，气盛或气机调畅，气行则血行，使血液运行得以保障。反之，气虚则无力推动血行，气滞则不能推动血行，从而产生血瘀病变，故说"气虚则血滞""气滞则血瘀"。此外，气的运行发生逆乱，升降出入失常，也会影响血液的正常运行，出现血液妄行的病变。如气逆者血随气升，气陷者血随气下等。临床上治疗血液运行失常的病变，常以调气为上、调血次之，主要选用补气、行气、降气、升提的药物，即是气能行血理论的实际应用。

（三）气能摄血

气对血液具有固摄和控制作用，使其始终运行于脉管之中，而不逸出脉外，即气能摄血。气固摄血液的主要体现就是脾气统血。脾气充足而统血，则血行脉中而不外逸，从而保障了血液的正常运行及其濡养功能的发挥。若脾气虚弱，统摄无权，往往会导致各种出血病证，临床上称为"气不摄血"或"脾不统血"。因而，治疗出血病变，必须用健脾补气摄血的方法。临床上急救大失血危重患者时，常用大剂补气药物以摄血，即是气能摄血理论的具体应用。

（四）血能载气

气的活动力最强，易于逸脱，必须依附于血而静谧，气存在于血中，并以血为载体运行全身，即所谓"血为气之母""血为气之宅"。倘若血不载气，则气漂浮不定，无所归附。因此，血液虚少的患者，也会出现气虚病变；而大失血的患者，则气可随血脱失，出现气涣散不收、漂浮无根的气脱病证，称为"气随血脱"。

（五）血能养气

气存在于血中，血不断地为气的生成和功能活动提供营养。水谷精微是全身之气的生成和维持其生理功能的主要物质基础，而水谷精微又赖血以运之，为脏腑经络的功能活动不断地提供营养，使气的生成与运行得以正常进行。所以说"血盛则气旺，血衰则气少"。临床上血虚的患者往往兼有气虚的表现，其道理即在于此。

综上所述，气与血，一阴一阳，互相维系。气血阴阳之间协调平衡，生命活动才得以正常进行。若血气不和，则百病丛生。因此，调整气血之间的关系，使其恢复协调平衡的状态，则是治疗疾病的常用原则之一。

五、气与津液的关系

气与津液相对而言，气属阳，津液属阴。气与津液的关系十分相似于气与血的关系，津液的生成、输布和排泄有赖于气的推动、固摄作用，以及气的升降出入运动，而气在体内的存在及运动变化也离不开津液的滋润和运载。

（一）气能生津

气是津液生成的物质基础和动力。津液源于水谷精气，饮食水谷经过脾胃运化、小肠分清别浊、大肠主津等一系列脏腑生理活动后，其中精微的液体部分被吸收，化生津液以输布全身。在津液生成的一系列气化过程中，诸多脏腑之气中脾胃之气起到至关重要的作用，所以说气能生津。脾胃之气健运，则化生津液之力强健，使人体津液充盛。若脾胃之气虚弱，则化生津液之力减弱，易致津液不足的病变。即气盛则津足，气衰则津少。故治疗津液不足时，往往采取补气生津之法。

（二）气能行津

津液有形而主静，津液的输布和排泄全赖气的推动和气化作用。津液的输布依赖于脾气的运化和散精而布散全身，并"上归于肺"，肺气宣发，将津液向上向外布散，代谢化为汗液；肺气肃降，将津液下输到肾与膀胱，经肾的蒸腾气化，代谢化为尿液。由于肺、脾、肾及三焦之气的升降出入，不断地运行和气化，推动着津液在体内的运行输布、代谢变化，对全身各脏腑组织起着滋润、濡养作用，多余的水分则化为汗液、尿液等排出体外，以保持人体水液代谢的平衡。如果气虚，推动作用减弱，气化无力进行，或气机郁滞不畅，气化受阻，均可引起津液的输布、排泄障碍，进而形成水、湿、痰、饮等病理产物，即"气不行水"或"气不化水"。所以说"气行则水行""气滞则水滞"。而水、湿、痰、饮等又为有形之邪，常常会阻滞气机，引起气机不利，称为"水停气滞"。气不行水与水停气滞常互为因果，形成恶性循环，使病情难以速愈。在临床上，常将利水湿、化痰饮与补气、行气之法同时并用，即所谓"治痰先治气""治湿兼理脾"，正是气能行津理论的具体应用。

（三）气能摄津

气的固摄作用可以防止体内津液无故流失，而气通过对津液排泄的控制，维持着体内津液量的相对恒定。例如卫气司汗孔开阖，调节腠理，控制汗液排泄；肾气司膀胱开阖，约束尿液；脾气对涎液、肠液的约束，不使津液过多外流等，都是气固摄津液的体现。若气虚无力固摄津液，则会出现诸如多汗、自汗、多尿、遗尿、小便失禁及流涎不止等病理现象。临床上往往采取补气摄津的方法以控制津液的过多外泄。

（四）津可生气

津液在其输布过程中，受到脏腑阳气的蒸腾温化，可以化生为气，输布于脏腑组织和形体官窍，促进正常的生理功能活动。《血证论》说："气生于水。"《杏轩医案·续录》说："水可化气。"因此，在病理情况下，津液亏虚会引起气虚之证。

（五）津能载气

津液是气运行的载体之一。在血脉之外，气的运行必须依附于津液而存在，否则也会使气漂浮失散而无所归，故说津能载气。津液的丢失，必将导致气的损耗，如暑热病证，不仅伤津耗液，表现出口渴喜饮，而且气亦随汗液外泄，出现少气懒言、体倦乏力等气虚表现。若汗、吐、泻太过致津液大量丢失时，气亦随之大量外脱，形成"气随液脱"之危候。故《金匮要略心典·痰饮》说："吐下之余，定无完气。"因此，临床使用汗、吐、下三法之时，必须做到有所节制，中病即止，勿过而生变证。

六、血与津液的关系

血和津液都由饮食水谷精微所化生，同具有滋润濡养作用，二者之间可以相互资生、相互转化，这种关系称为"津血同源"。

（一）津能生血

津液是血液的重要组成部分，中焦水谷化生的津液通过脾气的散精而上归于肺，并在心肺作用下，渗注脉中，与营气相合，化生为血。另外，布散于肌肉、腠理等处的津液，也可以不断地渗入孙络，以化生和补充血液。当饮食水谷摄入不足，或脾胃功能减退，或大汗、大吐、大泻，或严重烧烫伤时，脉外津液不足，不仅不能进入脉内以化生血液，脉内的津液反而渗出脉外，以补充津液的亏耗，常常导致血虚、血瘀等病变。故治疗津液不足时，切忌不能采用放血或破血疗法，以防血液和津液进一步耗伤，正如《灵枢·营卫生会》所说："夺汗者无血。"

（二）血能化津

运行于脉中的血液渗出脉外化为津液，以濡润脏腑组织和官窍，也可弥补脉外津液的不足，以助津液的输布代谢。当血液不足时，可导致津液的枯少。如血液瘀结，津液无以渗于脉外而濡养皮肤肌肉，则出现肌肤干燥粗糙甚至甲错等症。

由于津液可化为汗液排泄于外，故又有"血汗同源"之说。若血液亏耗，尤其是在失血时，脉中血少，不能化为津液，反而需要脉外津液进入脉中，以补充脉内血液的不足，故常导致津液不足，表现出口渴、尿少、皮肤干燥等病理变化。因此，治疗失血者，不能使用发汗之法，以防出现津液与血液进一步耗竭的恶性后果。故《灵枢·营卫生会》说："夺血者无汗。"《伤寒论》则告诫"衄家不可发汗""亡血家不可发汗"。

复习思考

A1 型题

1. 精的生理功能为（　　　）

    A. 繁衍生殖　　　　　　B. 促进生长发育　　　　　　C. 生髓化血

    D. 濡养脏腑　　　　　　E. 以上均是

2. 具有推动人体生长发育和脏腑功能活动的是（　　　）

    A. 元气　　　　　　　　B. 卫气　　　　　　　　　　C. 肺气

    D. 宗气　　　　　　　　E. 营气

3. 出现自汗、多尿，说明是气的哪项功能减退（　　　）

    A. 推动作用　　　　　　B. 温煦作用　　　　　　　　C. 气化作用

    D. 固摄作用　　　　　　E. 防御作用

4. 水谷精气与清气相结合直接关系到（　　　）

    A. 中气的生成　　　　B. 元气的生成　　　　C. 宗气的生成

    D. 营气的生成　　　　E. 卫气的生成

5. 元气生成的主要物质来源是（　　　）

    A. 肾中精气　　　　　B. 脏腑精气　　　　　C. 清气

    D. 饮食物　　　　　　E. 水谷精气

6. 具有化生血液和营养全身功能的是（　　　）

    A. 元气　　　　　　　B. 营气　　　　　　　C. 卫气

    D. 宗气　　　　　　　E. 心气

7. 血虚可导致气虚是因为（　　　）

    A. 气能生血　　　　　B. 气能行血　　　　　C. 气能摄血

    D. 气能载血　　　　　E. 血能养气

8. 血液的生成与哪个脏腑的关系最为密切（　　　）

    A. 心　　　　　　　　B. 脾　　　　　　　　C. 胃

    D. 肝　　　　　　　　E. 肾

9. 与血液运行相关的脏腑是（　　　）

    A. 肝　　　　　　　　B. 心　　　　　　　　C. 脾

    D. 肺　　　　　　　　E. 以上皆是

10. 下列除哪一脏腑外均与血的生成相关（　　　）

    A. 心　　　　　　　　B. 肺　　　　　　　　C. 肝

    D. 脾胃　　　　　　　E. 肾

11. 与血液运行关系最密切的脏腑是（　　　）

    A. 肝脾肾　　　　　　B. 心肝脾　　　　　　C. 心肺肾

    D. 心肝肾　　　　　　E. 肺脾肾

12. 在血液运行中起关键作用的是（　　　）

    A. 心血充盈　　　　　B. 脉道通利　　　　　C. 心气充沛

    D. 心神安宁　　　　　E. 心阳亢盛

13. 化生血液的最基本物质为（　　　）

    A. 水谷精微　　　　　B. 津液　　　　　　　C. 精

    D. 营气　　　　　　　E. 元气

14. 脾胃虚弱可以导致血液的病理变化为（　　　）

    A. 血虚　　　　　　　B. 血瘀　　　　　　　C. 血寒

    D. 血热　　　　　　　E. 血脱

15.气能生血指的是（　　　）

　　A.气为生血的动力　　　B.气为生血的原料　　　C.气为生血的动力和原料

　　D.气能生津　　　　　　E.气能生精

16.直接推动血液循行是（　　　）

　　A.心气　　　　　　　　B.肺气　　　　　　　　C.卫气

　　D.元气　　　　　　　　E.营气

17.人体正常水液的总称为（　　　）

　　A.体液　　　　　　　　B.阴液　　　　　　　　C.津液

　　D.津　　　　　　　　　E.液

18.下列哪项不属于津液（　　　）

　　A.胃液　　　　　　　　B.肠液　　　　　　　　C.涕液

　　D.泪液　　　　　　　　E.血液

19.对津液输布代谢的影响最为重要的腑是（　　　）

　　A.胃　　　　　　　　　B.小肠　　　　　　　　C.膀胱

　　D.大肠　　　　　　　　E.三焦

20.津液输布的主要通道为（　　　）

　　A.血管　　　　　　　　B.经络　　　　　　　　C.腠理

　　D.三焦　　　　　　　　E.脏腑

21.具有滑利关节,补益脑髓功能的是（　　　）

　　A.气　　　　　　　　　B.血　　　　　　　　　C.津

　　D.液　　　　　　　　　E.精

22."吐下之余,定无完气"的理论基础是（　　　）

　　A.气能生津　　　　　　B.气能行津　　　　　　C.气能摄津

　　D.津能载气　　　　　　E.津血同源

23.下列哪一脏腑与津液的生成无直接关系（　　　）

　　A.脾　　　　　　　　　B.胃　　　　　　　　　C.心

　　D.小肠　　　　　　　　E.大肠

24.下列哪一脏腑与津液的输布无直接关系（　　　）

　　A.脾　　　　　　　　　B.肺　　　　　　　　　C.肝

　　D.肾　　　　　　　　　E.心

25.与水液代谢关系最密切的脏腑是（　　　）

　　A.脾胃肝　　　　　　　B.肝胆肾　　　　　　　C.肝肺脾

　　D.肺肾脾　　　　　　　E.心肾肺

26. 有精血互生关系的两脏是（　　　）

    A. 心与肾　　　　　　　　B. 肺与肾　　　　　　　　C. 肺与心

    D. 肝与肾　　　　　　　　E. 心与脾

27. 下列哪一项是"津血同源"的理论依据（　　　）

    A. 同为水谷精微化生　　　　　　　　　　B. 同为营气化生

    C. 同为宗气化生　　　　　　　　　　　　D. 同为元气化生

    E. 同属阴液，生理功能相同

28. 气与血的关系中，描述错误的是（　　　）

    A. 气能生血　　　　　　　B. 气能行血　　　　　　　C. 气能摄血

    D. 气能载血　　　　　　　E. 血为气母

29. "夺血者无汗，夺汗者无血"的理论依据是（　　　）

    A. 气能生血　　　　　　　B. 气能化津　　　　　　　C. 气能摄血

    D. 津能载气　　　　　　　E. 津血同源

30. 血液在脉中正常运行，不逸出脉外，体现了气的（　　　）

    A. 推动作用　　　　　　　B. 温煦作用　　　　　　　C. 防御作用

    D. 固摄作用　　　　　　　E. 营养作用

31. 理气活血以治血瘀的理论依据为（　　　）

    A. 气能生血　　　　　　　B. 气能行血　　　　　　　C. 气能摄血

    D. 血能载气　　　　　　　E. 血可化气

B1 型题

    A. 元气　　　　　　　　　B. 宗气　　　　　　　　　C. 营气

    D. 卫气　　　　　　　　　E. 中气

32. 具有温养全身、防御外邪、调控腠理功能的气是（　　　）

33. 具有助心行血功能的气（　　　）

    A. 肝胆　　　　　　　　　B. 心　　　　　　　　　　C. 脾胃

    D. 肺　　　　　　　　　　E. 肾

34. 生气之根是（　　　）

35. 生气之源是（　　　）

    A. 精　　　　　　　　　　B. 气　　　　　　　　　　C. 血

    D. 津　　　　　　　　　　E. 液

36. 灌注于骨节、脏腑、脑髓的是（　　　）

37. 布散于皮肤、肌肉和孔窍中的是（　　　）

扫一扫，知答案

扫一扫，看课件

第四章

经　络

【学习目标】

1.掌握经络的基本概念、生理功能和经络系统的组成。

2.熟悉十二经脉的命名、走向、交接、分布规律及流注次序；奇经八脉的生理功能。

3.了解十二经脉和奇经八脉的循行路线；经络学说的临床应用。

经络学说是研究人体经络的概念、组成、循行分布、生理功能、病理变化及其与脏腑形体官窍、气血津液之间相互关系的一种学说，是中医学理论体系的重要组成部分。

经络学说是古人在长期的医疗实践活动中产生和发展起来的。经络学说、藏象学说、精气血津液理论等内容共同构成了中医学理论体系的核心，以此阐释人体的生理功能、病理变化，并指导临床实践。它不仅是针灸、推拿等学科的理论基础，而且一直指导着中医临床各科的诊断和治疗，并起着十分重要的作用，被历代医家所重视。《灵枢·经脉》说："经脉者……能决死生，处百病，调虚实，不可不通。"

第一节　经络的概念与经络系统的组成

一、经络的概念

经络，是经脉和络脉的总称，是运行全身气血、联络脏腑肢节、沟通上下内外的通路。

经，有路径之意，经脉是经络系统中纵行的主干，大多循行于躯体的深部，有固定的循行路线，与脏腑有着密切联系；络，有联络、网络之意，络脉是经脉的分支，常循行于

111

体表浅部，无循行规律，纵横交错，网络、遍布全身，与脏腑无直接的联系。经脉和络脉相互沟通联系，内属于脏腑，外络于肢节，将人体所有的脏腑组织、形体官窍等紧密地联结成一个统一的有机整体，并借以行气血、营阴阳，使人体各部的功能活动得以保持协调平衡。

二、经络系统的组成

经络系统，由经脉和络脉两部分组成（表4-1）。经脉分为正经、奇经两大类，是经络系统的主要部分；络脉包括别络、浮络和孙络，是经脉的细小分支。

正经，又称十二正经或十二经脉，包括手、足三阴经和手、足三阳经。十二经脉是气血运行的主要通道，均有一定的起止循行部位、走向交接规律、分布规律、流注次序、脏腑属络关系和表里相合关系。

与十二经脉相关的还有十二经别、十二经筋和十二皮部。十二经别是从十二经脉别出的较大分支，分别起于四肢肘膝以上部位，循行于体腔脏腑深部，上出于颈项浅部。阳经的经别，从本经别出循行体内后，仍回到本经；阴经的经别，从本经别出循行体内后，与相为表里的阳经相合。十二经别的主要作用是加强十二经脉中相为表里的两经之间的联系。因其能到达某些正经未循行到的器官与形体部位，所以又有补充正经之不足的作用。十二经筋是附属于十二经脉的筋肉系统，是十二经脉之气"结、聚、散、络"于筋肉、关节的体系，具有联络四肢百骸、维络周身、主司关节运动的作用。十二皮部是按十二经脉之气的作用区域将全身的皮肤分为十二个部分，它是十二经脉功能活动反映于体表的部位，是经络之气散布之所在。皮部为包裹人体的最外层，有保护机体、抵御外邪侵袭的作用。

奇经，又称为奇经八脉，即督脉、任脉、冲脉、带脉、阴跷脉、阳跷脉、阴维脉、阳维脉。奇经是与正经相对而言的，不属于气血运行的主要通道，分布不像十二经脉那样规律，与脏腑没有直接的属络关系，相互之间也无表里相合关系。奇经具有统率、联络和调节十二经脉的作用。

别络，有别走邻经之意，是较大的和主要的络脉。十二经脉和督脉、任脉各自别出一支，再加上脾之大络，合称"十五别络"。别络主要具有加强十二经脉中互为表里两条经脉之间在体表联系的作用。

浮络，是循行于人体浅表部位而常浮现的络脉。浮络分布广泛，没有定位，具有沟通经脉，输达肌表的作用。

孙络，是最细小的络脉。孙络分布全身，难以计数，具有"溢奇邪""通荣卫"的作用。

表 4-1　经络系统简表

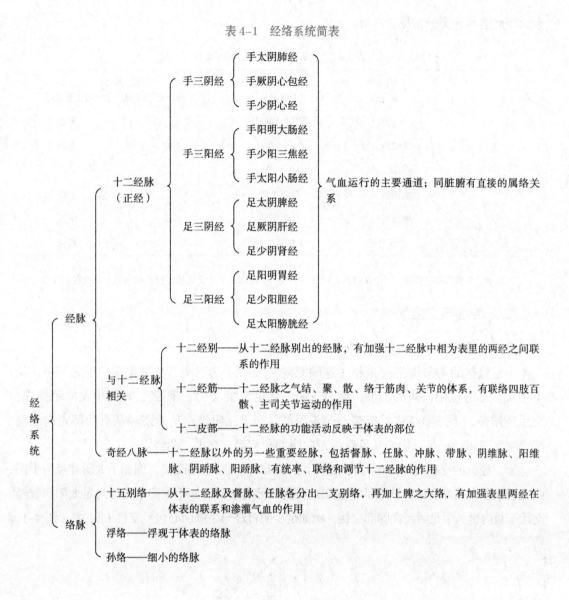

第二节　十二经脉

一、命名

十二经脉，是指十二脏腑所属的经脉，是经络系统的主干与核心。

十二经脉的名称由手足、阴阳、脏腑三部分构成。凡循行于肢体内侧的为阴经，循行于肢体外侧的为阳经；行于上肢者为手经，行于下肢为足经；凡属于脏的经脉为阴经，凡属于腑的经脉为阳经。三阴可分为太阴、厥阴、少阴，三阳可分为阳明、少阳、太阳。

十二经脉名称分类分布见表4-2。

表4-2　十二经脉名称分类分布表

	阴经 （属脏）	阳经 （属腑）	循行部位 （阴经行于内侧，阳经行于外侧）	
手	太阴肺经	阳明大肠经	上肢	前缘
	厥阴心包经	少阳三焦经		中线
	少阴心经	太阳小肠经		后缘
足	太阴脾经*	阳明胃经	下肢	前缘
	厥阴肝经*	少阳胆经		中线
	少阴肾经	太阳膀胱经		后缘

* 在小腿下半部和足背部，肝经在前缘，脾经在中线；至内踝上8寸交叉后，脾经在前缘，肝经在中线。

二、走向与交接规律

十二经脉的走行方向和相互交接具有一定的规律。

十二经脉的走向规律：《灵枢·逆顺肥瘦》云："手之三阴，从脏走手；手之三阳，从手走头。足之三阳，从头走足；足之三阴，从足走腹。"手三阴经，从胸中走向手指端，交手三阳经；手三阳经从手指端走向头面部，交足三阳经；足三阳经从头面部走向足趾端，交足三阴经；足三阴经从足趾端走向腹部和胸部，交手三阴经。

十二经脉的交接规律：相为表里的阴经与阳经在四肢末端交接。例如手太阴肺经与手阳明大肠经在食指端交接。同名的手足阳经在头面部交接，例如手太阳小肠经与足太阳膀胱经交接于目内眦。手足阴经在胸部交接，例如足少阴肾经与手厥阴心包经交接于胸中。（图4-1）

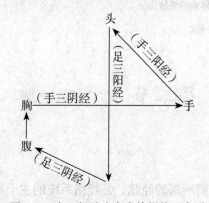

图4-1　十二经脉走向交接规律示意图

三、分布规律

十二经脉左右对称地分布于头面、躯干和四肢，纵贯周身。其在体表的分布具有一定的规律。

头面部：手足阳明经行于面部、额部；手足太阳经行于面颊、头顶及头后部；手足少阳经行于头侧部。因手足六条阳经皆会于头面部，故称"头为诸阳之会"。

躯干部：十二经脉均循行于躯干部。其中手三阴经均从腋下出行于体表；手三阳经均行于肩胛部；足三阳经中，足阳明经行于前（胸腹面）、足太阳经行于后（背面），足少阳经行于侧面；足三阴经均行于腹面。循行于胸腹面的经脉，自正中线由内向外的顺序为足少阴经、足阳明经、足太阴经、足厥阴经。

四肢部：阴经行于四肢的内侧面，阳经则行于四肢的外侧面。内侧三条阴经的分布是太阴经行于前缘、厥阴经行于中线、少阴经行于后缘。但下肢内踝上 8 寸以下例外，是厥阴经行于前缘、太阴经行于中线、少阴经行于后缘。外侧三条阳经的分布是阳明经行于前缘、少阳经行于中线、太阳经行于后缘。（表 4-2）

四、表里关系

十二经脉，通过经别和别络的互相沟通、属络，组成六对"表里相合"的关系（表 4-3）。

十二经脉的表里关系，又称"属""络"关系。十二经脉在体内直接与本脏腑相连，称之为"属"；十二经脉又各与其相为表里的脏腑相联系，称之为"络"。相为表里的两经，分别循行于四肢内外侧的相对位置，并在四肢末端交接，分别属络于相为表里的脏或腑，即阴经属脏络腑、阳经属腑络脏。如手太阴肺经与手阳明经大肠经相表里，手太阴肺经属肺络大肠，手阳明大肠经属大肠络肺。其余经脉的属络表里关系皆仿此。

十二经脉的表里关系，不仅由于相为表里两经的衔接而加强了联系，而且相为表里的一脏一腑在生理功能上相互配合，在病理上相互影响，在治疗上相互为用。例如肺主肃降，则有利于大肠的传导。肺气不足，失于清肃，则可影响大肠的传导，出现大便秘结等，治以润养肺气，调畅气机，则大便秘结等症自愈。

表 4-3　十二经脉表里关系表

表	手阳明大肠经	手少阳三焦经	手太阳小肠经	足阳明胃经	足少阳胆经	足太阳膀胱经
里	手太阴肺经	手厥阴心包经	手少阴心经	足太阴脾经	足厥阴肝经	足少阴肾经

五、流注次序

十二经脉中的气血运行是循环流注的，中焦化生之气血，上归于肺，自手太阴肺经开始逐经相传，依次传至足厥阴肝经，再由肝经复传至手太阴肺经，首尾相贯，周流不止，如环无端（表 4-4）。

表4-4 十二经脉流注次序表

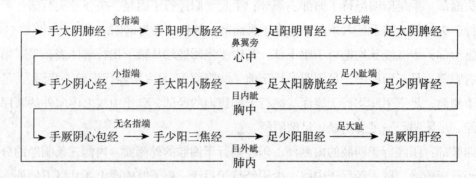

六、十二经脉的循行部位

（一）手太阴肺经

起于中焦，下络大肠，还循胃口，上行通过膈肌，入属肺，至喉，横行至胸部外上方（中府穴），出腋下，循行于上臂内侧前缘并下行，经过肘窝，入寸口上鱼际，止于拇指桡侧端（少商穴）。

分支：从手腕的后方（列缺穴）分出，沿掌背侧走向食指桡侧端（商阳穴），交于手阳明大肠经。（图4-2）

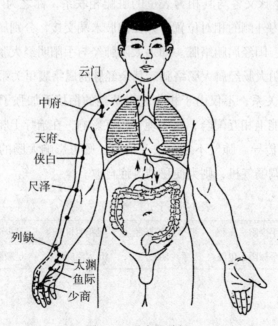

图4-2 手太阴肺经

（二）手阳明大肠经

起于食指桡侧端（商阳穴），经过手背部行于上肢外侧（即伸侧）前缘，上肩，至肩关节前缘，向后到第 7 颈椎棘突下（大椎穴）与督脉交会，再折向前下行入缺盆（锁骨上窝），进入胸腔，络肺，向下通过膈肌下行至大肠，属大肠。

分支：从锁骨上窝上行，经过颈部至面颊，入下齿中，回绕口唇，还出挟口两旁，左脉向右，右脉向左，交叉于人中，并至对侧鼻翼旁（迎香穴），交于足阳明胃经。（图 4-3）

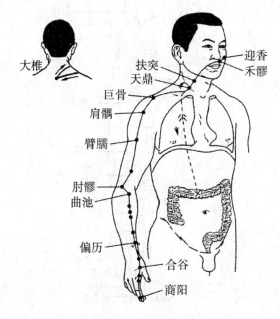

图 4-3 手阳明大肠经

（三）足阳明胃经

起于鼻翼旁（迎香穴），挟鼻上行至鼻根部，入目内眦，与旁侧足太阳经交会，沿着鼻的外侧，再向下进入上齿中，挟口两旁，环绕口唇，在颏唇沟（任脉承浆穴）处左右相交会，退回，向后沿着下颌骨至下颌角（颊车穴）上行到耳前，沿发际上行至额前角（头维穴）。

分支：从颌骨下缘（大迎穴）分出，下行经人迎穴后行至大椎，再折向前行，进入缺盆中，下行通过横膈，属胃，络脾。

直行支脉：从缺盆出体表，经乳头沿乳中线下行至腹股沟的气街处（气冲穴）。

分支：从胃下口幽门处分出，下行至气街（气冲穴），出体表，与直行经脉会合于髀关，沿大腿外侧前缘过膝膑，下行至足背，进入足第 2 趾外侧端（厉兑穴）。

分支：从膝下 3 寸处（足三里穴）分出，下行进入足中趾外侧端。

分支：从足背上（冲阳穴）分出，进入足大趾内侧端（隐白穴），交于足太阴脾经。（图 4-4）

117

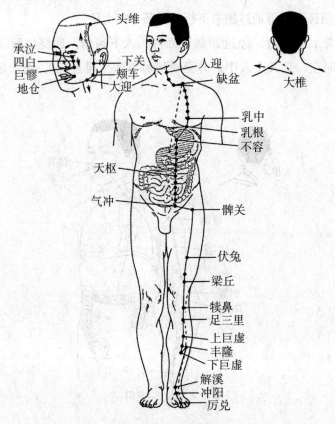

图 4-4　足阳明胃经

头维
承泣
四白
巨髎
地仓
下关
颊车
大迎
人迎
缺盆
大椎
乳中
乳根
不容
天枢
气冲
髀关
伏兔
梁丘
犊鼻
足三里
上巨虚
丰隆
下巨虚
解溪
冲阳
厉兑

（四）足太阴脾经

起于足大趾内侧端（隐白穴），沿足内侧赤白肉际上行，过内踝前缘，沿小腿内侧胫骨后缘上行至内踝上 8 寸处，交出足厥阴肝经之前，上行经膝沿大腿内侧前缘，进入腹腔中，属脾，络胃，再向上穿过横膈，沿食道两旁，连舌本，散舌下。

分支：从胃别出，上行通过横膈，注入心中，交于手少阴心经。（图 4-5）

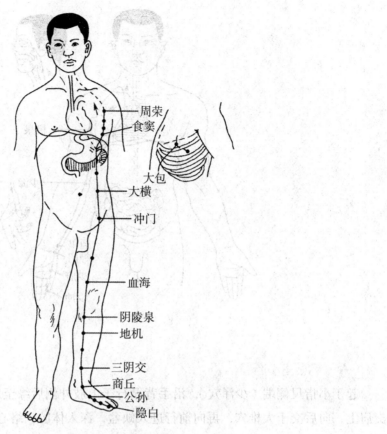

周荣
食窦

大包
大横

冲门

血海

阴陵泉
地机

三阴交
商丘
公孙
隐白

图4-5　足太阴脾经

（五）手少阴心经

起于心中，出属心系，向下穿过横膈，络小肠。

分支：从心系分出，挟食道上行，连于目系。

直行支脉：从心系出来，上行经过肺，向下浅出腋窝下（极泉穴），沿上肢内侧后缘过肘中至掌后锐骨端，入掌内，止于小指桡侧端（少冲穴），交于手太阳小肠经。（图4-6）

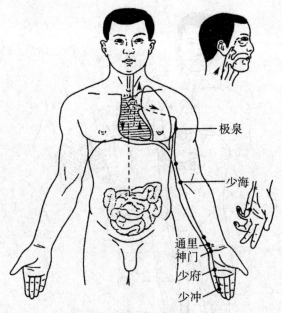

极泉

少海

通里
神门
少府
少冲

图 4-6　手少阴心经

（六）手太阳小肠经

起于小指尺侧端（少泽穴），沿手背循行于上肢外侧后缘至肩关节后面，绕肩胛部，交肩上，向后交于大椎穴，再向前行进入缺盆，深入体腔，络心，沿食道下行，经过横膈，到达胃部，下行，属小肠。

分支：从缺盆出来，沿颈部上行至面颊，到目外眦后，折回进入耳中（听宫穴）。

分支：从面颊处分出，向上行于眼下，至目内眦（睛明穴），交于足太阳膀胱经。（图4-7）

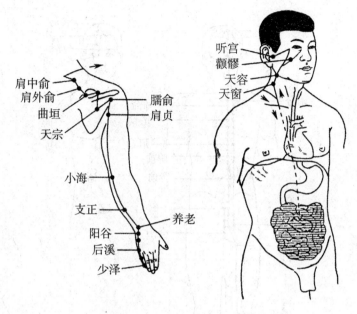

图 4-7 手太阳小肠经

（七）足太阳膀胱经

起于目内眦（睛明穴），向上到达额部，左右交会于头顶部（百会穴）。

分支：从头顶部分出，到耳上角处的头侧部。

直行支脉：从头顶部分别向后行至枕骨处，进入颅腔，联络于脑，回出分别下行到项部（天柱穴），下行交会于大椎穴，再分左右沿肩胛骨内侧，挟脊柱两旁（1.5 寸），到达腰部（肾俞穴），从脊柱两旁的肌肉（膂），进入体腔，络肾，属膀胱。

分支：从腰部分出，挟脊柱两旁下行，通过臀部，从大腿后侧下行至腘窝中（委中穴）。

分支：从项部分出下行，由肩胛骨内侧，从脊柱正中旁开 3 寸下行，经大腿后侧外缘至腘窝中与前一支脉会合，然后下行经过腓肠肌到足外踝后，沿足背外侧缘至足小趾外侧端（至阴穴），交于足少阴肾经。（图 4-8）

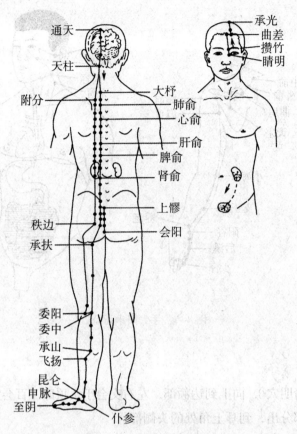

图 4-8　足太阳膀胱经

（八）足少阴肾经

起于足小趾下，斜行于足心（涌泉穴），出于舟骨粗隆下，沿内踝后进入足跟，向上沿小腿内侧后缘，至腘窝内侧，上大腿内侧后缘入脊内（长强穴），经过脊柱，属肾，络膀胱，再从小腹浅出于前（中极穴），沿腹中线旁开 0.5 寸，胸中线旁开 2 寸，到达锁骨下缘（俞府穴）。

直行支脉：从肾上行，通过肝和横膈，进入肺中，沿着喉咙，到舌根两旁。

分支：从肺中分出，联络心，注入胸中，交于手厥阴心包经。（图 4-9）

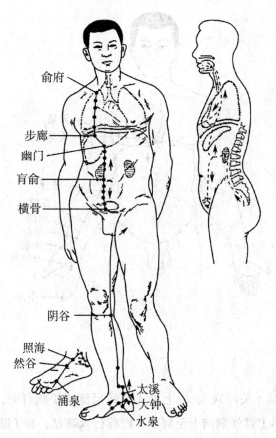

俞府

步廊
幽门
肓俞
横骨

阴谷

照海
然谷
涌泉
太溪
大钟
水泉

图4-9　足少阴肾经

（九）手厥阴心包经

起于胸中，出属心包络，向下穿过横膈，从胸至腹依次络于上、中、下三焦。

分支：从胸中分出，沿胸浅出胁部，当腋下3寸处（天池穴），向上至腋窝下，沿上肢内侧中线进入肘窝中，过腕部，入掌中（劳宫穴），沿中指桡侧，止于中指桡侧端（中冲穴）。

分支：从掌中（劳宫穴）分出，沿无名指尺侧到指端（关冲穴），交手少阳三焦经。（图4-10）

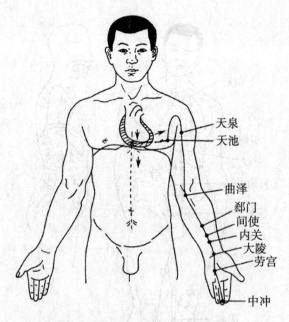

天泉
天池

曲泽
郄门
间使
内关
大陵
劳宫

中冲

图 4-10　手厥阴心包经

（十）手少阳三焦经

起于无名指尺侧端（关冲穴），向上沿无名指尺侧至手腕背面，上行于前臂外侧尺、桡骨之间，过肘尖，沿上臂外侧向上至肩部，向前行入缺盆，布于膻中，散络心包，穿过膈肌，依次属上、中、下三焦。

分支：从胸中分出，上行出缺盆，至肩部，左右交会于大椎，分开上行到项部，沿耳后（翳风穴）直上，出于耳上角，再屈而向下行，经面颊部到达目眶下。

分支：从耳后分出，进入耳中，出走耳前，经过上关穴前，在面颊部与前一支脉相交，到达目外眦（瞳子髎穴），交于足少阳胆经。（图 4-11）

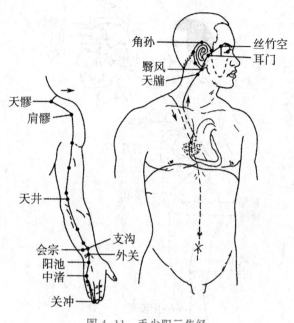

角孙
翳风
天牖
丝竹空
耳门

天髎
肩髎

天井

会宗
阳池
中渚

支沟
外关

关冲

图 4-11　手少阳三焦经

（十一）足少阳胆经

起于目外眦（瞳子髎穴），向上到达额角部（颔厌穴），再向下行至耳后（完骨穴），再折而向上行，经过额部至眉上（阳白穴），又向后折行至完骨后（风池穴），沿颈部下行至肩上，左右交会于大椎穴，向前行，进入缺盆。

分支：从耳后完骨穴处分出，进入耳中，再出走于耳前，到达目外眦后方。

分支：从目外眦分出，下行至下颌部大迎穴处，与手少阳经分布于面颊部的支脉会合，行至目眶下，再向下经过下颌角部颊车穴，下行到颈部，与前脉会合于缺盆，再下行进入胸中，通过横膈，络肝，属胆，沿胁内浅出气街，经过阴部毛际，横行至髋关节处（环跳穴）。

直行支脉：从缺盆下行至腋窝前，沿侧胸部（日月穴），经过季胁，向下行至髋关节处（环跳穴）与前脉会合，再向下沿大腿外侧出于膝关节外缘，下行于腓骨前面，直下到腓骨下端，浅出于外踝前，沿足背循行，止于足第 4 趾外侧端（窍阴穴）。

分支：从足背（足临泣穴）分出，前行至足大趾外侧端（大敦穴），折回穿过爪甲，分布于足大趾爪甲后丛毛处，交于足厥阴肝经。（图 4-12）

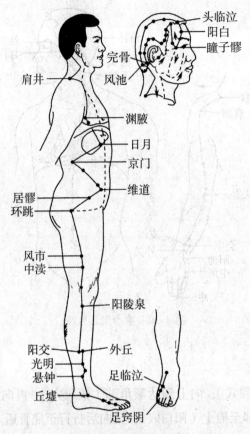

图 4-12　足少阳胆经

（十二）足厥阴肝经

起于足大趾爪甲后丛毛处，向上沿足背至内踝前 1 寸处（中封穴），向上沿胫骨内缘，在内踝上 8 寸处交出足太阴脾经之后，上行过膝内侧，沿大腿内侧中线进入阴毛中，绕阴器，至小腹，挟胃两旁，属肝，络胆，向上穿过膈肌，分布于胁肋部，沿喉咙的后边，向上进入鼻咽部，上行相连目系，出于额，上行与督脉会于头顶部。

分支：从目系分出，下行颊里，环绕口唇的里边。

分支：从肝分出，通过横膈，向上注入肺中，交于手太阴肺经。（图 4-13）

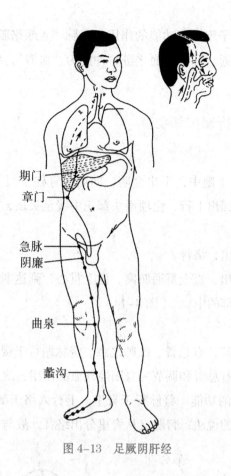

期门

章门

急脉

阴廉

曲泉

蠡沟

图 4–13　足厥阴肝经

第三节　奇经八脉

一、奇经八脉的概念和生理功能

奇经八脉，是督脉、任脉、冲脉、带脉、阴跷脉、阳跷脉、阴维脉、阳维脉的总称。由于它们的分布不像十二经脉那样规则，与脏腑无直接的络属关系，相互之间也没有表里配属关系，有别于十二正经，故称"奇经八脉"，又称"奇经"。

奇经八脉的主要生理功能体现在以下三个方面：

1. 密切十二经脉的联系　如阳维脉能维系诸阳经；阴维脉能维系诸阴经。带脉能束约纵行诸经，并沟通彼此之间的联系。冲脉上下贯通，为全身血气之要冲，渗灌三阴、三阳；督脉能总督一身之阳经；任脉能总任一身之阴经。

2. 调节十二经脉的气血　十二经脉气血溢满时，则流注于奇经八脉，蓄以待用；不足时，可由奇经"溢出"给予补充。

3. 与肝、肾、女子胞、脑、髓等脏腑关系密切　督脉、任脉、冲脉均起于胞中，称为

"一源三歧"，具有调节女子胞生理功能的作用。督脉"入颅络脑""行脊中""络肾"，加强了脑、髓、肾之间的沟通。肝为藏血之脏，冲脉为"血海"，肝的藏血、调血功能与冲脉有关系。

二、奇经八脉的循行部位和功能

（一）督脉

1. 循行部位　　督脉起于胞中，下出会阴，向后沿脊柱里面上行，上达项后风府穴处进入颅内，联络于脑，再回出上行，由项沿头部正中线至头顶，循行于前额部、鼻部、上唇，止于上唇系带处。

分支：从脊柱里面分出，络肾。

分支：从小腹内部分出，直上贯通脐窝，向上贯心，到达咽喉部，向上到下颌部，环绕口唇，再向上至两目下部的中央。（图4-14）

2. 生理功能

（1）总督诸阳经　　"督"，有总督、统帅之意。督脉循行于腰背部正中线，多次与手足三阳经及阳维脉交会，具有总督和调节一身阳经气血的作用，故又称"阳脉之海"。

（2）反映脑、髓、肾的功能　　督脉行于脊里，上行入络于脑，与脑和脊髓密切联系，故古有"脑为元神之府"的说法；督脉又从脊里分出络肾，故与肾也有密切关系。

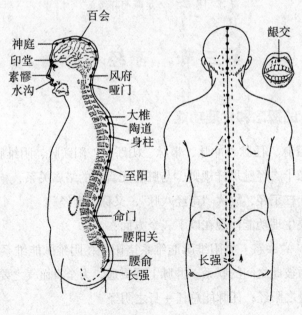

图4-14　督脉

（二）任脉

1.循行部位　任脉起于胞中，下出会阴部，向前上行经阴毛部，沿腹部和胸部正中线上行，至咽喉部，再上行到达下颌部，环绕口唇，经过面颊部，进入目眶下，联系目系。

分支：由胞中别出，与冲脉相并，行于脊柱前。（图4-15）

2.生理功能

（1）总任诸阴经　"任"，有担任、妊养之意。任脉循行于腹部正中线，多次与手足三阴经及阴维脉交会，具有总任一身阴经气血的作用，故又称"阴脉之海"。

（2）主胞胎，妊养胎儿　任脉，古称"生气之原"，起于胞中，与女子月经来潮及妊养、生殖等有关。

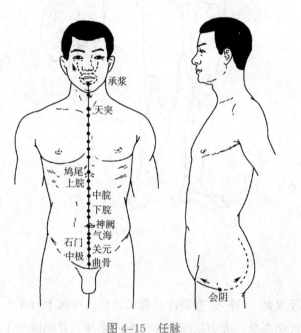

图4-15　任脉

（三）冲脉

1.循行部位　冲脉起于胞中，下出会阴部，在气街处与足少阴经相并，挟脐上行，散布于胸中，再向上行，经喉，环绕口唇，到目眶下。

分支：从气街浅出体表，沿大腿内侧进入腘窝中，再沿胫骨内侧，向下行至足底。

分支：从内踝后分出，向前斜行经足背，进入足大趾。

分支：从胞中分出，向后与督脉相通，向上循行于脊柱内。（图4-16）

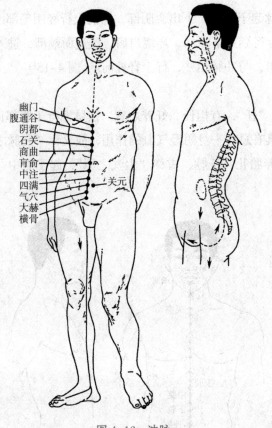

幽门
腹通谷
阴都
石关
商曲
肓俞
中注
四满
气穴
大赫
横骨

关元

图 4-16　冲脉

2. 生理功能

（1）调节十二经气血　"冲"，有要冲、要道之意。冲脉上行至头，下行至足，后行于背，前布于胸腹，贯穿全身，成为总领诸经气血的要冲，并能调节十二经气血。当脏腑经络气血有余时，冲脉能够加以贮存和涵蓄；当脏腑经络气血不足时，冲脉可以给予灌注和补充，从而调节和维持脏腑组织器官的正常生理功能活动，故有"十二经脉之海""五脏六腑之海"之称。

（2）调节月经，主司生殖　冲脉起于胞中，又称"血室""血海"。妇女月经与冲脉功能有着密切关系。《素问·上古天真论》说："太冲脉盛，月事以时下，故有子……太冲脉衰少，天癸竭，地道不通，故形坏而无子也。"

（四）带脉

1. 循行部位　带脉起于季胁部，斜向下行到带脉穴，横行绕身一周，环行于腰腹部。其脉前平脐，后平第 2 腰椎，并于带脉穴处向前下方沿髂骨上缘斜行腹部，下垂到少腹。（图 4-17）

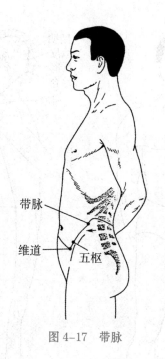

带脉

维道

五枢

图4-17　带脉

2. 生理功能

（1）约束诸经　"带"，有腰带、带领之意。带脉围腰一周，状如束带，能约束全身纵行的经脉，故称带脉。

（2）固护胎儿　带脉出自督脉（第2腰椎处），循行于腰腹之间，腰腹部为冲、任、督三条奇经脉气所发之处，且"冲为血海""任主胞胎"，故带脉与冲、任、督脉关系极为密切，能固护胎儿。

（3）主司妇女带下　《难经·二十九难》说："带之为病，腹满，腰溶溶若坐水中。"带脉不和，常可发生妇女月经不调、赤白带下等症。

（五）阴跷脉、阳跷脉

1. 循行部位　阴跷脉起于内踝下足少阴肾经的照海穴，沿着内踝后上行小腿、大腿内侧，经过阴部，向上沿腹、胸内侧，进入锁骨上窝，再向上行于人迎前，过颧部，到达鼻旁目内眦，与足太阳膀胱经和阳跷脉会合。（图4-18）

阳跷脉起于外踝下足太阳膀胱经的申脉穴，沿着外踝上行腓骨后缘，直上大腿部外侧，再向上经腹、侧胸部、肩部，过颈部上行挟口角，向上进入目内眦，与足太阳膀胱经和阴跷脉会合，再沿足太阳膀胱经上行过额部，与足少阳胆经会合于风池穴。（图4-19）

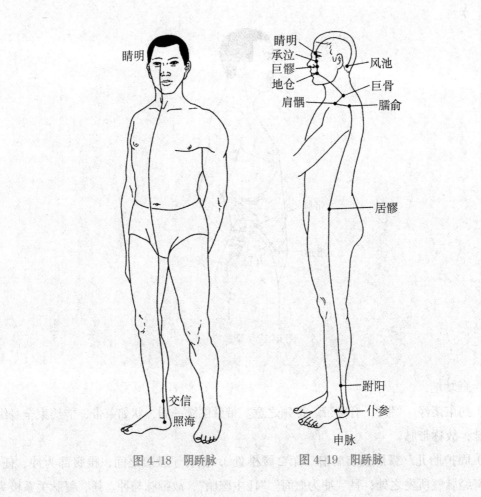

图 4-18　阴跷脉　　　　　图 4-19　阳跷脉

2. 生理功能

（1）阴跷脉主阴气、阳跷脉主阳气　跷脉从下肢内、外侧上达头面，阴跷脉主阴气，阳跷脉主阳气，具有交通全身阴阳之气的作用。

（2）濡养眼目，司眼睑开合　阴阳跷脉交会于目内眦，与足太阳经会合，入属于脑，能濡养眼目，司眼睑开合，且与人的睡眠活动有关。正如《灵枢·寒热病》说："阳气盛则瞋目，阴气盛则瞑目。"

（3）调节肢体运动　"跷"有跷捷之意。阴跷脉行于下肢内侧，阳跷脉行于下肢外侧，二者均起于足部，上达头面联络于脑，故跷脉具有调节肢体运动，促使下肢灵活跷捷的作用。

（六）阴维脉、阳维脉

1. 循行部位　阴维脉起于小腿内侧下端，向上沿大腿内侧循行到腹部，与足太阴脾经相合，上行过胸部，至咽部，与任脉会合于颈部。（图 4-20）

阳维脉起于足跟外侧，上行过外踝处，沿下肢外侧与足少阳胆经并行至髋关节部，经过胁肋后侧，从腋后面上肩，沿颈部到达前额，再折回到项后，合于督脉（图 4-21）。

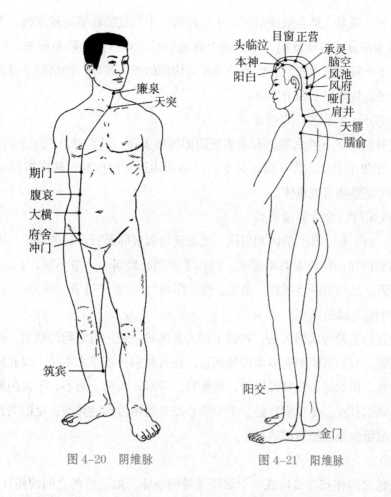

图 4-20　阴维脉　　　　　图 4-21　阳维脉

2. 生理功能　"维"，有维系、维络之意。阴维脉由下肢内侧上行，在颈部交会于任脉，而任脉"总任一身之阴"，为"阴脉之海"，故阴维脉具有维系并联络全身阴经的作用。阳维脉由下肢外侧上行，经前额，到项后合于督脉，而督脉"总督一身之阳"，为"阳脉之海"，故阳维脉具有维系并联络全身阳经的作用。

第四节　经络的生理功能

一、沟通联系

经络具有沟通表里上下、联系脏腑器官的作用。《灵枢·海论》说："夫十二经脉者，内属于腑脏，外络于肢节。"人体是由五脏六腑、四肢百骸、五官九窍、皮肉筋骨等组织器官所组成，通过经络的沟通、联络作用，使具有不同生理功能的各个部分形成了一个有机的整体。十二经脉、十二经别、奇经八脉、十五络脉纵横交错，入里出表，通上达下，相互属络脏腑，联系人体各脏腑组织。十二经筋、十二皮部联络筋脉皮肉，浮络和孙络联系人体各微细部分，这样就使人体的各个脏腑组织器官有机地联系起来，构成了一个表里、内外、上下彼此紧密联系、生理功能相对协调的统一整体。经络对全身脏腑组织器官的沟通和联系表现在以下四个方面。

（一）脏腑与体表肢节的联系

十二经脉内通于五脏六腑，形成表里阴阳属络关系。其经脉之气又向外散、络、结、聚于经筋，并散布于皮部，从而通过十二经脉的沟通，使皮肤、筋肉组织与内脏联系起来，形成一个完整的有机整体。

（二）脏腑与官窍之间的联系

目、舌、口、鼻、耳、前阴和后阴，是脏腑所属经脉循行经过的部位。因此，五官九窍通过经络的沟通而同内脏联系起来。例如手少阴心经属心，络小肠，上连"目系"，其别络上行于舌；足厥阴肝经属肝，络胆，绕"阴器"，上连"目系"等。

（三）脏腑之间的联系

十二经脉与脏腑的属络关系，加强了相为表里的一脏一腑之间的联系，而有的经脉还联系多个脏腑，有的脏腑则有多条经脉到达，还有经别补正经之不足，以此构成了脏腑之间的多种联系。例如足少阴肾经属肾，络膀胱，贯肝，入肺，络心；手太阴肺经、手阳明大肠经、足厥阴肝经、足少阴肾经、手少阴心经等均循行到达肺脏；足阳明胃经、足少阳胆经及足太阳膀胱经的经别都通过心。

（四）经脉之间的联系

十二经脉之间相互连接构成一个如环无端的整体，加之彼此之间的相互交叉、交会，以及通过经别、别络的交会联络，更加强了彼此之间的联系。此外，十二经脉还通过奇经八脉来加强联系。例如十二经脉的手足三阳经均会聚于督脉的大椎穴，阳维脉与督脉交会于风府穴，故称督脉为"阳脉之海"；十二经脉的足三阴经，以及奇经八脉中的阴维脉、冲脉均交会于任，足三阴经又上接手三阴经，故称任脉为"阴脉之海"；冲脉，前与任脉相并于胸中，后通于督脉，十二经脉又交会于督脉、任脉，加上冲脉上出于咽喉，渗灌诸阳经，下并于少阴经，渗灌三阴经，受纳了十二经脉中的气血，故称冲脉为"十二经脉之海"；督、任、冲三脉同起于胞中，称为"一源三歧"等。由于人体经络之间有着多方面、多层次的沟通与联系，因此，经络成为具有完整结构的机体调节系统。

二、运行气血

经络是人体气血运行的通道，可将营养物质输布至全身各个组织器官，使脏腑组织得以濡养和滋润，筋骨关节得以通利。《灵枢·本脏》说："经脉者，所以行血气而营阴阳，濡筋骨，利关节者也。"气血是人体生命活动的物质基础，人体各个组织器官，皆需要气血的濡润和温养，才能完成正常的生理功能活动。然而，气血通达全身，发挥其营养脏腑组织器官的作用，必须依赖于经络的传注。

三、感应传导

感应传导，是指经络对体内外的各种信息刺激的感受、接应，并把这种信息沿经络的循行路线传导到其他部位的作用。经络不仅有运行气血营养物质的功能，而且还有传导信息的作用。所以，经络也是人体各组成部分之间的信息传导网。当肌表受到某种刺激时，刺激量就沿着经脉传于体内有关脏腑，使该脏腑的功能发生变化，从而达到疏通气血和调整脏腑功能的目的。脏腑功能活动的变化也可通过经络而反映于体表。经络循行四通八达而至机体每一个局部，从而使每一局部成为整体的缩影。针刺中的"得气"和"行气"现象，就是经络感应传导作用的表现。

四、调节平衡

经络对于人体的气血、阴阳、脏腑功能具有调节作用。在生理状态下，当十二经脉及脏腑气血充盛而有余时，便溢注于奇经八脉，从而维护其十二经脉及脏腑中的气血正常；而当十二经脉及脏腑气血不足时，奇经八脉中的气血则溢注于十二经脉，补充其不足，以维护其正常。在疾病状态下，当机体气血阴阳发生偏盛偏衰时，可采用针刺、艾灸等手段，刺激经络，以激发经气，从而产生调节作用，使壅盛者泻其有余、衰弱者补其不足，从而达到治疗效果以恢复正常的目的。故《灵枢·经脉》说："经脉者，所以决死生，处百病，调虚实。"

第五节　经络学说的应用

经络学说不仅可以说明人体的生理功能，而且在阐释疾病病理变化、指导疾病诊断与治疗方面，也具有极为重要的价值。

一、说明病理变化

在生理状态下，经络有运行气血、感应传导的作用。当发生病变时，经络则是传注病邪和反映病变的途径。

（一）传注病邪

经络对于病邪的传注，主要表现在两个方面。

1. 表病传里　由于经络内属于脏腑，外布于肌表，因此当体表受到病邪侵袭时，可通过经络由表及里，由浅入深，逐次向里传变而波及脏腑。在正气虚弱的情况下，外邪乘虚侵袭人体，其传注规律是从皮毛依次传注于孙络、络脉、经脉和五脏六腑。例如外邪侵犯肌表，初见恶寒、发热、头身痛、脉浮等表证，继而可出现咳喘、胸痛等肺部病证。

2. 里病互传　脏腑间通过经络来沟通和联系，因而经络还可以成为脏腑之间病变相互影响、传变的渠道。例如肝气郁结，表现为两胁或少腹胀痛，进而可出现胃脘痛、腹泻等肝气犯胃或肝脾不调之病变。因为足厥阴肝经挟胃，故肝病可以影响脾胃。再如手少阴心经和手太阳小肠经相互络属，故心热可下移于小肠而致小便黄赤，甚则尿血。

（二）反映病证

内在脏腑与外在形体、官窍之间，通过经络而密切联系，故内脏病变可通过经络的传注反映于体表的组织器官，出现各种不同的病证。如脾胃虚弱，可见面色少华、神疲乏力、腹胀便溏、四肢不温、舌淡胖边有齿痕、脉细弱等症。另外，内脏病变还可在相应的经络、腧穴部位出现压痛、结节、隆起、凹陷、充血，或发生皮肤电阻、温度等异常变化。

二、指导疾病的诊治

（一）指导疾病的诊断

经络有一定的循行部位，并与脏腑有属络关系，可以反映所属脏腑的病证，因而临床诊断疾病时，可将疾病出现的症状和体征、经络循行的部位及其所联系的脏腑结合起来，作为诊断疾病的依据。例如胸痛伴心悸者，多为心的病变；胸痛伴咳嗽者，多是肺的病变；两胁疼痛，多是肝胆的病变。头痛在前额者，多与阳明经有关；头痛在两侧者，多与少阳经有关；头痛在头后部连项者，多与太阳经有关；头痛在颠顶者，多与厥阴经有关。

（二）指导临床治疗

1. 循经取穴　"经脉所过，主治所及。"经络按其络属脏腑和循行部位，其经穴都有相应的主治病证范围。所有经穴对经脉循行肢体部位的疾病和所属脏腑的病证都有治疗作用。针灸和按摩等疗法，通过刺激体表腧穴，激发经气，从而调节人体脏腑气血功能，达到防治疾病的目的。腧穴的选取，是以经络学说为指导，一般多在病变的局部或邻近部位或其相关经络循行的远隔部位上取穴。

2. 分经用药　药物以经络为通道，以气血为载体，通过经络的传输，到达病所而发挥治疗作用。分经用药是指某些药物能治疗某经所属的病证。分经用药是运用经络学说对药物的性能进行分析和归类的具体体现。古代医家经过多年的探索和实践，发现某些药物对某一脏腑或某经有特殊的选择性作用，逐渐形成了"药物归经"理论。例如柴胡归肝胆经，可治疗少阳病证。在药物归经基础上，倡导分经用药，由此创立了"引经报使"理论。例如，羌活、白芷、柴胡分别归手足太阳、阳明、少阳经，治疗太阳经头痛可用羌活，治阳明经头痛可用白芷，治少阳经头痛可用柴胡。羌活、白芷、柴胡，还能作为他药的向导，引导他药归入上述各经而发挥治疗作用。

***

复习思考

A1 型题

1. 经络系统的主干是（　　　）

    A. 经脉　　　　　　　　B. 络脉　　　　　　　　C. 经筋

    D. 皮部　　　　　　　　E. 经别

2. 最细小的络脉是指（　　　）

    A. 孙络　　　　　　　　B. 别络　　　　　　　　C. 皮部

    D. 浮络　　　　　　　　E. 经别

3. 十二经脉的循行走向规律是（　　　）

    A. 手三阴经从胸走手　　　　　　　B. 手三阳经从手走头

    C. 足三阳经从头走足　　　　　　　D. 足三阴经从足走腹胸

    E. 以上都对

4. 下列各组经脉中，从足趾走向腹腔、胸腔的是（　　　）

    A. 肝、胆、肾经　　　　B. 肝、脾、胃经　　　　C. 肾、膀胱、胃经

    D. 脾、肝、肾经　　　　E. 肾、脾、胃经

5. 十二经脉名称由哪几部分组成（　　　）

    A. 阴阳、五行、脏腑　　　　　　　B. 五行、手足、阴阳

    C. 脏腑、手足、五行　　　　　　　D. 手足、阴阳、脏腑

    E. 以上都不是

6. 足太阴经所属的脏腑是（　　　）

    A. 心　　　　　　　　　B. 肺　　　　　　　　　C. 肝

    D. 胆　　　　　　　　　E. 脾

7. 心包的经脉名称是（　　　）

    A. 手太阴经　　　　　　B. 手厥阴经　　　　　　C. 手阳明经

    D. 手少阴经　　　　　　E. 手少阳经

8. 十二经脉中相表里的阴经与阳经相交接于（　　　）

    A. 胸中　　　　　　　　B. 腹中　　　　　　　　C. 头面部

    D. 手足末端　　　　　　E. 以上都不是

9. 十二经脉中阴经与阴经相交接于（　　　）

    A. 胸中 　　　　　　　　B. 腹中 　　　　　　　　C. 头面部

    D. 手足末端 　　　　　　E. 胸腹中

10. 十二经脉中，手足阳经相交接于（　　　）

    A. 手指端 　　　　　　　B. 足趾 　　　　　　　　C. 头面

    D. 胸中 　　　　　　　　E. 腹

11. 手足阳经在四肢的分布规律是（　　　）

    A. 太阳在前，少阳在中，阳明在后

    B. 太阳在前，阳明在中，少阳在后

    C. 阳明在前，太阳在中，少阳在后

    D. 阳明在前，少阳在中，太阳在后

    E. 以上都不是

12. 内踝上 8 寸以下，循行于下肢内侧前缘的经脉是（　　　）

    A. 足太阴脾经 　　　　　B. 足厥阴肝经 　　　　　C. 足阳明胃经

    D. 足少阴肾经 　　　　　E. 足少阳胆经

13. 手少阴心经循行于（　　　）

    A. 上肢内侧后缘 　　　　B. 上肢内侧前缘 　　　　C. 上肢外侧后缘

    D. 上肢外侧前缘 　　　　E. 上肢内侧中线

14. 足太阳膀胱经的循行部位是（　　　）

    A. 下肢内侧中线 　　　　B. 下肢内侧后缘 　　　　C. 下肢外侧中线

    D. 下肢外侧后缘 　　　　E. 下肢外侧前缘

15. 分布于头侧的经脉是（　　　）

    A. 阳明经 　　　　　　　B. 太阳经 　　　　　　　C. 少阳经

    D. 厥阴经 　　　　　　　E. 少阴经

16. 与行于上肢内侧中线的经脉相表里的经脉是（　　　）

    A. 心包经 　　　　　　　B. 大肠经 　　　　　　　C. 小肠经

    D. 三焦经 　　　　　　　E. 心经

17. 下列有表里关系的经脉是（　　　）

    A. 手太阴与手少阳 　　　B. 足厥阴与足少阳

    C. 手少阴与手阳明 　　　D. 足太阴与足太阳

    E. 手厥阴与手太阳

18. 按十二经脉流注次序，胃经之前是（　　　）

    A. 肝经 　　　　　　　　B. 大肠经 　　　　　　　C. 心包经

D. 三焦经　　　　　　　E. 脾经

19. 按十二经脉流注次序，与足厥阴肝经终端相接的是（　　　）

    A. 足少阳胆经　　　　　　B. 手厥阴心包经

    C. 手少阳三焦经　　　　　D. 手太阴肺经

    E. 手少阴心经

20. 下列十二经脉流注次序中，哪项是错误的（　　　）

    A. 肝经→胆经　　　　　　B. 心经→小肠经

    C. 脾经→心经　　　　　　D. 肺经→大肠经

    E. 肾经→心包经

21. 既被称为"血海"，又被称为"十二经脉之海"的经脉是（　　　）

    A. 冲脉　　　　　　　　　B. 任脉

    C. 督脉　　　　　　　　　D. 带脉

    E. 以上都不是

22. 具有约束纵行诸经作用的经脉是（　　　）

    A. 冲脉　　　　　　　B. 任脉　　　　　　　C. 督脉

    D. 带脉　　　　　　　E. 阴维脉

23. 奇经八脉中，为"阴脉之海"的经脉是（　　　）

    A. 冲脉　　　　　　　B. 带脉　　　　　　　C. 督脉

    D. 任脉　　　　　　　E. 阴维脉

24. 与月经关系最密切的奇经是（　　　）

    A. 冲脉、督脉　　　　　　B. 任脉、带脉

    C. 冲脉、任脉　　　　　　D. 督脉、带脉

    E. 阴维脉、阳维脉

25. 循行于腰背部正中线的是（　　　）

    A. 任脉　　　　　　　B. 肾经　　　　　　　C. 督脉

    D. 膀胱经　　　　　　E. 肝经

26. 下列哪项不属于经络的生理功能（　　　）

    A. 联系脏腑，沟通内外

    B. 运行气血，营养全身

    C. 感应传导，调节平衡

    D. 反应病候，辨证归经

    E. 以上都不是

B1 型题

A. 经别   B. 浮络   C. 别络

D. 正经   E. 奇经

27. 主要加强相为表里两经间在体表联系的是（　　　）

28. 在人体上肢无分布的是（　　　）

A. 足少阴肾经   B. 足太阳膀胱经   C. 任脉

D. 督脉   E. 冲脉

29. 沿脊柱两旁循行的是（　　　）

30. 沿脊柱里面上行的是（　　　）

扫一扫，知答案

扫一扫，看课件

第五章

体 质

【学习目标】

1. 掌握体质的概念，体质的分类和特征。

2. 熟悉体质的构成和特点。

3. 了解体质的生理学基础及体质学说的应用。

中医体质学，是以中医理论为指导，研究人体体质的概念、形成、特征、类型、差异规律，以及其对疾病发生、发展、演变过程的影响，并以此指导疾病预防、诊断、治疗及养生康复的一门学科。

中医体质理论源于《黄帝内经》，其中有对体质的特征、形成、分类，以及体质与疾病的病机、诊断、治疗、预防关系的详细论述。如《灵枢·论痛》说："筋骨之强弱，肌肉之坚脆，皮肤之厚薄，腠理之疏密……肠胃之厚薄坚脆亦不等。"后世医家进一步丰富和发展了《黄帝内经》的体质学内容，并十分重视在养生、预防及辨证论治等医疗实践中的应用。

每个不同的个体在形质、功能、心理上存在着各自的特殊性，这种个体在生理上的身心特性即体质。体质决定了机体生理反应的特异性、机体对某种致病因素的易感性和所产生病变的倾向性。因此，对体质问题的重视和研究，有助于从整体上把握个体的生命特征，有助于分析疾病的发生、发展和演变规律，对疾病的预防、诊断、治疗及养生康复具有重要意义。

第一节 体质的概述

一、体质的概念

体质是指人体生命过程中，在先天禀赋和后天获得的基础上所形成的形态结构、生理功能和心理状态方面综合的相对稳定的固有特质。换言之，体质是人群中的个体，禀受于先天，受后天影响，在其生长、发育和衰老过程中所形成的与自然、社会环境相适应的相对稳定的人体个性特征。

二、体质的构成

人体正常的生命活动是形与神的协调统一，"形神合一"是生命存在和健康的特征。形壮则神旺，形衰则神衰。体质概念包括形与神两方面的内容，一定的形态结构必然产生相应的生理功能和心理特征，而良好的生理功能和心理特征是正常形态结构的反映，两者相互依存、相互影响，在体质的固有特征中综合地体现出来。因而体质由形态结构、生理功能和心理特征三个方面的差异性构成。

（一）形态结构的差异性

人体形态结构上的差异性是个体体质特征的重要组成部分，包括外部形态结构和内部形态结构，两者是有机的整体，外部形态结构是体质的外在表现，内部形态结构是体质的内在基础。形态结构在内部结构完好、协调的基础上，主要通过身体外部形态体现出来，故人的体质特征首先表现为体表形态、体格、体型等方面的差异。

体表形态是个体外观形态的特征，包括体重、性征、体姿、面色、毛发、舌象、脉象等。体格是指反映人体生长发育水平、营养状况和锻炼程度的状态，一般通过观察和测量身体各部分的大小、形状、匀称程度，以及体重、胸围、肩宽、骨盆宽度和皮肤与皮下软组织情况来判断，是反映体质的标志之一。体型是指身体各部位大小比例的形态特征，又称身体类型，是衡量体格的重要指标。中医观察体型，主要观察形体之肥瘦长短、皮肉之厚薄坚松、肤色之黑白苍嫩的差异等，其中尤以肥瘦最有代表性。

（二）生理功能的差异性

形态结构是产生生理功能的基础，个体不同的形态结构特点决定着机体生理功能及对刺激反应的差异，而机体生理功能的个性特征，又会影响其形态结构，引起一系列相应的改变。因此，生理功能上的差异也是体质特征的组成部分。

人体的生理功能是其内部形态结构完整性的反映，也是脏腑经络及精、气、血、津液功能协调的体现。因此，人体生理功能的差异反映了脏腑功能的盛衰。诸如心率、心律、面色、唇色、脉象、舌象、呼吸状况、语声的高低、食欲、口味、体温、对寒热的喜恶、二便情况、生殖功能、女子月经情况、形体的动态及活动能力、睡眠状况、视听觉、触嗅觉、耐痛的程度、皮肤肌肉的弹性、毛发的多少和光泽等，均是脏腑经络及精、气、血、津液生理功能的反映，是了解体质状况的重要内容。

（三）心理特征的差异性

心理是指客观事物在大脑中的反映，是感觉、知觉、情感、记忆、思维、性格、能力等的总称，属于中医学神的范畴。其中性格是比较稳定的，具有核心意义的个性心理特征。中医学认为形与神是统一的，某种特定的形态结构往往表现为某种相应的心理倾向。如《灵枢·阴阳二十五人》称，具有"圆面，大头，美肩背，大腹，美股胫，小手足，多肉，上下对称"等形态特征的土形人，多具有"安心，好利人，不喜权势，善附人"等心理特征。不同脏腑的功能活动，总是表现为某种特定的情感、情绪反应与认知活动，如《素问·阴阳应象大论》说："人有五脏化五气，以生喜怒悲忧恐。"人体脏腑精气及其功能活动不同，个体所表现的情志活动也有差异，如有的人善喜、有的人善悲、有的人勇敢、有的人胆怯等。

每个个体都有自己的体质特点，人的体质特点或隐或显地体现于健康或疾病过程中。因此，体质实际上就是人群在生理共性的基础上，不同个体所具有的生理特殊性。

三、体质的特点

（一）先天遗传性

父母的生殖之精是生命个体形成的基础，人的外表形态、脏腑功能、精神情志等个性特征均形成于胎儿期，并取决于遗传背景。由遗传背景所决定的体质差异是维持个体体质特征相对稳定的重要条件。

（二）相对稳定性

先天禀赋决定着个体体质的相对稳定性，体质是一个随个体发育的不同阶段而演变的生命过程。在生命过程的某一阶段，体质状态具有相对的稳定性，不会发生骤然改变，从而使各个生命阶段呈现出不同的体质特点。

（三）动态可变性

先天禀赋决定着个体体质的相对稳定性和个体体质的特异性，后天的生活环境、营养状况、饮食习惯、精神因素、年龄变化、疾病损害、针药治疗等，都会引起机体体质的改变，因而体质具有可变性。体质的可变性具有两个基本规律，一是机体随着年龄的变化呈现出特有的体质特点；二是由外来因素作用导致体质状态的变化。

（四）差异多样性

体质特征因人而异，具有明显的个体差异性，且千变万化，呈现出多样性特征。它通过人体形态、功能和心理活动的差异现象表现出来，因此个体多样性差异现象是体质学说研究的核心内容，因人制宜的养生保健和辨证论治思想正是基于这种特异性及差异性。

（五）群类趋同性

同一种族或聚居在同一地域的人，因为生存环境和生活习惯大致相同，遗传背景和生存环境具有同一性和一致性，从而使特定人群的体质呈现相同或类似的特点，形成了地域人群的不同体质特征，使特定人群的体质呈现类似的特征，这就是群类趋同性。

（六）连续可测性

不同体质类型的人，体质的特征伴随着生命自始至终的全过程，并多具有循着某种特征体质固有的发展演变规律而缓慢演化的趋势。体质的这种可预测性，为治未病提供了可能。

（七）后天可调性

体质既是相对稳定的，又是动态可变和连续可测的，这就为改善体质的偏颇、防治疾病提供了可能。一方面可以针对各种体质类型及早采取相应的干预措施，纠正和改善体质的偏颇，以减少个体对疾病的易感性，预防疾病的发生。另一方面可针对各种不同的体质类型，将辨证论治与中医体质学相结合，更好地提高治疗效果。

四、体质的标志

（一）体质的评价指标

1. 身体的形态结构状况，包括体表形态、体格、体型，以及内部的结构和功能的完整性、协调性。

2. 身体的功能水平，包括机体的新陈代谢和各器官、系统的功能，特别是心血管、呼吸系统的功能。

3. 身体的素质及运动能力水平，包括速度、力量、耐力、灵敏性、协调性，以及走、跑、跳、投、攀越等身体的基本活动能力。

4. 心理的发育水平，包括智力、情感、行为、感知觉、个性、性格、意志等方面。

5. 适应能力，包括对自然环境、社会环境和各种精神心理环境的适应能力，以及对病因、疾病损害的抵抗、调控、修复能力。

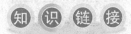

体质与素质

素质是人先天的解剖生理特点，主要是感觉运动器官和神经系统方面的特点，是能力发展的自然前提和基础。身体素质是指人体的基本活动能力，是人体各器官系统的功能在肌肉工作中的反映。人体功能在肌肉工作中反映出来的力量、速度、耐久力、灵敏性、柔韧性、协调性和平衡性等能力统称为身体素质。在体质学中，身体素质和运动能力是体质的重要组成部分，是反映人的体质好坏的主要方面之一，它与人的体型、体格、功能、神经和心理等均有密切关系。

（二）理想体质的标志

理想体质是指人体在充分发挥遗传潜力的基础上，通过后天的积极培育，使机体的形态结构、生理功能、心理活动及适应能力等各方面得到全面发展，而形成的相对良好的状态。其具体标志主要有以下几方面。

1. 身体发育良好，体格健壮，体型匀称，体重适当。

2. 声音洪亮有力，双目有神，双耳聪敏，牙齿清洁坚固，面色红润，须发润泽，肌肉皮肤富有弹性。

3. 睡眠良好，食欲旺盛，二便正常，脉象和缓均匀。

4. 动作灵活，有较强的运动与劳动等身体活动能力。

5. 精力充沛，情绪乐观，性格随和，感觉灵敏，意志坚强，记忆力强。

6. 处事态度积极、镇定而有主见，富有理性和创造性。

7. 应变能力和适应能力强，能适应各种环境，具有较强的抗干扰、抗不良刺激和抗病的能力。

第二节　体质的生理学基础

体质是个体在遗传的基础上，在内外环境的影响下，在生长发育的过程中所形成的个性特征。人体体质，其禀受于先天，长养于后天，因而体质的形成、发展和变化受到机体内外环境多种因素的共同影响。

一、体质与脏腑经络及精气血津液的关系

精、气、血、津液等物质和脏腑经络等组织器官所构成的人体，以五脏为中心构成五大生理系统。五脏系统的功能活动，以精、气、血、津液作为重要物质，调节着人体内外环境的协调平衡。体质形成的生理学基础不可能离开脏腑经络和精、气、血、津液而单独存在。

（一）体质与脏腑经络的关系

人体体质的差异，是由脏腑经络的生理功能和形态上的特殊性决定的。脏腑是构成人体并维持正常生命活动的中心，人体的各项生理活动均离不开脏腑，脏腑的形态结构和

功能特点是构成并决定体质差异的最根本因素。脏腑功能活动的差异，决定着体质的强弱与优劣。脏腑功能活动旺盛，精、气、血、津液充足，则体质强壮，正气充足，抗邪能力强，身体健康而少病；脏腑功能活动减弱，精、气、血、津液不足，则体质虚弱或有偏颇，正气不足，抗邪能力弱，易感邪而患病。

经络内属于脏腑，外络于肢节，是人体气血运行的道路。体质取决于脏腑功能活动的强弱和各脏腑功能活动的协调，经络通过运行气血联系沟通以协调脏腑功能。脏居于内，形见于外。一般而言，经络之气不足，则体质较差，抗邪能力弱，易感邪而患病；经络之气充足，则体质较好，抗邪能力强，不易感邪而传变。个体不同，脏腑精气阴阳的盛衰及经络气血的多少不同，表现于外的形体也就具有差异性。

（二）体质与精、气、血、津液的关系

精、气、血、津液是脏腑经络功能活动的物质基础，故体质所反映的个体差异，也取决于精、气、血、津液的盛衰。脏腑精气的盛衰，经络气血的多寡，决定着体质的强弱，并影响着体质的类型，故精、气、血、津液是决定人体生理特点和体质特征的重要物质。

总之，人体的脏腑、经络的结构变化和功能的盛衰，以及精、气、血、津液的盈亏，都是决定人体体质的重要因素。体质是因脏腑经络、精气血津液的盛衰和偏颇而形成的个体特征，人体体质的差异性反映了机体内在脏腑经络、精气血津液的功能状况。

二、影响体质的因素

体质特征取决于脏腑经络及其精、气、血、津液的强弱偏颇。因此，凡能影响脏腑经络、精、气、血、津液的因素，均可影响体质。

（一）先天禀赋

先天禀赋，是指子代出生以前在母体内所禀受的一切，包括父母生殖之精的质量、父母血缘关系所赋予的遗传性、父母生育的年龄，以及在母体内孕育过程中母亲是否注意养胎和妊娠期疾病所导致的一切影响。先天禀赋是体质形成的基础，是人体体质强弱的前提条件。父母生殖之精的盈亏盛衰和体质特征决定着子代禀赋的厚薄强弱，影响其体质。因此，父母体质的阴阳偏颇和功能活动的差异，可使子代也有同样的倾向性。父母形质精血的强弱盛衰，造成了子代禀赋的不同，表现出体质的差异，诸如身体强弱、肥瘦、刚柔、长短、肤色、性格、气质，乃至先天性生理缺陷和遗传性疾病。先天之精充盈，则禀赋足而周全，出生之后体质强壮而少偏颇；先天之精不足，禀赋虚弱或偏颇，可使小儿生长发育障碍，影响身体素质和心理素质的健康发展。在体质的形成过程中，先天因素起着关键性作用，它确定了体质的"基调"。然而先天因素只是对体质的发展提供了可能性，而体质的发育和定型，还受后天各种因素综合作用的影响。

（二）年龄

随着年龄的增长，人体的结构、功能和代谢常发生着不同的生理变化，从而决定了不同年龄阶段的体质差异。在人的生、长、壮、老、已的生命过程中，脏腑精气由弱到强，又由盛至衰，一直影响着人体的生理活动和心理变化，从而决定着人体体质的演变。

小儿生机旺盛，精气阴阳蓬勃生长，称为"纯阳之体"，然其精气阴阳尚未充分成熟，又称为"稚阴稚阳"。小儿的体质特点前人概括为：脏腑娇嫩，形体未充，筋骨未坚，肌肤柔嫩，神气怯弱，易虚易实，易寒易热。成年人精、气、血、津液充盛，脏腑功能强健，体质比较稳定。老年人因脏腑功能衰退，体质常表现出精气神渐衰，阴阳失调，代谢减缓，气血郁滞等特点。

（三）性别

男女在先天禀赋、身体形态、脏腑结构、心理特征等方面存在着差别，相应的生理功能、心理特征也就有区别，因而体质上存在着性别差异。男为阳，女为阴。男性多禀受阳刚之气，脏腑功能较强，体魄健壮魁梧，能胜任繁重的体力和脑力劳动，性格多外向、粗犷、心胸开阔；女性多禀阴柔之气，脏腑功能较弱，体形小巧苗条，能胜任比较细致的工作，性格多内向、喜静、细腻，多愁善感。男子以肾为先天，以精、气为本；女子以肝为先天，以血为本。男子多用气，故气常不足；女子多用血，故血常不足。男子病多在气分，女子多病在血分。此外，女子具有经、带、胎、产、乳等生理特点，故女子体质特征是气盛血虚，后世医家据此体质特征强调女子以血为本的治疗指导思想。而男子因生理功能原因，其精气易亏，故体质特征多见精气虚少，故后世有"男子以精为本"之说。

（四）地理环境

人生活在一定的区域，各地区的气候条件和水土条件不同，物产不同，饮食结构、工作方式和生活习惯也不相同。人在适应生存环境的过程中逐渐形成了体质上的差异性，不同区域人群的形态肤色、生理功能、易患疾病各有其特殊性。一般而言，北方人形体多壮实，腠理致密，居处多寒，易形成阳虚体质；东南之人形体多瘦弱，腠理疏松，居处多湿，易形成湿热体质；濒海临湖之人，多痰多湿；居住地寒冷潮湿，易形成阴盛体质或湿盛体质。

（五）饮食营养

饮食是人体生长发育的物质基础，长期的饮食习惯，饮食物的品种、质量对人体体质影响极大。合理的饮食，充足而全面的营养，可增强人的体质。饮食失调，营养不当，或长期营养不良，则必然给体质带来不良影响，以致体质虚弱，抗病能力弱，容易生病。长期饮食偏嗜，使体内某种物质缺乏或过多，可引起人体脏气偏盛或偏衰，形成有偏颇趋向的体质，甚则成为导致某些疾病的原因。如嗜食肥甘厚味可助湿生痰，形成痰湿体质；嗜食辛辣则易化火伤阴，形成阴虚火旺体质。

（六）精神情志

精神情志，贵在和调。精神情志活动的产生和维持，依赖于脏腑的功能活动，并以精、气、血、津液为物质基础。然而，精神情志的变化，则可以通过影响脏腑精气的变化，进而影响人体的体质。若情志和调，则气血调畅，脏腑功能协调，体质强壮；若长期强烈的精神情志刺激，持久不懈的情志活动，超过了生理调节能力，可致脏腑精气不足或紊乱，从而给体质造成不良影响。如情绪急躁者，易患眩晕、中风等病证；忧愁日久，郁闷寡欢者，易诱发癌症。因此，保持良好的精神状态，对人的体质健康十分有益。

总之，体质禀赋于先天，受制于后天。除上述因素外，体育锻炼、劳逸损伤、婚育、疾病与药物等也影响着体质的形成。因而，体质在上述因素的共同影响下，形成了不同个体的体质特征。

第三节　体质的分类

体质的差异现象是先天禀赋与后天多种因素共同作用的结果。这种差异，既有因生存空间上存在的地域性差异而形成的群体差异，又有在相同的生存空间，但因禀赋、生活方式、行为习惯的不同而形成的个体差异；既有不同个体间的差异，又有同一个体不同生命阶段的差异。对纷繁的体质现象进行比较分类，才能更好地把握个体的体质差异规律及体质特征，以指导临床实践。

一、体质的分类方法

体质的分类方法是认识和掌握体质差异性的重要手段。中医学体质的分类，是以整体观念为指导思想，以阴阳五行学说为思维方法，以藏象及精气血津液神为理论基础而进行的。《黄帝内经》以阴阳五行、脏腑气血形志作为分类依据，提出阴阳划分法、五行划分法、形态与功能特征分类法、心理特征分类法等不同方法。后世医家在此基础上，结合临床实践丰富和发展了中医体质分类学说。张景岳等采用藏象阴阳分类法，叶天士等以阴阳属性分类，章虚谷则以阴阳虚实分类。现代医家从临床实践角度对现代人常见体质进行分类，有四分法、五分法、六分法、七分法、九分法、十二分法等，其分类的基础，是脏腑经络及精气血津液的构成与功能的差异。

体质的生理学基础是脏腑经络及精、气、血、津液的盛衰，脏腑精气阴阳及其功能的差异和经络气血之偏颇，导致个体之间在生命活动表现形式上的某种倾向性和属性上偏阴偏阳的差异性，决定了人类体质现象的多样性和体质类型的出现。运用阴阳分类方法对体质进行分类是体质分类的基本方法。

二、常用体质分类及其特征

阴阳平和之质应该是理想的体质，不过，机体的阴阳、精气在正常生理状态下，总是处于动态的消长变化之中，因此使正常体质出现偏阴或偏阳的状态。人体正常体质大致可分为阴阳平和质、偏阳质和偏阴质三种类型。

（一）阴阳平和质

阴阳平和质是功能较为协调的体质类型。体质特征为：身体强壮，胖瘦适度；面色与肤色虽有五色之偏，但都明润含蓄；目光有神，性格开朗、随和；食量适中，二便通调；舌红润，脉象缓匀；夜眠安和，精力充沛，反应灵活，思维敏捷，工作潜力大；自身调节和对外适应能力强。

具有这种体质特征的人，不易感受外邪，较少生病。即使患病，多为表证、实证，且易于治愈，康复亦快，甚至不药而愈。如果后天调养得宜，无暴力外伤、慢性疾患及不良生活习惯，其体质不易改变，易获长寿。

（二）偏阳质

偏阳质是指具有亢奋、偏热、多动等特点的体质类型。体质特征为：形体适中或偏瘦，但较结实；面色多略偏红或微苍黑，或呈油性皮肤；食量较大，消化吸收功能健旺，大便易干燥，小便易黄赤；平时畏热喜冷，或体温略偏高，动则易出汗，喜饮水；唇、舌偏红，苔薄易黄，脉多滑数；性格外向，喜动好强，易急躁，自制力较差；精力旺盛，动作敏捷，反应灵敏，性欲较强。

具有这种体质特征的人，对风、暑、热等阳邪的易感性较强，受邪发病后多表现为热证、实证，并易化燥伤阴；皮肤易生疖疮；内伤杂病多见火旺、阳亢或兼阴虚之证；容易发生眩晕、头痛、心悸、失眠及出血等。

（三）偏阴质

偏阴质是指具有抑制、偏寒、多静等特点的体质类型。体质特征为：形体适中或偏胖，但较弱，容易疲劳；面色偏白而欠华；食量较小，消化吸收功能一般；平时畏寒喜热，或体温偏低；唇舌偏白偏淡，脉多迟缓；性格内向，喜静少动，或胆小易惊；精力偏弱，动作迟缓，反应较慢，性欲偏弱。

具有这种体质特征的人，对寒、湿等阴邪的易感性较强，受邪发病后多表现为寒证、虚证；表证易传里或直中内脏；冬天易生冻疮；内伤杂病多见阴盛、阳虚之证；容易发生湿滞、水肿、痰饮、血瘀等病证。

应当指出，在体质分类上所使用的阴虚、阳虚、阳亢及痰饮、血瘀等名词，与辨证论治中所使用的证候名称是不同的概念。证候是对疾病某一阶段或某一类型的病变本质的分析和概括，而体质反映的是一种在非疾病状态下就已存在的个体特异性。

附：九种常见体质的判定标准（中华中医药学会标准）

1. 平和质（A型）

总体特征： 阴阳气血调和，以体态适中、面色红润、精力充沛等为主要特征。

形体特征： 体形匀称健壮。

常见表现： 面色、肤色润泽，头发稠密有光泽，目光有神，鼻色明润，嗅觉通利，唇色红润，不易疲劳，精力充沛，耐受寒热，睡眠良好，胃纳佳，二便正常，舌色淡红，苔薄白，脉和缓有力。

心理特征： 性格随和开朗。

发病倾向： 平素患病较少。

对外界环境适应能力： 对自然环境和社会环境适应能力较强。

2. 气虚质（B型）

总体特征： 元气不足，以疲乏、气短、自汗等气虚表现为主要特征。

形体特征： 肌肉松软不实。

常见表现： 平素语音低弱，气短懒言，容易疲乏，精神不振，易出汗，舌淡红，舌边有齿痕，脉弱。

心理特征： 性格内向，不喜冒险。

发病倾向： 易患感冒、内脏下垂等病；病后康复缓慢。

对外界环境适应能力： 不耐受风、寒、暑、湿邪。

3. 阳虚质（C型）

总体特征： 阳气不足，以畏寒怕冷、手足不温等虚寒表现为主要特征。

形体特征： 肌肉松软不实。

常见表现： 平素畏冷，手足不温，喜热饮食，精神不振，舌淡胖嫩，脉沉迟。

心理特征： 性格多沉静、内向。

发病倾向： 易患痰饮、肿胀、泄泻等病；感邪易从寒化。

对外界环境适应能力： 耐夏不耐冬；易感风、寒、湿邪。

4. 阴虚质（D型）

总体特征： 阴液亏少，以口燥咽干、手足心热等虚热表现为主要特征。

形体特征： 体形偏瘦。

常见表现： 手足心热，口燥咽干，鼻微干，喜冷饮，大便干燥，舌红少津，脉细数。

心理特征： 性情急躁，外向好动，活泼。

发病倾向： 易患虚劳、失精、不寐等病；感邪易从热化。

对外界环境适应能力： 耐冬不耐夏；不耐受暑、热、燥邪。

5.痰湿质（E型）

总体特征：痰湿凝聚，以形体肥胖、腹部肥满、口黏苔腻等痰湿表现为主要特征。

形体特征：体形肥胖，腹部肥满松软。

常见表现：面部皮肤油脂较多，多汗且黏，胸闷，痰多，口黏腻或甜，喜食肥甘甜黏，苔腻，脉滑。

心理特征：性格偏温和、稳重，多善于忍耐。

发病倾向：易患消渴、中风、胸痹等病。

对外界环境适应能力：对梅雨季节及湿重环境适应能力差。

6.湿热质（F型）

总体特征：湿热内蕴，以面垢油光、口苦、苔黄腻等湿热表现为主要特征。

形体特征：形体中等或偏瘦。

常见表现：面垢油光，易生痤疮，口苦口干，身重困倦，大便黏滞不畅或燥结，小便短黄，男性易阴囊潮湿，女性易带下增多，舌质偏红，苔黄腻，脉滑数。

心理特征：容易心烦急躁。

发病倾向：易患疮疖、黄疸、热淋等病。

对外界环境适应能力：对夏末秋初湿热气候，湿重或气温偏高环境较难适应。

7.血瘀质（G型）

总体特征：血行不畅，以肤色晦黯、舌质紫黯等血瘀表现为主要特征。

形体特征：胖瘦均见。

常见表现：肤色晦黯，色素沉着，容易出现瘀斑，口唇黯淡，舌黯或有瘀点，舌下络脉紫黯或增粗，脉涩。

心理特征：易烦，健忘。

发病倾向：易患癥瘕及痛证、血证等。

对外界环境适应能力：不耐受寒邪。

8.气郁质（H型）

总体特征：气机郁滞，以神情抑郁、忧虑脆弱等气郁表现为主要特征。

形体特征：形体瘦者为多。

常见表现：神情抑郁，情感脆弱，烦闷不乐，舌淡红，苔薄白，脉弦。

心理特征：性格内向不稳定、敏感多虑。

发病倾向：易患脏躁、梅核气、百合病及郁证等。

对外界环境适应能力：对精神刺激适应能力较差；不适应阴雨天气。

9.特禀质（I型）

总体特征：先天失常，以生理缺陷、过敏反应等为主要特征。

形体特征：过敏体质者一般无特殊；先天禀赋异常者或有畸形，或有生理缺陷。

常见表现：过敏体质者常见哮喘、风团、咽痒、鼻塞、喷嚏等；患遗传性疾病者有垂直遗传、先天性、家族性特征；患胎传性疾病者具有母体影响胎儿个体生长发育及相关疾病特征。

心理特征：随禀质不同情况各异。

发病倾向：过敏体质者易患哮喘、荨麻疹、花粉症及药物过敏等；遗传性疾病如血友病、先天愚型等；胎传性疾病如五迟（立迟、行迟、发迟、齿迟和语迟）、五软（头软、项软、手足软、肌肉软、口软）、解颅、胎惊等。

对外界环境适应能力：适应能力差，如过敏体质者对易致过敏季节适应能力差，易引发宿疾。

第四节　体质学说的应用

人体的生理特殊性是体质学说研究的重点内容，体质的特殊性是由脏腑经络的偏颇、精气阴阳的盛衰所决定的，反映了机体阴阳运动形式的特殊性。由于体质的特异性、多样性和可变性，形成了个体对疾病的易感倾向、病变性质、疾病过程及其对治疗的反应等方面的明显差异。体质学说在临床诊疗中具有重要的应用价值，治疗则强调"因人制宜"，不同类型的体质决定了不同个体对某些病因、疾病的特殊易感性和病理过程具有一定的倾向性。什么体质的人容易受邪，受什么样的邪，受邪后发生什么性质的疾病，这在相当程度上取决于体质类型。在临床诊疗中，不仅可以根据体质的特点、构成及其影响因素等对人体进行治疗，还可借此指导养生，使人体功能达到平衡状态。

一、说明病因的易感性

个体对某些病邪的易感性、耐受性是由体质因素决定的。体质体现了机体自身生理范围内偏阴偏阳、偏寒偏热的类型偏颇，从而决定了不同个体的功能状态不同，其对外界刺激的反应性、亲和性、耐受性也就不同。例如，偏阳质者，易感风、热、暑邪而耐寒。感受暑热之后易伤阴；感受风邪易伤肺。偏阴质者，易感寒、湿之邪而耐热。感寒邪入里易伤阳；湿邪入里易伤脾阳。正如清代医家吴德汉所说："易寒为病者，阳气素弱；易热为病者，阴气素衰。"

体质因素还决定着发病的倾向性。一般而言，小儿脏腑稚嫩，易患咳喘、腹泻、食积等疾。年高之人，脏腑精气多虚，易患痰饮、咳喘、心悸、眩晕、消渴等病。肥人易患中风、眩晕；瘦人易患肺痨、咳嗽等。另外，由于脏腑精气盈亏偏颇不同，人对外界刺激的反应性有差异，使情志症状的产生有一定的选择性和倾向性。遗传性疾病、先天性疾病及过敏性疾病的发生，也与个体体质密切相关。

二、阐释发病原理

疾病发生与否，主要取决于正气的盛衰，而体质正是正气盛衰偏颇的反映。一般而言，体质强壮者，正气旺盛，抗病力强，邪气难以侵袭致病；体质羸弱者，正气虚弱，抵抗力差，邪气易于乘虚侵袭而发病。发病过程中又因体质的差异，或即时而发，或伏而后发，或时而复发，且发病后的临床证候类型也因人而异。不仅外感病的发病如此，内伤杂病的发病亦与体质密切相关。对于某些情志刺激，机体发病与否，不仅与刺激的种类及其量、质有关，更重要的是与个体体质有关。个体体质的特殊状态或缺陷是内伤情志病变发生的关键性因素。

疾病的发生除由正邪斗争的结果决定之外，还受环境、饮食、营养、遗传、年龄、性别、情志、劳逸等多方面因素的影响，这些因素均通过影响人体体质的状态，使机体的调节能力和适应能力下降而导致疾病的发生。

三、解释病理变化

体质因素决定病机的从化。从化，即病情随体质而变化。六淫邪气有阴阳之分，六淫邪气伤人，常随人体阴阳偏颇变化而为病。如同为风寒之邪，偏阳质者得之，易从阳化热；偏阴质者得之，易从阴化寒。同为湿邪，阳热之体得之，易从阳化热而为湿热之候；阴寒之体得之，易从阴化寒而为寒湿之证。但若属阴阳平和体质者，则是感寒邪为寒病，感湿邪为湿病。从化的一般规律：素体阴虚阳亢者，受邪后多从热化；素体阳虚阴盛者，受邪后多从寒化；素体津血亏耗者，邪多从燥化；气虚湿盛者，邪多从湿化。

体质因素决定疾病的传变。疾病的传变与否，虽与邪之强弱、治疗是否得当有关，但主要还是取决于体质因素。体质主要从两个方面对疾病的传变产生影响。一是通过体质影响正气的强弱，决定发病和影响传变。体质强壮者，正气充足，抗邪能力强，不易感邪发病，即便发病也多为正邪斗争剧烈的实证，病势虽急，但不易传变，病程也较短暂；体质虚弱者，不但易于感邪，且易深入，病情多变，易发生重症或危症。二是通过体质决定病邪的"从化"而影响传变。如偏阳质者，感邪多从阳化热，疾病多向实热或虚热方面演变；偏阴质者，则邪多从阴化寒，疾病多向实寒或虚寒方面转化。

四、指导辨证

体质可以决定证候的类型，故体质也是辨证的基础。一方面，感受同一种致病因素或患有同一种疾病，因为体质的差异则可表现为不同的证候类型，称为"同病异证"。如同样是感受寒邪，体质强者，正气可以御邪于肌表者，可表现为恶寒发热、头身疼痛、苔薄白、脉浮的风寒表证；素体阳虚者，寒邪直中脾胃，则可表现为腹痛泄泻、纳呆食减、畏寒肢冷的里虚寒证。再如，同是患痢疾病，有的表现为湿热证，有的则表现寒湿证。可见体质是形成同病异证的决定因素。另一方面，异病同证的产生也与体质有关。例如，泄泻、水肿病，病种虽然不同，但若体质相同，如属偏阴类型体质，都会表现为脾肾阳虚的相同证候。所以说，同病异证与异病同证，主要是以体质的差异为生理基础，体质是证候形成的内在基础。

五、指导治疗

疾病的证候类型和个体对治疗反应的差异性是由体质特征决定的。中医强调治则"因人制宜"，即是区别不同体质施以治疗。

（一）区别体质特征而施治

在疾病的防治过程中，注重体质的诊察是辨证论治的重要环节。例如同样是感受寒湿阴邪，属阳虚体质者，易从阴化寒，当用温阳祛寒治法，药用附子、干姜、肉桂等；属阴虚体质者，易从阳化热，治用清润之法，药用黄柏、薏苡仁之类。在用针刺疗法时，体强者多用泻法，体弱者多用补法，因为前者多为实证，后者多为虚证。另外，如"同病异治"和"异病同治"，也是依据患者在体质方面的异同而施用的。

（二）根据体质特征注意针药宜忌

药物有性味之偏，针灸有补泻之不同，而体质又有虚实寒热之异，因此在施用针或药物治疗时，亦需针对体质，注意宜忌。

1. 注意药物性味　一般说来，偏阳质者宜甘寒、咸寒、酸寒、清润，忌辛热、苦寒；偏阴质者，宜用温热，忌用苦寒；素体气虚者宜补气，忌耗散；阴阳平和体质者宜平补平泻，忌妄攻蛮补；痰湿质者宜健脾芳化，忌阴柔滋补；湿热质者宜清热利湿，忌滋补厚味等。

2. 注意用药剂量　体质不同对药的反应或敏感性亦不同，故用药剂量也因人而异。一般而言，体强者，对药物耐受性亦强，药量可大，药力可峻；体弱者，耐受性差，药量宜小，药力宜缓。

3. 注意针灸宜忌　应用针灸治疗，因患者体质不同，其得气反应亦异。一般体强者对针灸疼痛的耐受性强，体弱者耐受性差；体胖者，对针刺的反应迟钝，宜深刺、强刺；瘦弱体型者，对针刺反应敏感，进针宜浅，刺激量相应宜小。

此外，在疾病初愈或恢复期的调理中，也要兼顾患者的体质特点。如偏阳质者，慎食狗肉、羊肉及辛辣之类；偏阴质者，慎食龟鳖、熟地黄、乌梅等酸涩收敛之品。

六、指导养生

中医学的养生方法，内容丰富而全面，且都兼顾体质特征而施用，主要有顺时摄养、精神调摄、起居有常、劳逸适度、饮食调养及运动锻炼等。养生调摄时就要根据不同的体质特征，选择相应的措施。如在饮食调养方面，体质偏阳者，宜凉而忌热；体质偏阴者，宜温补而忌寒泻；体胖者，食宜清淡而忌肥甘；体瘦者，食宜甘润生津而忌肥厚辛辣之品等。在精神调摄方面，要根据个体体质特征，采用各种心理调节方法，以保持其心理平衡，维持和增进心理健康。如属于气郁体质者，精神多抑郁不爽，神情多愁闷不乐，性格多孤僻内向，多愁善感，气度狭小，应注意情感方面的疏导化解，消除不良情绪。在体育锻炼方面，要因人而异，不同体质的人，应根据自身的年龄、体力和爱好，选择适宜的锻炼方法和强度。在音乐娱心养性时，也应根据个体心理特征的不同，选择适宜的乐曲。

复习思考

A1 型题

1. 体质是指人体的（　　　）

　　A. 身体素质　　　　　B. 身心特征　　　　　C. 形态结构

　　D. 遗传特质　　　　　E. 心理素质

2. 观察和测量身体各部位的大小、形状、匀称程度，以及体重、胸围、肩宽、骨盆宽度和皮肤与皮下软组织情况可判断（　　　）

　　A. 性征　　　　　　　B. 体姿　　　　　　　C. 体型

　　D. 体格　　　　　　　E. 体表形态

3. 衡量体格的重要指标是（　　　）

　　A. 性征　　　　　　　B. 身高　　　　　　　C. 体姿

　　D. 体重　　　　　　　E. 体型

4. 体型中最有代表性的差异是（　　　）

　　A. 身高　　　　　　　B. 肤色　　　　　　　C. 腠理之坚松

　　D. 形体之肥瘦　　　　E. 皮肤之厚薄

5. 先天禀赋决定着体质的相对（　　　）

　　A. 可变性　　　　　　B. 稳定性　　　　　　C. 全面性

　　D. 普遍性　　　　　　E. 复杂性

6. 后天各种因素使体质具有（　　　）

A. 可变性   B. 连续性   C. 复杂性

D. 普遍性   E. 稳定性

7. 中医体质理论渊源于经典著作（   ）

A.《伤寒杂病论》   B.《妇人良方》   C.《景岳全书》

D.《黄帝内经》   E.《千金要方》

8. 理想的体质应为（   ）

A. 偏阳质   B. 偏阴质   C. 阴阳平和质

D. 肥胖质   E. 瘦小质

9. 具有亢奋、偏热、多动等特征的体质为（   ）

A. 阴阳平和质   B. 偏阴质   C. 偏阳质

D. 肝郁质   E. 阳虚质

10. 具有抑制、偏寒、多静等特征的体质为（   ）

A. 阴阳平和质   B. 偏阴质   C. 偏阳质

D. 阴虚质   E. 气虚质

11. 病情随体质而发生的转化称为（   ）

A. 质势   B. 病势   C. 从化

D. 传变   E. 易感性

12. 素体阴虚阳亢者，受邪后多从（   ）

A. 寒化   B. 热化   C. 燥化

D. 湿化   E. 火化

13. 素体阳虚阴盛者，易致邪从（   ）

A. 寒化   B. 实化   C. 虚化

D. 湿化   E. 燥化

B1 型题

A. 温补益火   B. 清热利湿   C. 甘寒凉润

D. 补气培元   E. 健脾芳化

14. 体质偏阳者治宜（   ）

15. 体质偏阴者治宜（   ）

A. 寒化   B. 热化   C. 燥化

D. 湿化   E. 传化

16. 素体津亏血耗者，受邪后多从（   ）

17. 气虚湿盛体质者，受邪后多从（   ）

扫一扫，知答案

扫一扫，看课件

第 六 章

病　因

【学习目标】

1.掌握六淫、疠气的概念和共同致病特点，六淫的性质和致病特点；七情的概念，七情内伤的致病特点；痰饮、瘀血、结石的基本概念、形成原因和致病特点。

2.熟悉病因的概念和病因的分类；饮食失宜、劳逸失度的致病规律和特点。

3.了解外伤、虫兽伤、寄生虫、药邪、医过和先天因素等致病因素的概念和致病情况。

病因，是指导致人体发生疾病的原因，又称为致病因素。病因的种类繁多，诸如六淫外感、疠气传染、七情内伤、饮食失宜、劳逸失度、医过、药邪、外伤等，均可成为病因而导致疾病的发生。痰饮、瘀血、结石是脏腑功能失调所形成的病理产物，其阻滞于体内，又可导致新的病理变化而成为病因。

病因学说，是研究各种致病因素的概念、形成、性质、致病特点及其所致病证临床表现的理论，是中医学理论体系的重要组成部分。

在中医学理论发展过程中，对病因的认识也是一个由简单到复杂、由浅到深的认识过程。在病因的分类方面，历代医家从不同的角度对病因提出了不同的分类方法。秦国名医医和提出的"六气病源"说，即"六气，曰阴、阳、风、雨、晦、明也……阴淫寒疾，阳淫热疾，风淫末疾，雨淫腹疾，晦淫惑疾，明淫心疾"（《左传·昭公元年》），被称为病因理论的创始。

《黄帝内经》根据发病部位的差异把病因分为阴阳两类。如《素问·调经论》说："夫邪之生也，或生于阴，或生于阳。其生于阳者，得之风雨寒暑；其生于阴者，得之饮食居处，阴阳喜怒。"即气候异常变化多伤人外部，所以属于阳邪；饮食不节、居处失宜、起居无常、房事失度、情志过极等多伤脏腑精气，所以属于阴邪。

东汉张机根据发病途径把病因分为三类。《金匮要略·脏腑经络先后病脉证》说："千般疢难，不越三条：一者，经络受邪入脏腑，为内所因也；二者，四肢九窍，血脉相传，壅塞不通，为外皮肤所中也；三者，房室、金刃、虫兽所伤。"即把内传脏腑的称为"内所因"，不内传的称为"外所中"，把其他的特殊病因称为"三者"。宋代陈言在《黄帝内经》和《金匮要略》的基础上，将病因的感受途径和发病部位相结合，提出了著名的"三因学说"。他在《三因极一病证方论》（简称《三因方》）中指出："六淫，天之常气，冒之则先自经络流入，内合于脏腑，为外所因；七情，人之常性，动之则先自脏腑郁发，外形于肢体，为内所因；其如饮食饥饱，叫呼伤气，尽神度量，疲极筋力，阴阳违逆，及至虎狼毒虫，金疮踒折，疰忤附着，畏压缢溺，有背常理，为不内外因。"认为六淫邪气从外而来，多伤人肌表，称为外所因；七情所伤自内而发，伤人脏腑，为内所因；饮食劳倦、跌仆金刃及虫兽所伤等为不内外因。这种将发病部位与感邪途径相结合进行分类的方法，对后世产生了很大的影响。中医学至今仍基本沿用此法，分为外感病因、内伤病因、病理产物性病因和其他病因四类。

中医学诊断疾病时，除分析发病过程中可能作为致病因素的客观条件外，强调在整体观念的指导下，以临床表现为依据，通过分析病证的症状、体征来推求病因，即"辨证求因"，又称"审证求因"。这是中医探究病因的主要方法，也是中医病因学的主要特点。所以，中医病因学不但研究致病因素的形成、性质，而且更重视各种病因所致病证的临床特征。

第一节　外感病因

外感病因，是指从外而感受的致病因素，多从肌表、口鼻而侵入人体，主要有六淫、疠气。

一、六淫

（一）六淫的概念

六淫是风、寒、暑、湿、燥、火（热）六种外感病邪的总称。六气是指自然界六种不同的气候变化，即风、寒、暑、湿、燥、火，是万物生长化收藏和人类赖以生存的必要条件。若气候变化超过了人体的适应能力，或人体正气不足，抵抗力下降，不能适应气候变化，"六气"就成为疾病发生的原因。此时，伤人致病的六气便称之为"六淫"。淫有太过和浸淫之意。

自然界气候变化的异常与否是相对的，主要表现在两个方面：一是与该地区常年同期气候变化相比，或太过，或不及，或非其时而有其气，如冬应寒而暖，或夏应热而寒等，或气候变化过于剧烈急骤，如严寒酷热，或暴冷暴热等。二是与人体正气的强弱即对气候变化的调节适应能力有关。若气候剧变，正气充盛者可自我调节而不病，正气虚弱之人则发病；气候变化基本正常，个体正气不足，仍可发病，这时对于患者而言，六气即成为致病邪气。中医学主要根据是否使人发生疾病来区别六气和六淫。

（二）六淫致病的共同特点

六淫致病具有以下共同特点。

1. 外感性　六淫致病均自外界侵犯人体，或从肌表，或从口鼻而入，或两者同时侵袭。如风寒湿邪易伤人肌表，温热燥邪多自口鼻而入。六淫致病的初起阶段，每以恶寒发热、舌苔薄白、脉浮为主要临床特征，称为表证，六淫所致疾病统称"外感病"。

2. 季节性　六淫致病与季节气候变化密切相关，六淫致病多有明显的季节性。如春季多风病、夏季多暑病、长夏多湿病、秋季多燥病、冬季多寒病。由于气候变化的相对性，六淫的季节性也是相对的。

3. 地域性　六淫致病与生活、工作环境密切相关。如西北多燥病、东北多寒病、江南多湿热病；久居潮湿环境多湿病；高温环境作业者，多燥热或火邪为病等。

4. 相兼性　六淫邪气既可单独伤人致病，又可两种或两种以上同时侵犯人体而为病。如风热感冒、暑湿感冒、湿热泄泻、风寒湿痹等。《素问·痹论》有"风寒湿三气杂至，合而为痹也。其风气胜者为行痹，寒气胜者为痛痹，湿气胜者为著痹"的记载。

5. 转化性　六淫致病后，在一定条件下，其病证性质可以发生转化。例如感受风寒邪气一般会表现为风寒表证，也可表现为风热表证，也可能在开始表现为风寒表证，后转变为里热证。病邪在发病后这种病证性质的转化多与体质和邪郁相关。一般来说，阴虚阳盛体质感邪易从热化或燥化；阳虚阴盛体质感邪易从寒化或湿化；而六淫邪气郁积日久或治疗不当也可使病证性质发生转化。需要注意的是，这里所说的转化并不是说六淫邪气由一种转化为另一种，而是六淫邪气导致病证的性质发生了转化。

六淫致病从西医学角度看，除气候因素外，还包括生物（细菌、病毒、真菌等）、物理、化学等多种致病因素作用于机体所引起的病理反应。

（三）六淫的性质和致病特点

风、寒、暑、湿、燥、火（热）各自的性质和致病特点，主要是运用类比和演绎的思维方法，即以自然界之气象、物象与人体临床表现相类比，经过反复临床实践的验证，不断推演、归纳、总结得来的。

1. 风邪　凡致病具有轻扬开泄、善动不居特性的外邪，称为风邪。感受风邪所致病证，称为外风病。

风邪为病，四季皆有，以春季为多见，是外感病中极为重要的致病因素，居六淫之首，称为"百病之长"。

风邪的性质和致病特点：

（1）风为阳邪，轻扬开泄，易袭阳位。风邪善动不居，具有轻扬、升发、向上、向外的特性，故属于阳邪。其性开泄，指风邪致病易使腠理开泄而汗出、恶风。风邪侵袭，常伤及人体的上部（头面）、阳经和肌表，出现头痛、咽痒咳嗽、面目浮肿等症。故《素问·太阴阳明论》说："伤于风者，上先受之。"

（2）风性善行而数变。善行数变是指风邪致病有病位游移不定，发病迅速，变幻无常的特点。"善行"，指风性善动不居，游移不定。故其致病具有病位游移、行无定处的特征。如风寒湿三气杂至的痹证，"其风气胜者为行痹"，则见游走性肢体关节疼痛、痛无定处，风疹块（荨麻疹）发无定处、此起彼伏等。"数变"，指风邪致病变幻无常，发病迅速。如荨麻疹多表现为皮肤瘙痒，疹块此起彼伏，时隐时现。风邪致病，一般发病急、传变快。如风中于头面，可突发口眼歪斜；小儿风水证，起病仅有表证，但短时间内即可出现头面一身俱肿、小便短少等。故《素问·风论》说："风者，善行而数变。"

（3）风性主动。"主动"，指风邪致病具有动摇不定的特征。如风邪入侵头面，可见到口眼歪斜的风中经络病证；金刃外伤、复受风毒而出现四肢抽搐、角弓反张等症状的破伤风等。故《素问·阴阳应象大论》说："风胜则动。"

（4）风为百病之长。"长"，始、首之意。风邪是六淫病邪的主要致病因素，为外邪致病的先导，寒、湿、燥、热诸邪常依附于风而侵犯人体，从而形成外感风寒、风湿、风热、风燥等证。风邪致病范围最为广泛，种类繁多。风邪四时皆有，伤人无处不到，为病最多，故古人将风邪作为外感致病因素的总称。所以《素问·骨空论》说："风者，百病之始也。"《素问·风论》曰："风者，百病之长也。"

2. **寒邪**　凡致病具有寒冷、凝滞、收引等特性的外邪，称为寒邪。感受寒邪所致病证，称为外寒病。

寒为冬季的主气，故寒邪致病多见于冬季。在其他季节，如气温骤降、涉水淋雨、汗出当风、贪凉露宿等也可感受寒邪而发病。寒邪致病，因其所伤部位不同，而有伤寒、中寒之别。寒客肌表，郁遏卫阳者称为"伤寒"；寒邪直中于里，伤及脏腑阳气者称为"中寒"。

寒邪的性质和致病特点：

（1）寒为阴邪，易伤阳气。寒为阴气盛的表现，故属于阴邪。寒邪伤人，阴寒偏盛，制约阳气而易导致阳气损伤。《素问·阴阳应象大论》说，"阴胜则阳病""阴胜则寒"。如外寒侵袭肌表，卫阳被遏，则见恶寒、发热、无汗、鼻塞、流清涕等症；寒邪直中脾胃，脾阳受损，可见脘腹冷痛、呕吐、腹泻等症；心肾阳虚，寒邪直中少阴，可见恶寒蜷卧、手足厥冷、下利清谷、小便清长、精神萎靡、脉微细等症。

（2）寒性凝滞。"凝滞"，即凝结阻滞。寒性凝滞，是指寒邪入侵，易使人体气血津液凝结、经脉阻滞不通。人身气血津液之所以畅行不息，全赖一身阳气的温煦推动。寒邪伤人，阳气受损，失其温煦推动，易使经脉气血运行不畅，甚至凝结阻滞不通。不通则痛，故寒邪致病多见疼痛，有"寒性凝滞而主痛"之说。《素问·痹论》说："痛者，寒气多也，有寒故痛也。"其疼痛性质多表现为冷痛，得温则减，遇寒加剧。根据寒邪侵犯部位不同，症状表现也不同。如寒客肌表经络，可见头身肢体关节疼痛；如以寒邪为主的痹证，则见关节冷痛，称为"寒痹"或"痛痹"；寒邪直中胃肠，可见脘腹冷痛；寒客肝脉，可见少腹或阴部冷痛等症。

（3）寒性收引。"收引"，有收缩牵引之意。寒性收引，是指寒邪侵袭人体，可致气机收敛，腠理闭塞，筋脉收缩而挛急。《素问·举痛论》说："寒则气收。"如寒邪侵袭肌表，毛窍腠理闭塞，卫阳被郁不得宣泄，可见恶寒、发热、无汗等症；寒客血脉，则气血凝滞，血脉挛缩，可见头身疼痛、脉紧等症；寒客经络关节，筋脉收缩拘急，可见四肢屈伸不利，或冷厥不仁等症。

3.暑邪　夏至以后，立秋之前，具有炎热、升散等特性的外邪，称为暑邪。感受暑邪所致病证，称为暑病。

暑乃夏季主气，为火热之气所化。暑邪致病，有明显的季节性，主要发生于夏至以后、立秋之前。故《素问·热论》说："先夏至日者为病温，后夏至日者为病暑。"暑邪纯属外感，无内暑之说。暑邪致病，有伤暑和中暑之别。起病缓，病情轻者，为伤暑；发病急，病情重者，为中暑。

暑邪的性质和致病特点：

（1）暑为阳邪，其性炎热。暑为盛夏火热所化，火热属阳，故暑为阳邪。因暑性炎热，故暑邪伤人，常致阳热亢盛，表现出高热、心烦、面赤、脉洪大等症。

（2）暑性升散，易伤津耗气。升为升发，散为发散。暑为阳邪，其性升发，易于侵犯头目，上扰心神，出现头目眩晕、心胸烦闷等症。暑性发散，致腠理开泄，迫津外泄而汗出，临床见口渴喜饮、尿赤短少等津伤之症。汗出过多，伤津耗气，还可见神疲、气短、乏力等症。气津耗伤太过，甚则出现突然昏倒、不省人事。

（3）暑多夹湿。暑季多雨潮湿，热蒸湿动，暑邪为病，多夹湿邪为患。临床除见发热、烦渴等暑热症状外，常兼见身热不扬、四肢困倦、胸闷呕恶、大便溏泄不爽等湿滞症状。

4.湿邪　凡致病具有重浊、黏滞、趋下等特性的外邪，称为湿邪。感受湿邪所致病证，称为外湿病。

湿为长夏之主气，夏秋之交，阳热尚盛，雨水较多，热蒸水腾，是一年中湿气最盛的季节。湿邪为病，长夏居多，四季均可发生。外湿病证多因气候或居处潮湿、涉水淋雨、

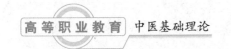

水中作业等感受湿邪而发。

湿邪的性质和致病特点：

（1）湿为阴邪，易阻滞气机，损伤阳气。湿与水同类，故属阴邪。湿为有形之邪，易阻滞气机。湿邪外侵，常留滞于脏腑经络，致使经脉阻滞不通，气机升降失常。如湿阻胸膈，则气机不畅，胸膈满闷；湿停中焦，脾胃气机升降失常，纳运失司，则脘痞腹胀、纳呆食少；湿停下焦，肾与膀胱气化不利，则小腹胀满、小便不利。湿为阴邪，阴胜则阳病，湿邪易损伤人体阳气。故《温热论·外感温热篇》说："湿胜则阳微。"脾主运化水液，性喜燥而恶湿，故外感湿邪，最易困脾而损伤脾阳。脾阳不振，运化无权，则水湿停聚，发为泄泻、尿少、水肿等症。《素问·六元正纪大论》说："湿胜则濡泄，甚则水闭胕肿。"

（2）湿性重浊。"重"，即沉重、重着，是指湿邪致病，常出现头身困重、四肢酸楚沉重等以沉重感为特征的临床表现。如湿邪外袭肌表，困遏清阳，清阳不升，则头重如裹。故《素问·生气通天论》说："因于湿，首如裹。"以湿邪为主的痹证，则多见肌肤不仁、关节疼痛重着等症，称之为"湿痹"或"着痹"。"浊"，即秽浊不清，是指湿邪为患，易呈现分泌物和排泄物秽浊不清的现象。如湿浊犯上则面垢、眵多；湿滞大肠则溏泻、下利脓血；湿浊下注则小便浑浊、妇女带下过多；湿邪浸淫肌肤则可见湿疹浸淫流水等症。

（3）湿性黏滞。"黏"，即黏腻。"滞"，即停滞。湿邪黏腻停滞的特性主要表现在两个方面：一是症状的黏滞性。湿邪致病多表现为排泄物和分泌物黏滞不爽，排出滞涩不畅，如口黏、大便排泄不爽、小便滞涩不畅、舌苔厚腻等。二是病程的缠绵性。湿邪致病，其病程较长，反复发作，或缠绵难愈。如湿温、湿疹、湿痹（着痹）等，皆因湿性黏滞，胶着难解而不易速愈，或反复发作。

（4）湿性趋下，易袭阴位。湿邪类水属阴，其性重浊而具趋下之势，故湿邪致病，易伤及人体下部，多见下部的病变，比如泄泻、小便浑浊、妇女带下、下肢水肿等。《素问·太阴阳明论》说："伤于湿者，下先受之。"

5. 燥邪　凡致病具有干燥、收敛等特性的外邪，称为燥邪。感受燥邪所致病证，称为外燥病。

燥为秋季的主气。秋季天气收敛，气候干燥，失于水分滋润，最易感受燥邪而为患。燥邪伤人，多自口鼻而入，首犯肺卫，发为外燥病证。外燥有温燥、凉燥之分。初秋尚有夏末之余热，秋阳以暴，燥与温合，侵犯人体，发为温燥；深秋近冬之寒气与燥相合，则发为凉燥。

燥邪的性质和致病特点：

（1）燥性干涩，易伤津液。燥邪易耗伤津液，导致人体阴津亏虚，出现各种干燥、涩滞的症状，如口鼻干燥、咽干口渴、皮肤干涩，甚则皲裂，小便短少、大便干结等。故

《素问·阴阳应象大论》说："燥胜则干。"

（2）燥易伤肺。肺为娇脏，喜清润而恶燥，主气司呼吸，开窍于鼻，外合皮毛，直接与自然界大气相通。燥邪侵袭，多从口鼻而入，最易伤肺，影响肺气之宣降，出现干咳少痰、痰黏难咯，甚或燥伤肺络，可见痰中带血、胸痛等症状。由于肺与大肠相表里，肺津耗伤，大肠失润，传导失司，出现大便干涩不畅等症。

6.火（热）邪　凡致病具有炎热、升腾等特性的外邪，称为火（热）邪。感受火热之邪所致病证，称为外热病。

火热旺于夏季，但不像暑那样具有明显的季节性，也不受季节气候的限制，火热之气太过，变为火热之邪伤人，一年四季皆可发生。

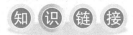

火邪与热邪

火邪与热邪的本质都是阳盛，均属外感六淫邪气，只是致病程度不同，往往火热并称。一般认为，温为热之渐，火为热之极。热邪其性弥散，火邪其性结聚。热邪致病，多表现为全身性弥漫性发热征象，如发热、烦躁等。而火邪致病，多表现为某些局部症状，比如肌肤局部红肿热痛，或口舌生疮，或目赤肿痛等。此外，与火热之邪同类的还有温邪，泛指一切温热病邪，一般应用于温病学范畴。

火（热）邪的性质和致病特点：

（1）火热为阳邪，其性炎上。火热之性燔灼躁动、升腾上炎，故为阳邪。火热邪气伤人，易致阳热偏盛，表现出高热、恶热、烦躁、口渴、汗出、脉洪数等症。《素问·阴阳应象大论》说："阳胜则热。"火性炎上，指火热邪气伤人所致病证，多突出表现于上部和头面部，临床多见目赤肿痛、咽喉肿痛、口舌生疮糜烂、牙龈肿痛等症。

（2）火热易扰心神。火热邪气伤人，常扰乱神明，出现心烦、失眠，甚则狂躁不安、神昏、谵语等症。故《素问·至真要大论》说："诸躁狂越，皆属于火。"

（3）火热易伤津耗气。火热邪气蒸腾于内，最易迫津外泄而致汗出伤津，或直接消灼煎熬津液，而致津液耗伤，临床多见口渴喜冷饮、咽干舌燥、小便短赤、大便秘结等症。火热亢盛，迫津外泄，以致气随液耗，或直接损伤人体正气，临床多见体倦乏力、少气懒言等症。

（4）火热易生风动血。火热邪气侵犯人体，燔灼肝经，耗伤津液，筋脉失养失润，易引起肝风内动，表现出高热神昏、四肢抽搐、两目上视、颈项强直、角弓反张等动风病证。火热邪气，侵犯人体，灼伤脉络，迫血妄行，常引起诸如吐血、衄血、便血、尿血、皮肤发斑、崩漏等出血证。

（5）火热易致疮痈。火热邪气侵犯人体，易入于血分，聚于局部，腐蚀血肉，发为痈肿疮疡，表现出局部红肿热痛等症。故《灵枢·痈疽》说："大热不止，热胜则肉腐，肉腐则为脓，故名曰痈。"

二、疠气

（一）疠气的基本概念

疠气，是指一类具有强烈致病性和传染性的外感病邪。在中医文献中又称为"疫毒""疫气""异气""戾气""毒气""乖戾之气"等。《温疫论·原序》说："夫瘟疫之为病，非风非寒非暑非湿，乃天地间别有一种异气所感。"指出疠气是有别于六淫而具有强烈传染性的外感病邪。

疠气侵袭人体，可以通过空气的传播，经口鼻而入致病，也可随饮食、蚊虫叮咬、虫兽咬伤、皮肤接触等途径感染而发病。感受疠气所发疾病称为疫疠病，又称疫病、瘟病，或瘟疫病。例如痄腮（流行性腮腺炎）、烂喉丹痧（猩红热）、白喉、天花、疫毒痢（中毒性痢疾）、肠伤寒、霍乱、鼠疫、疫黄（急性传染性肝炎）、禽流感、严重急性呼吸综合征（SARS）、艾滋病（AIDS）、甲型H1N1流感等，实际上包括了现代临床的许多传染病。

（二）疠气的致病特点

1. **传染性强，易于流行** 疠气具有强烈的传染性和流行性，可通过空气、食物、接触等多种途径在人群中传播。在疠气流行之时，无论男女老少、体质强弱，凡触之者，多可发病，从而引起广泛流行。疠气致病既可散在发生，也可大面积流行。

2. **发病急骤，病情危笃** 疠气多属热毒之邪，其致病发病急骤，来势凶猛，变化多端，病情凶险。常见高热、神昏、出血、抽搐、剧烈吐泻等危重症状，死亡率高，或愈后遗留后遗症。

3. **一气一病，症状相似** 疠气种类不同，所致之病各异。由于疠气对某一脏腑组织具有特异亲和性，侵犯部位选择性强。所以同一种疠气致病，往往作用于相同的脏腑组织器官，其临床表现和传变规律也基本相同，即所谓"一气致一病"。究其原因在于疠气致病性强，发病与个体性别、年龄、正气强弱及体质特点等无关，所以同种疠气致病多出现相似的症状表现和传变方式。

（三）影响疠气产生的因素

影响疠气产生的因素有许多，主要有气候因素、环境因素、预防措施不当和社会因素等。

1. **气候因素** 疠气作为一种外感病因，与气候反常有一定关系。气候变化异常，如久旱、酷热，洪涝等，均可导致疬气的产生，引起瘟疫的流行。如霍乱等病的大流行与洪涝灾害有关。

2. **环境因素** 环境卫生不良，水源、空气污染等，均可滋生疬气。食物污染、饮食不洁也可引起疫疬的发生，如疫黄、疫毒痢等。

3. **预防措施** 由于疬气具有强烈的传染性，触之者皆可发病。若预防措施不力，隔离工作不当，往往会使疫病广泛流行，如非典型性肺炎、疫黄等。故《松峰说疫》说："凡有疫之家，不得以衣服、饮食、器皿送于无疫之家，而无疫之家亦不得受有疫之家之衣服、饮食、器皿。"

4. **社会因素** 社会因素对疬气的发生与疫病的流行也有一定的影响。如战乱和灾荒，使社会动荡不安，人们居无定所，生活和工作环境恶劣，易致疫病的发生和流行。若社会安定，人们能安居乐业，卫生防疫工作措施得力，疫病就能得到有效的预防和控制。

第二节 内伤病因

内伤病因，又称内伤，泛指因人的情志或行为不循常度，超过人体自身调节范围，直接伤及脏腑而发病的致病因素。内伤病因是与外感病因相对而言，主要包括七情内伤、饮食失宜、劳逸失度等。

一、七情内伤

（一）七情的基本概念

七情，是指喜、怒、忧、思、悲、恐、惊七种正常的情志活动。七情是人体对外界客观事物的不同情感反应，是生命活动的正常现象，一般不会使人发病。突然、强烈或持久的情志刺激，超过了人体心理的承受和调节能力，使人体脏腑气血功能紊乱，就会导致疾病的发生。七情致病不同于六淫外感，是直接影响相关内脏而发病的，故称之为"七情内伤"，是导致内伤疾病的主要因素之一。

（二）七情与脏腑精气的关系

情志活动是机体对环境因素所产生的应答反应，是生命活动的重要组成部分。与其他生命活动一样，情志活动以精气血津液和脏腑功能活动为基础，所以五脏精气可产生相应的情志活动，七情与五脏功能活动及精气盛衰密切相关。如《素问·阴阳应象大论》说："人有五脏化五气，以生喜怒思忧恐。"

心藏神，为"君主之官""五脏六腑之大主"，主宰和调控机体的心理活动。各种情志活动都是在心神的统帅下，各脏腑精气、阴阳协调作用的结果。肝主疏泄，性喜条达舒畅，在调节情志活动、保持心情舒畅方面，发挥着重要作用。脾胃为气血生化之源而主思，肺主气而藏魄，肾藏精而舍志，所以五脏功能、精气盛衰、气血运行等均会影响情志的变化。若五脏精气出现虚实变化及功能紊乱，气血运行失调，则可出现情志的异常变化。如《灵枢·本神》说："肝气虚则恐，实则怒……心气虚则悲，实则笑不休。"《素问·调经论》说："血有余则怒，不足则恐。"

（三）七情内伤的致病特点

情志活动作为机体对环境因素所产生的应答反应，是脏腑精气功能活动的产物。当情志过激或持续不解，可导致脏腑功能及精气血津液的生成和输布失常，从而导致疾病的发生。七情能否致病，除与情志本身强度、方式有关外，还与个体的心理特征、生理状态有密切的关系。七情内伤致病主要有以下三个方面的特点。

1. 直接伤及内脏 七情分属于五脏，因此七情异常可直接影响脏腑的功能活动，不同的情志刺激可伤及相应的脏腑，产生不同的病理变化。《素问·阴阳应象大论》说"喜伤心""思伤脾""怒伤肝""悲伤肺""恐伤肾"。心主藏神，为五脏六腑之大主，人的精神情志活动与心的关系最为密切，故情志过极伤人致病，首先伤及心神。《类经·疾病类》说："情志之伤，虽五脏各有所属，然求其所由，则无不从心而发。"肝藏血而主疏泄，调节情志；脾主运化而化生气血，为气机升降之枢纽。情志刺激通过导致气机紊乱、升降失常而影响肝主疏泄和脾主运化的功能。因此，临床上七情致病以心、肝、脾三脏为多见。

2. 影响脏腑气机 七情内伤致病，主要是通过影响脏腑气机，导致脏腑气机升降失常，气血运行紊乱而表现出相应的病理变化。情志变化不同，对气机的影响亦不同。正如《素问·举痛论》说："百病生于气也，怒则气上，喜则气缓，悲则气消，恐则气下……惊则气乱……思则气结。"

（1）**怒则气上** 是指过怒导致肝气疏泄失常，过于升发而上逆，甚则血随气逆于上的病理变化。临床常见头胀头痛、面红目赤，甚则呕血或昏厥等症。《素问·生气通天论》说："大怒则形气绝，而血菀于上，使人薄厥。"如果肝气横逆，犯胃乘脾，则可见腹痛、腹泻等症。《素问·举痛论》说："怒则气逆，甚则呕血及飧泄。"

（2）**喜则气缓** 是指暴喜过度，导致心气弛缓，精神涣散的病理变化。轻者可见乏力、懈怠、精神不能集中，重者出现神志失常、狂乱等症。

（3）**悲则气消** 是指过度悲忧而导致肺气耗损，宣降失常的病理变化。临床常见精神不振、意志消沉、胸闷气短、倦怠懒言等症。《素问·举痛论》说："悲则心系急，肺布叶举，而上焦不通，荣卫不散，热气在中，故气消矣。"

（4）**恐则气下** 是指过度恐惧而导使肾气不固，气陷于下的病理变化。临床常见大小便失禁、遗精、滑精等症。《灵枢·本神》说："恐惧而不解则伤精，精伤则骨酸痿厥，精时自下。"

（5）**惊则气乱** 是指猝然受惊而导致心神不定，气机逆乱的病理变化。临床常见惊悸不安、慌乱失措，甚则神志错乱等症。《素问·举痛论》说："惊则心无所倚，神无所归，虑无所定，故气乱矣。"

（6）思则气结　是指过度思虑而导致心脾气机郁滞，运化失司的病理变化。临床常见心悸、失眠、多梦、精神萎靡，以及倦怠乏力、食少、腹胀、便溏等症。《素问·举痛论》说："思则心有所存，神有所归，正气留而不行，故气结矣。"

3.影响病情变化　精神情志异常不仅会导致疾病的发生，而且对疾病的发展和转归也有很大的影响。积极乐观的情绪，有利于疾病的康复。不良的情绪反应或情绪异常波动，可使病情加重。如素体肝阳上亢者，若遇恼怒，肝阳暴张，气血冲逆于上，蒙扰清窍，便会出现突然昏仆、不省人事、半身不遂、口眼㖞斜等中风之症。胸痹患者常因暴喜或暴怒而致心痛暴作、大汗淋漓、四肢厥冷、面色青紫等心阳暴脱之危重证候。因此，保持患者的情绪乐观稳定，对疾病的治疗和康复有着积极的意义。

二、饮食失宜

饮食是人类赖以生存的基本条件，是人体生命活动所需精微物质的重要来源。如果饮食失宜，则可导致多种疾病的发生。由于饮食物主要依靠脾胃消化吸收，饮食失宜，主要损伤脾胃，故又称为"饮食内伤"。饮食失宜包括饮食不节、饮食不洁和饮食偏嗜三个方面。

（一）饮食不节

良好的饮食行为，应以适量定时为宜，而饮食不定时，或过饥过饱，或饥饱无常，皆可导致疾病的发生。

1.过饥　是指摄食不足。如饥不得食，或主观限制饮食，或因脾胃功能虚弱而纳少，或因七情强烈波动而不思饮食，或不能按时饮食等。久之可导致营养缺乏，气血生化减少。一方面因气血亏虚而脏腑组织失养，功能活动衰退，正气不足，常可出现面色不华、心悸气短、全身乏力等。如《灵枢·五味》说："谷不入，半日则气衰，一日则气少矣。"另一方面又因正气不足，抗病力弱，易招致外邪入侵，继发他病。有意抑制进食者，又可发展成厌食等较为顽固的身心疾病。

2.过饱　是指饮食过量。暴饮暴食，或中气虚弱而强行进食等，皆属过饱范畴。过饱最易损伤脾胃。轻者表现为饮食积滞不化，脾胃纳运失常而出现脘腹胀满疼痛、嗳腐吞酸、呕吐、泄泻、厌食等。故《素问·痹论》说："饮食自倍，肠胃乃伤。"长期饮食过量，可因脾胃损伤或营养过剩，而发展为消渴、肥胖、痔疮、心脉痹阻等病证。小儿脾胃功能较弱，加之食量不能自控，故小儿喂养过量，最易发生食伤脾胃的病证。积食日久，还可郁而化热，或聚湿生痰，久则可酿成疳积，出现面黄肌瘦、脘腹胀满、手足心热、心烦易哭等症，进而还可继发其他病变。此外，疾病初愈，饮食过量或过于滋腻，常可引起疾病复发。

3.饮食无时　按固定时间有规律地进食，可以保证胃之腐熟、脾之运化有节奏地进行，水谷精微化生有序，输布全身。若饮食无度，时饥时饱，也易损伤脾胃，变生他疾。

（二）饮食不洁

饮食不洁作为致病因素，是指进食不洁净的食物而导致疾病的发生。此多由于缺乏良好的卫生习惯，进食陈腐变质，或被疫毒、寄生虫等污染的食物所造成。饮食不洁而致病变主要累及脾胃、大肠、小肠。如进食腐败变质食物，则胃肠功能失常，出现脘腹疼痛、恶心呕吐、肠鸣腹泻，重则毒气攻心或津液大伤，神志昏迷，乃至死亡。若进食被寄生虫污染的食物，则可导致各种寄生虫病，如蛔虫病、蛲虫病等。若进食被疫毒污染的食物，可发生某些传染性疾病。

（三）饮食偏嗜

饮食偏嗜，是指偏食某种性味的食物或专食某些食物。它包括饮食的寒热偏嗜、五味偏嗜、偏嗜饮酒、食类偏嗜等。饮食结构合理，五味调和，寒热适中，无所偏嗜，才能使人体获得各种所需营养，进而维持人的生命健康。饮食偏嗜常会导致某些营养物质缺乏，或造成机体阴阳失调，久之便可引起疾病。

1.寒热偏嗜　饮食的寒热，是指食物的温度，或指食物的寒热温凉性质。《灵枢·师传》说："食饮者，热无灼灼，寒无沧沧。寒温中适，故气将持，乃不致邪僻也。"长期偏好寒或热的饮食，可导致人体阴阳失调而发生病变。例如长期偏好生冷寒凉之品，易损伤脾胃阳气，以致寒湿内生，出现腹痛、腹泻等症。长期偏嗜辛温燥热之品，可导致肠胃积热，出现口渴、口臭、脘腹胀满、便秘，甚则酿成痔疮等症。

2.五味偏嗜　饮食五味，是指食物具有酸、苦、甘、辛、咸五种性味。饮食五味对五脏具有一定的亲和性。正如《素问·至真要大论》说："夫五味入胃，各归所喜，故酸先入肝，苦先入心，甘先入脾，辛先入肺，咸先入肾。"五味平衡，则阴阳调和，脏腑功能正常。如果长期嗜好某种性味的食物，就会导致相应脏腑之气偏盛，久之则可破坏五脏的平衡协调，从而导致疾病的发生。例如偏嗜甜食，易滋生痰湿，引起肥胖；多食咸则易伤肾等。故《素问·五脏生成》说："多食咸，则脉凝泣而变色；多食苦，则皮槁而毛拔；多食辛，则筋急而爪枯；多食酸，则肉胝皱而唇揭；多食甘，则骨痛而发落。"

3.偏嗜饮酒　酒为熟谷之液，性热。适量饮酒，可宣通血脉、舒筋活络。若长期偏嗜饮酒，则可损伤脾胃，内生湿热，临床常见脘腹胀满、胃纳减退、口苦口腻、舌苔厚腻等症。

4.食类偏嗜　是指专食某种或某类食品，或厌恶某类食物而不食，或膳食中缺乏某些食物。食类偏嗜日久，可致营养不平衡，从而导致某些疾病的发生。例如过食肥甘厚味，可聚湿生痰、化热，易致肥胖、眩晕、中风、胸痹、消渴、痈肿疮疡等病变。《素问·生气通天论》说："高粱之变，足生大丁。"而临床常见的瘿瘤（碘缺乏）、佝偻病（钙、磷代谢障碍）、夜盲（维生素 A 缺乏）等皆因食类偏嗜所致。

三、劳逸失度

劳逸失度是指长时间的过度劳累或过度安逸。适度的劳作有助于气血流通，强壮体质，增进健康；适当的休息，能消除疲劳，恢复体力。劳逸结合是保证人体健康的必要条件。如果劳逸失度，长时间或过于劳累，或过于安逸，都可导致脏腑经络及精气血津液神的失常而引起疾病。因此，劳逸失度也是内伤病的主要致病因素之一。

（一）过劳

过劳，即过度劳累，又称"劳倦"。包括劳力过度、劳神过度和房劳过度三个方面。

1.劳力过度　又称"形劳"，是指较长时间地过度从事体力劳动或病后体虚勉强劳作，超过身体的承受能力，劳伤形体而积劳成疾。其病变特点主要表现在两个方面：一是劳力过度而耗气，导致脏气虚少，功能减退。由于肺为气之主，脾主四肢肌肉，为生气之源，故劳力太过尤易耗伤脾肺之气，出现少气懒言、神疲体倦、喘息汗出等症，即《素问·举痛论》所说："劳则气耗。"二是劳力过度而致形体损伤，即劳伤筋骨。体力劳动，主要是筋骨、关节、肌肉的运动，如果长时间用力太过，则易致形体组织损伤，久而积劳成疾，如《素问·宣明五气》说："久立伤骨，久行伤筋。"

2.劳神过度　又称"心劳"，是指长期思虑劳神而积劳成疾。心藏神，脾主思，血是神志活动的物质基础。故用神过度，长思久虑，则易耗伤心血，损伤脾气。心神失养，神志不宁而见心悸健忘、失眠多梦等症；脾失健运而见纳少、腹胀、便溏、消瘦等症。《素问·宣明五气》所谓"久视伤血"即属于劳神过度的范围。

3.房劳过度　又称"肾劳"，是指性生活不节，房事过度。肾藏精，为封藏之本，肾精不宜过度耗泄。若房劳太过，耗伤肾精，临床常出现腰膝酸软、眩晕耳鸣、精神萎靡，以及男子遗精、早泄、阳痿，女子月经失调、带卜过多或不孕等生殖功能减退的症状。此外，房劳过度也是导致早衰的重要原因。

（二）过逸

过逸，即过度安逸。包括体力过逸和脑力过逸等。过逸，是指长期体力上的不活动和脑力上的松懈。过度安逸的致病特点主要表现在三个方面：一是安逸少动，气机不畅。人体的脏腑功能是"用进废退"。如果长期运动减少，则人体气机失于畅达，会导致脾胃等脏腑的功能呆滞不振，出现胸闷、食少、腹胀、肌肉软弱或形体虚胖等症。久则进一步影响血液运行和津液代谢，形成气滞血瘀、水湿痰饮内生等病变。二是阳气不振，正气虚弱。长期过度安逸，阳气失于振奋，脏腑组织功能减退，久则体质虚弱，正气不足，抵抗力下降，常见动则心悸、气喘汗出等症，或抗邪无力，易感外邪致病。故《素问·宣明五气》说："久卧伤气"。三是用脑过少，神气虚衰。长期用脑过少，无所事事，寂寞无聊，精神空虚，易引起情志不调，神气衰弱，常见精神萎靡、健忘、反应迟钝、心情沮丧等症。

第三节　病理产物性病因

病理产物性病因，是继发于其他病理过程而形成的致病因素。在疾病过程中，由于某些病因的作用，引起脏腑功能失调和气血津液代谢障碍，继而形成病理产物。这些病理产物形成后，又能作用于人体，成为一种新的致病因素，加重原有的病理变化，或引发新的病证。因其是继发于其他病理过程而产生，既是病理产物，又是致病因素，具有双重性，故称为病理产物性病因，又称为"继发性病因"，主要包括痰饮、瘀血、结石三类。

一、痰饮

（一）痰饮的基本概念

痰饮是人体水液代谢障碍所形成的病理产物，属于继发性病因之一。一般称稠浊者为痰，清稀者为饮。痰又可分为有形之痰和无形之痰。其中有形之痰是指视之可见、触之可及、闻之有声的痰，如咳嗽咯吐之痰，或引起喉中痰鸣之痰，或触之有形的痰核等。无形之痰是指只见其征象，不见其形质，其所表现出的证候和有形之痰所导致的证候相似，通过治痰的方法治疗有效，如眩晕、癫狂、痴呆等病证。饮相对于痰质地较清稀，流动性较大，多积留于人体的脏腑组织间隙或疏松部位。其停留部位不同，所产生的病证也不同。《金匮要略》将饮证分为"痰饮""悬饮""溢饮""支饮"四类。

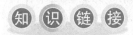

痰饮与水湿

痰饮与水湿，异名而同类，均是机体水液代谢障碍所形成的病理产物，皆属阴邪，但其性状不同，致病表现各异。稠浊者为痰，清稀者为饮，更清者为水，湿则呈弥散状态。湿聚为水，积水成饮，饮凝成痰。因而在某些情况下四者并不能截然分开，常合称为水湿、水饮、痰饮、痰湿等。

（二）痰饮的形成

痰饮多因外感六淫，或七情内伤，或饮食不节等，导致脏腑功能失调，气化不利，水液代谢障碍，停聚而成。由于肺、脾、肾、肝及三焦在水液的输布和代谢中发挥着重要的作用，故痰饮的形成与这些脏腑的功能活动密切相关。肺主通调水道，为水之上源，若肺失宣降，水聚而成痰饮；脾主运化水液，若脾失健运，水湿内生而成痰饮；肾主水，若肾阳不足，气化不利，水液聚集生痰；肝主疏泄，若肝失疏泄，水液失布，聚水而为痰饮；三焦为水液运行的通道，若三焦不利，水液运行障碍，亦可成痰饮。痰饮是体内水液代谢障碍所形成的病理产物，所以凡是能引起水液代谢障碍的原因，都可导致痰饮形成。

（三）痰饮的致病特点

痰饮一旦产生，可随气流窜全身，外而经络、肌肤、筋骨，内而脏腑，全身各处，无处不到，从而产生各种不同的病变。《杂病源流犀烛·痰饮源流》说："其为物则流动不测，故其为害，上至巅顶，下至涌泉，随气升降，周身内外皆到，五脏六腑俱有。"概括而言，其致病特点有以下几个方面。

1. 阻滞气血运行 痰饮可随气流行，机体内外无所不至。若留滞于脏腑，阻滞气机，导致脏腑之气的升降失常，常见痞闷、胀满等症状。如痰饮停留于肺，使肺失宣降，可出现胸闷、咳嗽、喘促等症；痰浊痹阻心脉，血气运行不畅，可见胸闷心痛等症；痰饮停胃，胃气失于和降，则见恶心呕吐、腹胀肠鸣、饮食减少等症。若痰饮流注经脉，阻碍气血的运行，可出现肢体麻木、屈伸不利，甚至半身不遂等症。若痰聚结于局部，则可形成痰核、瘰疬，或阴疽流注等症。

2. 影响水液代谢 痰饮既是病理产物，又是致病因素，痰饮形成之后可作为致病因素反过来作用于人体，进而影响肺、脾、肾等脏腑的功能活动，加重水液代谢障碍，从而形成恶性循环。如痰湿困脾，可致水湿不运；痰饮阻肺，可致宣降失职，水液不布；痰饮停滞下焦，可影响肾、膀胱的气化功能，以致水液停蓄等。

3. 易于蒙蔽心神 痰饮为浊物，随气上犯，易蒙蔽清窍，可出现头晕目眩、胸闷心悸、精神不振等症；痰浊上犯，与风、火相合，蒙蔽心窍，扰乱神明，可出现神昏谵妄，或引发癫、狂、痫等疾病。

4. 致病广泛、变化多端 痰饮随气流行，内而脏腑，外而皮肉筋骨，上犯清窍，下注足膝，无处不到，可引起多种病证。痰浊上犯，可见眩晕；痰凝咽喉，可形成"梅核气"；痰火扰心，可引发癫狂；痰阻于肺，可见胸闷痰多；痰在经络，阻于局部，可致肢体麻木、半身不遂，或痰核瘰疬。饮在肠间，则腹满食少肠鸣沥沥有声；饮在胸胁，则胸胁胀满、咳唾引痛；饮在胸膈，则咳喘不能平卧；饮溢肌肤，则成水肿。因痰饮致病范围广，发病部位多，症状表现复杂，故有"百病多由痰作祟"和"怪病多痰"之说。此外，痰饮滞留于体内后，既可伤阳化寒，也可郁而化火，还可夹风、夹热等，变化多端，导致病证更加错综复杂。

5. 病势缠绵、病程较长 痰饮由水湿停聚而成，具有重浊黏滞的特性，故痰饮为患，多表现为病情反复发作，缠绵难愈，病程较长。此外，痰饮所致病证多见滑苔、腻苔，滑脉或弦脉。

二、瘀血

（一）瘀血的基本概念

瘀血，是指体内血液停积形成的病理产物。瘀血包括体内瘀积的离经之血，以及因血液运行不畅，停滞于经脉或脏腑组织内的血液。瘀血既是疾病过程中所产生的病理产物，又是某些疾病的致病因素。

瘀血与血瘀

血瘀是指血液运行不畅或血液瘀滞不通的病理状态，属于病机学概念；瘀血是指能继发新的病变的病理产物，属于病因学概念。

（二）瘀血的形成

血液的正常循行，主要与心、肺、肝、脾等脏的功能，气的推动与固摄作用，脉道的通利，以及寒热等内外环境因素密切相关。凡能影响血液正常运行，引起血行不畅，或致血离经脉而瘀积的内外因素，均可导致瘀血的形成。

1. 气虚　血液的正常循行需要气的推动和固摄。气虚一方面无力推动血液的运行，导致血行迟滞而形成瘀血；另一方面，气虚不能统摄血液，可导致血逸脉外为瘀。

2. 气滞　气为血之帅，气行则血行，气滞则血瘀。若因情志郁结，气机不畅，或痰饮等有形邪气积滞体内，阻遏脉络，则可造成血液运行不畅，瘀积于体内某些部位而形成瘀血。

3. 血寒　血得温则行，得寒则凝。外感寒邪或阴寒内盛，致脉道挛缩，血液凝涩，运行不利而成瘀血。

4. 血热　热入营血，血热互结，煎灼血中之津液，使血液黏稠而运行不畅；或火热灼伤脉络，迫血妄行致出血，积留于体内而形成瘀血。

5. 出血　各种外伤，如跌打损伤、金刃所伤、手术创伤等，致脉络破损，使血离经脉；或脾不统血，肝不藏血而致出血；或妇女经血不畅，所出之血未能排出体外，或未能及时消散，留积于体内而成瘀血。

另外，津血同源互化，剧烈吐泻、烧伤等津液大量丢失时，致使津液亏虚，血液黏稠，运行不畅，亦可导致瘀血的产生。若痰饮内停，阻滞气机，妨碍血行，可致痰瘀互结。

（三）瘀血的致病特点

瘀血形成之后，停积体内不散，不仅失去血液的营养作用，而且作为继发性病因，可导致新的病变发生。瘀血的致病特点主要表现在以下几个方面。

1. 易于阻滞气机　气为血之帅，血为气之母，气能行血，血能载气，气血互根互用。瘀血一旦形成，停滞于体内，必然影响或加重气机郁滞，即所谓"血瘀必兼气滞"；而气机郁滞又进一步加重瘀血，导致气血交阻的恶性循环。

2. 影响血液运行　瘀血为有形实邪，无论其瘀滞于脉内，还是积留于脉外，均可导致局部或全身的血液运行失常，使脏腑功能发生障碍。如瘀阻心脉，气血运行不畅，可致胸痹心痛；瘀积于肝，可致癥积；瘀血阻滞于脉道，损伤脉络，血逸脉外，可致出血色紫黯有块等；瘀血阻滞经脉，气血运行不利，形体官窍因脉络瘀阻，可见口唇、爪甲青紫，皮肤瘀斑，舌有瘀点、瘀斑，脉涩不畅等症。

3. 影响新血的生成　瘀血阻滞体内，尤其是瘀血日久不散，就会严重影响气血的运行，脏腑失于濡养，脏腑功能失常，气化失司，从而影响新血的生成。因而有"瘀血不去，新血不生"的说法。久瘀之人，常可表现出肌肤甲错、毛发不荣等症，此即瘀血内阻，血虚不荣皮毛所致。

4. 病位固定，病证繁多　瘀血停滞而积聚体内，难于及时消散，故其致病具有病位相对固定、病程较长的特征。瘀血形成之后，可停滞于机体任何部位，因其发病部位多，故临床病证繁多。

瘀血致病，虽然病证繁多，症状错综复杂，但其具有共同的症状特点。①疼痛：一般表现为刺痛，痛处固定不移，拒按，夜间加重。②肿块：瘀血积于皮下或体内则可见肿块或包块。肿块部位多固定不移。若在体表则可见局部青紫肿胀；若在体腔内，则扪之质硬。③出血：瘀血壅塞脉道，血逸脉外则可见出血。一般出血量少而不畅，血色紫黯，或夹有血块。④色诊多见紫黯：一是面色紫黯，口唇、爪甲青紫；二是舌质紫黯，或舌有瘀斑、瘀点，或舌下脉络迂曲、怒张。⑤脉诊：脉象多见涩脉或结代脉。其他症状也可见到面色黧黑、肌肤甲错、善忘等。

三、结石

（一）结石的基本概念

结石，是指形成于体内某些部位并停滞为病的砂石样病理产物。结石既是病理产物，又是某些疾病的致病因素。结石可发生于身体的多个部位，一般而言，结石小者，临床症状不明显，且易于排出；而结石大者，则难于排出，留滞体内而致病。

（二）结石的形成

结石的成因较为复杂，有些机理目前尚不清楚。常见的因素有以下几点。

1. **饮食不当**　饮食偏嗜，喜食肥甘厚味，蕴生湿热，内结于胆，久则可形成胆结石；下焦湿热，蕴结日久可形成肾结石或膀胱结石；空腹食柿过多，可形成胃结石。此外，结石的形成，与某些地域的水质中含有过量的矿物质等也有一定的相关性。

2. **情志内伤**　情志不遂，肝失疏泄，肝郁气结，胆气不达，胆汁排泄不畅，日久可形成结石。

3. **服药不当**　长期过量服用某些药物，以致脏腑功能失调，或药物沉积于体内，可形成结石。

4. **体质差异**　先天禀赋差异，或久病虚弱，对某些物质代谢异常，形成易患结石病变的体质。

（三）结石的致病特点

1. **多发于肝、肾、胆、胃、膀胱等脏腑**　肝主疏泄，关系着胆汁的生成和排泄；肾气的蒸化，影响着尿液的生成和排泄，且肝与胆、肾与膀胱直接相通，故肝肾功能失调易生成结石。而胃、胆、膀胱等空腔性器官，结石也易于停留。所以，结石为病多发于肝、肾、胆、胃、膀胱等脏腑。

2. **病程较长，病情轻重不一**　结石多为湿热内蕴，日久煎熬而成，故大多数结石的形成过程较长。因结石大小形状不等，停留部位不一，故临床表现也不同。一般来说，结石小，则病情较轻，有的甚至无任何症状。结石过大，或停留在脏腑组织的狭窄部位，则病情较重，症状明显，发作频繁。

3. **阻滞气机，损伤脉络**　结石为有形实邪，停留体内，多易阻滞气机，影响脏腑功能及气血津液的运行和排泄。结石阻滞气机，可见局部酸胀疼痛等症；重者，结石嵌滞于狭窄部位，气血严重受阻，常见腹部剧烈绞痛、疼痛难忍；若结石损伤脉络，则可导致出血，如肾结石、膀胱结石可致尿血。

第四节　其他病因

在中医病因学中，除外感病因、内伤病因和病理产物性病因之外的致病因素，统称为其他病因，主要有外伤、虫兽伤、寄生虫、药邪、医过、先天因素等。

一、外伤

外伤，主要是指机械暴力等外力所致的损伤，如枪弹伤、金刃伤、跌打损伤、持重努伤、挤轧伤、撞击伤等，也包括烧烫伤、冻伤，广义的外伤还包括电击伤、溺水、化学伤等。

（一）外力损伤

外力损伤指因机械暴力引起的创伤，包括跌打损伤、持重努伤、利器损伤、枪弹伤。

这种损伤，轻则肌肉、血脉破损而见局部青紫、肿痛、出血，也可致筋肉撕裂、关节脱臼、骨折；重则损及内脏或因出血过多而导致昏迷、抽搐、虚脱，甚至危及生命。

（二）烧烫伤

烧烫伤是指高温所引起的灼伤，多由火焰、沸水、沸油、蒸汽、雷电等烧烫所致，属火毒为患。轻者灼伤皮肤而见局部灼热、红肿、疼痛或起水泡；重者焦灸肌肉筋骨而见患部如皮革样，或呈蜡白、焦黄，甚至炭化，痛觉消失。若大面积烧烫伤，可致火毒内攻脏腑或津液严重耗伤而昏迷、死亡。

（三）冻伤

冻伤是低温所造成的全身或局部的损伤，属寒邪为患。局部性冻伤多发生在手足、耳郭、鼻尖及面颊等裸露部位和肢体末端。初起因寒性凝滞收引，经脉挛急，气血瘀滞，局部失于温养，可见肌肤苍白、冷麻、作痛；继而青紫肿胀，灼热感、痒痛或起水泡，甚至溃烂。全身性冻伤，多因阴寒太甚，阳气大伤，失于温煦，气血失于温运，而出现寒战、面色苍白、唇舌指甲青紫，重者体温下降、感觉麻木、反应迟钝，甚则呼吸微弱、脉微欲绝，昏迷乃至死亡。

二、虫兽伤

虫兽伤指虫兽禽等各类动物对人的伤害，包括猛兽、毒蛇、狂犬及其他动物咬伤，或蝎、蜂、蚂蚁等昆虫蜇伤。其中猛兽所伤与外力损伤相似，轻者局部皮肉损伤、肿痛、出血；重者可损伤内脏，或出血过多而死亡。狂犬咬伤，除局部损伤外，经过一段时间潜伏后，可发为"狂犬病"，出现烦躁、惊慌、恐水、恐风、抽搐等症，多不治而亡。毒蛇、蜈蚣咬伤，或蜂、蝎、蚂蚁蜇伤，多致局部肿痛，还可出现头晕、心悸、恶心呕吐等全身中毒症状，甚至昏迷。特别是毒蛇咬伤，常可迅速导致死亡。

三、寄生虫

寄生虫是动物性寄生物的统称。人体常见的寄生虫有蛔虫、蛲虫、绦虫、钩虫、血吸虫等，主要是通过进食或接触寄生虫及其虫卵所污染的水、土、食物等所致。寄生虫寄居于人体内，不仅消耗人体的营养物质，还可以造成各种损害，导致疾病的发生。

（一）蛔虫

蛔虫致病较为普遍，尤其是儿童更为常见，多由饮食不洁，摄入被蛔虫卵污染的食品而感染。蛔虫病多表现为脐周腹痛，时作时止，常伴有面色萎黄、夜间磨牙，或大便排出蛔虫，或腹部触及条索状虫块等症状。若蛔虫钻入胆道，可见脘腹剧痛、吐蛔、四肢厥冷等，中医称为"蛔厥"。日久则致脾胃虚弱，气血亏损，面黄肌瘦，在小儿则易患疳积。

（二）蛲虫

蛲虫病以小儿多见，主要通过手指、食物污染而感染。蛲虫寄生于人体大肠，临床以肛门奇痒，夜间尤甚，以致睡眠不安为主要特点。夜间在灯光下可观察到肛门周围蠕动的细小白虫。病久也可见胃纳减少、身体消瘦等症。

（三）绦虫

绦虫致病，多由食用生的或未熟的猪、牛肉而得，多见腹痛腹泻、食欲亢进、面色萎黄、形体消瘦，大便中排出白色带状成虫节片等症。此外，有些绦虫常因寄生的部位不一而出现不同的病证。如绦虫与湿热痰浊上扰，可致癫痫；绦虫与痰浊积于肌肉筋脉，可见皮下结节。

（四）钩虫

钩虫致病，常由手足皮肤黏膜接触被钩虫蚴污染的粪土后而感染。初起可见手足皮肤瘙痒、喉痒、胸闷、咳嗽等症；继而出现脾胃消化失常的症状，如腹胀、便溏及嗜食异物（生米、泥土、木炭等）；后期气血亏虚可见面色萎黄或虚浮、体倦乏力、心悸气短、唇甲色淡，甚则周身浮肿等症。

（五）血吸虫

血吸虫多由皮肤接触有血吸虫幼虫的疫水而感染。病初邪在肺卫，可见发热恶寒、咳嗽胸痛等症；继则可见腹泻、下利脓血；日久则肝失疏泄，脾失健运，气血瘀阻，而见倦怠腹胀、胁下癥块；晚期则水液内停，见腹水鼓胀，甚则吐血、便血等症。

四、药邪

药邪是指因药物加工、使用不当而引起疾病发生的一类致病因素。药物本身是用于治疗疾病的，如果药物炮制加工不当，或者因违反配伍禁忌，或药物的性味、用量等使用不当等，均可成为致病因素引起疾病。

（一）药邪的形成

1.用药过量　药物用量过大，特别是一些药性峻猛和有毒药物的用量过大，极易发生中毒，甚则导致患者死亡。如生川乌、生草乌、马钱子、细辛、巴豆等均含有毒成分，临床使用均有用量规定，必须严格遵守。

2.炮制不当　某些有毒药物经过适当的炮制加工可减轻毒性、烈性和副作用。如乌头火炮或蜜制、半夏姜制、附子浸漂水煮、马钱子去毛去油等。如果对此类药物炮制加工不当则易致中毒。

3.配伍不当　有些药物不能同时使用，否则会增加毒性而引起中毒。如通过长期临床实践总结出的中药"十八反""十九畏"，为临床所遵从使用。

4.用法不当　某些药物在使用上有着特殊要求和禁忌。如有的药物应先煎以减低毒性，妇女妊娠期间的用药禁忌等。若使用不当或违反有关禁忌，也可引起中毒或变生他疾。

5.滥用补药　所有药物，包括补益类药物，都有阴阳偏胜，作用于人体后都会影响阴阳平衡。药物用之得当，可以调整人体阴阳，达到保健和治疗疾病的目的。若盲目地服用某些补药，如人参、鹿茸之类，反而会引起人体阴阳失调，导致疾病的发生。

（二）药邪的致病特点

1.中毒　误服或过量服用有毒药物则易致中毒，其中毒症状与药物的成分、用量等有关。轻者常表现为头晕心悸、恶心呕吐、腹痛腹泻、舌麻等症。重者可出现全身肌肉震颤、嗜睡或烦躁、黄疸、紫绀，乃至昏迷死亡。

2.加重病情、变生他疾　药物使用不当，会助邪伤正，使原有病情加重，或者引起新的病变。如药物过敏、妇女妊娠期间可因用药不当而引起流产、畸胎、死胎等。

五、医过

医过是指由于医生的过失而导致病情加重或变生他疾的一类致病因素，又称"医源性致病因素"。

（一）医过的形成

医过涉及面很广，医生接触患者整个过程中的言行举止失当，都有可能成为医源性致病因素。

1.言行不当　医生言语亲切，行为得体，态度和蔼，有利于患者病情的缓解。若态度生硬或语言失当，则易致患者情志异常波动，而加重病情。

2.处方草率　医生诊治时漫不经心，草率马虎，包括处方用字，故意用别名、僻名，字迹潦草等，均可产生不利影响或带来严重后果。轻者患者对医生产生疑惑、不信任，不利于治疗，或处方药味难辨而耽误时间；重则可因字迹潦草，执行医嘱发生错误，造成严重的医疗事故。

3.诊治失误　医生诊察有失，辨证失准，以致用药失误，或手法操作不当，是最主要的医源性致病因素。常见的如用药时犯"虚虚""实实"之戒，寒热不辨，补泻误投；针刺手法不当，刺伤重要脏器，或断针体内；推拿时用力过大或不当，引起筋脉损伤，甚或骨折等。

（二）医过的致病特点

1.易致情志异常波动　医生言行不当或诊治草率，极易引起患者的不信任，甚至会引起医患矛盾，使患者情志产生异常波动而拒绝治疗，或导致气血紊乱而使病情更为复杂。

2.加重病情，变生他疾　医生言行不当或诊治失误，均可贻误治疗，加重病情，甚至变生他疾或导致患者死亡。

六、先天因素

先天因素，是指人出生前已经潜伏的致病因素。先天因素包括遗传因素和胎传因素两类，与父母体质、胎儿发育及分娩时情况有关，其致病特点主要是影响小儿的生长发育，导致某些遗传性或先天性疾病。先天因素一般分为胎弱和胎毒两个方面。

（一）胎弱

胎弱即禀赋不足，也称胎怯，是指胎儿禀受父母的精血不足或异常，先天禀赋薄弱以致日后发育障碍或畸形。主要包括两类情况：一是各类遗传性疾病，如畸形、某些出血性疾病（血友病）、先天愚型、癫、狂、痫、消渴病、眩晕（高血压）、色盲等，多因父母之精异常而致。二是先天禀赋虚弱，以体质较差、发育障碍为主，如皮肤脆薄、毛发不生、形寒肢冷、面黄肌瘦、筋骨不利、齿生不齐、发生不黑、项软头倾、手足痿软等。多因受孕妊娠之时，父母身体虚弱，或饮食不调，七情内伤，起居不慎，劳逸过度等，以致精血不充，胎元失养所致。

（二）胎毒

胎毒是指在胎妊期间禀受母体之热毒，可成为其出生后易发生疮疹诸病的病因。胎毒有广义和狭义之分。狭义胎毒是指某些传染病，在胎儿期由亲代传给子代。如梅毒、艾滋病和乙型肝炎等。广义胎毒是指妊娠早期，其母感受邪气或用药不当，以致遗毒于胎儿，出生后渐见某些疾病，如胎寒、胎热、胎黄、疮疹等。

复习思考

A1 型题

1. 其性开泄，易袭阳位的邪气是（　　　）

    A. 风邪　　　　　　　　B. 寒邪　　　　　　　　C. 湿邪

    D. 燥邪　　　　　　　　E. 火邪

2. 下列病邪致病最易出现发热、恶风、汗出等症状的是（　　　）

    A. 风邪　　　　　　　　B. 寒邪　　　　　　　　C. 火邪

    D. 湿邪　　　　　　　　E. 燥邪

3. 寒邪的性质和致病特征是（　　　）

    A. 为阴邪，易阻气机　　　　　　　　B. 其性重浊，可致周身酸痛

    C. 易伤肺，出现咳嗽痰少症状　　　　D. 其性黏滞，病难速愈

    E. 其性凝滞，易发疼痛

4.感受寒邪而致的"中寒"是指（　　　）

　　A.寒邪伤于肌表　　　　B.寒邪入中经脉　　　　C.寒邪自内而生

　　D.寒邪直中脏腑　　　　E.寒邪侵及血分

5.寒邪致病，多发作疼痛的主要原因是（　　　）

　　A.寒为阴邪，易伤阳气　　　　　　　　B.寒性收引，气机收敛

　　C.寒性收引，经脉拘急　　　　　　　　D.寒客肌表，卫气被郁

　　E.寒性凝滞，气血阻滞不通

6.暑邪伤人，常见胸闷、四肢困倦等症的主要原因是（　　　）

　　A.暑多夹湿，气滞湿阻　　　　　　　　B.汗多伤津，肢体失养

　　C.暑性升散，伤津耗气　　　　　　　　D.暑性炎热，阳热内盛

　　E.以上均非

7.具有升散耗气特性的邪气是（　　　）

　　A.风邪　　　　　　　B.寒邪　　　　　　　C.暑邪

　　D.湿邪　　　　　　　E.燥邪

8.湿邪致病缠绵难愈的主要原因是（　　　）

　　A.湿为阴邪，易阻遏气机　　　　　　　B.湿邪伤阳困脾

　　C.湿性黏滞，胶着难解　　　　　　　　D.湿性重浊，留滞体内

　　E.湿性趋下，易袭阴位

9.最易伤肺的邪气是（　　　）

　　A.风邪　　　　　　　B.寒邪　　　　　　　C.暑邪

　　D.湿邪　　　　　　　E.燥邪

10.具有其性干涩，易伤津液性质和特征的邪气是（　　　）

　　A.风邪　　　　　　　B.寒邪　　　　　　　C.火邪

　　D.湿邪　　　　　　　E.燥邪

11.火邪的性质和致病特点是（　　　）

　　A.为阳邪，其性升发　　　　　　　　　B.为阳邪，其性轻扬

　　C.为阳邪，其性燔灼趋上　　　　　　　D.为阳邪，多夹湿邪

　　E.为阳邪，其性干涩

12.最易生风动血的邪气是（　　　）

　　A.风邪　　　　　　　B.寒邪　　　　　　　C.燥邪

　　D.湿邪　　　　　　　E.火邪

13.以下不属于疠气致病特点的是（　　　）

　　A.发病急骤，病情重　　　　　　　　　B.高热持续不退

C. 一气一病，症状相似　　　　　　　　D. 易于流行

E. 传染性强

14. 七情内伤致病多损伤的脏是（　　　）

A. 心、肝、脾　　　　B. 心、肺、脾　　　　C. 心、肝、肾

D. 心、肺、肾　　　　E. 肺、脾、肾

15. 易使肝的疏泄功能失调的异常情志活动是（　　　）

A. 过喜　　　　　　　B. 过思　　　　　　　C. 过怒

D. 过恐　　　　　　　E. 过悲

16. 情志异常，导致心无所倚、神无所归、虑无所定的是（　　　）

A. 过度愤怒　　　　　B. 过度喜乐　　　　　C. 过度悲忧

D. 突然受惊　　　　　E. 思虑过度

17. 情志异常，可引起二便失禁的是（　　　）

A. 过度悲忧　　　　　B. 恐惧过度　　　　　C. 思虑不解

D. 过度愤怒　　　　　E. 突然受惊

18. 思虑过度对气机的影响是（　　　）

A. 气乱　　　　　　　B. 气陷　　　　　　　C. 气上

D. 气结　　　　　　　E. 气收

19. 最易导致脘腹胀满、嗳腐吞酸、厌食等症的病因是（　　　）

A. 摄食不足　　　　　B. 饮食不洁　　　　　C. 暴饮暴食

D. 寒热偏嗜　　　　　E. 五味偏嗜

20. 偏食生冷寒凉之品，则耗伤（　　　）

A. 心肾阳气　　　　　B. 脾胃阳气　　　　　C. 肺胃阳气

D. 脾肾阳气　　　　　E. 肺肾阳气

21. 劳神过度，临床多见的症状是（　　　）

A. 腰酸腿软，精神萎靡　　　　　　　　B. 气少力衰，神疲体倦

C. 心悸失眠、胃纳呆滞、腹胀便溏　　　D. 动则心悸，气喘汗出

E. 眩晕耳鸣，性功能减退

22. 《素问·宣明五气》提出久卧则（　　　）

A. 伤气　　　　　　　B. 伤血　　　　　　　C. 伤肉

D. 伤筋　　　　　　　E. 伤骨

23. 痰饮流注于经络，则可见（　　　）

A. 肢体麻木　　　　　B. 恶心呕吐　　　　　C. 胸闷心痛

D. 胸闷气喘　　　　　E. 胸胁胀满

24. 瘀血所致出血的特点是（   ）

    A. 出血量多   B. 血色鲜红   C. 夹有血块

    D. 伴有胀痛   E. 痛处可移

25. 瘀血所致疼痛的特点是（   ）

    A. 重痛   B. 刺痛   C. 灼痛

    D. 隐痛   E. 胀痛

26. 结石的致病特点是（   ）

    A. 扰乱神明，影响心神   B. 形成肿块，固定不移

    C. 阻滞气机，损伤脉络   D. 致病广泛，变化多端

    E. 多发疼痛，刺痛不移

27. "百病多由痰作祟"是指痰之为病（   ）

    A. 病势缠绵   B. 致病广泛   C. 阻滞气机

    D. 阻碍气血   E. 扰动神明

28. 结石多发于以下哪些脏腑（   ）

    A. 肝、胆、胃、肺、膀胱   B. 肝、胆、胃、肾、膀胱

    C. 肝、胆、脾、肾、膀胱   D. 肝、胆、脾、胃、膀胱

    E. 肝、胆、脾、胃、肾

29. 痰浊为病，随气上逆尤易（   ）

    A. 停滞胃腑，失于和降   B. 流注经络，气机阻滞

    C. 蒙蔽清窍，扰乱心神   D. 留滞脏腑，升降失常

    E. 阻滞肺气，失于宣降

30. 与结石形成关系不太密切的是（   ）

    A. 饮食不当   B. 情志内伤   C. 服药不当

    D. 体质差异   E. 气候因素

A2 型题

31. 患者因感冒而汗出恶风、咽痒咳嗽，次日晨起即现面目一身悉肿及小便少、舌淡红、苔薄白、脉浮缓等症。此发病与下列哪项关系最为密切（   ）

    A. 湿浊停滞   B. 风性主动   C. 热邪郁闭

    D. 风性数变   E. 湿性趋下

32. 患者肢体冷痛，关节屈伸不利，时而或冷厥不仁，其主要机理为（   ）

    A. 寒性凝滞   B. 风性主动   C. 寒性收引

    D. 寒伤卫阳   E. 寒邪直中少阴

33. 患者高热2天，突然出现四肢抽搐、神昏谵语、舌红、苔黄燥、脉洪数有力等症，此属（　　）

    A. 火热内闭　　　　　B. 肝阴耗损　　　　　C. 肝风内动

    D. 阳亢化风　　　　　E. 热极生风

34. 患者因情志内伤，出现心悸、失眠、多梦、食少、腹胀、便溏，考虑为（　　）

    A. 怒则气上　　　　　B. 喜则气缓　　　　　C. 悲则气消

    D. 思则气结　　　　　E. 恐则气下

35. 患儿日渐消瘦，不思饮食，时感腹痛，尤以脐周疼痛为多，时轻时重，经常夜间磨牙，大便尚可，舌红苔薄黄，其病多属（　　）

    A. 饮食积滞　　　　　B. 蛔虫病　　　　　C. 蛲虫病

    D. 钩虫病　　　　　E. 绦虫病

B1 型题

    A. 汗出恶风　　　　　B. 四肢困倦，胸闷呕恶

    C. 皮肤干涩　　　　　D. 狂躁妄动

    E. 头身疼痛，肢体活动不利

36. 火热之邪致病可见（　　）

37. 湿邪致病可见（　　）

    A. 风邪　　　　　B. 寒邪　　　　　C. 湿邪

    D. 燥邪　　　　　E. 暑邪

38. 其性收引的邪气是（　　）

39. 其性升散的邪气是（　　）

    A. 风邪　　　　　B. 寒邪　　　　　C. 湿邪

    D. 燥邪　　　　　E. 火邪

40. 致病后常先困脾的邪气是（　　）

41. 易致肝风内动的邪气是（　　）

    A. 精神不能集中，甚则失神狂乱　　　　　B. 精神萎靡不振，气短乏力

    C. 二便失禁，昏厥，遗精　　　　　D. 纳呆，腹胀

    E. 心悸，惊恐不安

42. 过度悲伤可引起（　　）

43. 过喜可引起（　　）

A. 脉凝泣而变色　　　B. 皮槁而毛拔　　　C. 筋急而爪枯

D. 肉胝而唇揭　　　　E. 骨痛而发落

44. 根据《素问·五脏生成》所说，多食咸可致（　　　）

45. 根据《素问·五脏生成》所说，多食辛可致（　　　）

A. 劳力过度　　　　　B. 劳神过度　　　C. 房劳过度

D. 过饥　　　　　　　E. 过饱

46. 可损伤心脾的因素是（　　　）

47. 可损伤肾精的因素是（　　　）

A. 脐周疼痛　　　　　B. 皮下结节　　　C. 肛门奇痒

D. 腹大如箕　　　　　E. 手足瘙痒

48. 蛔虫病临床常见（　　　）

49. 蛲虫病临床常见（　　　）

A. 外感病因　　　　　B. 内伤病因　　　C. 其他病因

D. 内生五邪　　　　　E. 病理产物性病因

50. 水湿痰饮致病属于（　　　）

51. 饮食、劳逸致病属于（　　　）

扫一扫，知答案

扫一扫，看课件

第 七 章

病 机

【学习目标】

1. 掌握发病的基本原理和常见的发病类型；邪正盛衰、阴阳失调、精气血津液失常、内生五邪等基本病机。

2. 熟悉疾病传变的基本概念，病位传变和病性转化的规律特点。

病机，是指疾病发生、发展及其变化的机理。病机学说是研究和探讨疾病发生、发展和变化机理的学说。病机揭示了疾病发生、发展与变化、转归的本质特点及其基本规律，因此分析病机是认识疾病证候的临床表现，进行诊断及治疗的内在根据和理论指导。

中医病机学说在中医理论体系中占有重要的地位，被历代医家所重视。病机理论源于《黄帝内经》，如《素问·至真要大论》所说"谨候气宜，无失病机""谨守病机，各司其属"。其中概括的"病机十九条"，奠定了脏腑病机和六气病机的理论基础，对病机学的发展具有重要的指导意义。张机在《伤寒杂病论》中阐述了外感伤寒病证六经病机变化与其传变、转归规律，并对脏腑、经络、气血、痰饮等病机进行了系统的论述。巢元方的《诸病源候论》是最早的病因病机证候学专著，对邪气侵犯途径、发病条件、病变过程都有较深入的论述。钱乙在《小儿药证直诀》中归纳了小儿"脏腑柔弱，易虚易实，易寒易热"的病机特点。刘完素提出"六气皆从火化"的论点，阐释了实火的病机。叶桂创立的卫气营血辨证和吴瑭创立的三焦辨证理论，阐明了外感热病的病机规律。王清任所著的《医林改错》丰富了瘀血病机理论。

第一节 发 病

发病是指疾病的发生过程，它是机体处于病邪的损害和自身正气抗损害之间的矛盾斗争过程。当某种致病因素作用于人体，使得机体内部及内外环境之间的相互关系失调，脏腑经络的功能失常，气血阴阳的平衡协调关系遭到破坏，从而出现一系列临床症状和体征，便发生了疾病。

一、发病的基本原理

中医学常从邪正相争的角度来认识疾病的发生原理，认为邪正相争是疾病发生、发展及转归的病理过程中最基本的、最具有普遍意义的规律。

（一）正气不足是发病的内在根据

正气，简称"正"，是人体正常功能活动的统称，即人体正常功能及所产生的各种维护健康的能力，包括自我调节能力、适应环境能力、抗邪防病能力和康复自愈能力等。

正气的作用表现在三个方面：①自身调节，以适应内外环境变化，进而维持机体生理平衡。②抵御外邪，预防疾病的发生，或防止邪气深入，进而祛邪外出。③自我修复，恢复机体健康。

中医学非常重视人体正气在发病过程中的作用。在一般情况下，人体正气充足或病邪毒力较弱，则邪气不易侵犯机体，或虽有邪气侵袭，正气也能及时消除其不利影响，即"正能御邪"，病邪难于侵入，疾病无从发生。《素问·刺法论》说："正气存内，邪不可干。"如果人体正气虚弱，抗病能力低下，不足以抗御邪气，即"正不胜邪"，病邪乘虚入侵，导致疾病的发生。《素问·评热病论》说："邪之所凑，其气必虚。"

疾病的发生关系到正气与邪气两方面，其中起决定作用的是正气，所以说正气不足是疾病发生的前提和内在根据。

（二）邪气是发病的重要条件

邪气，简称"邪"，泛指各种致病因素，包括六淫、疠气、七情、外伤及痰饮、瘀血等。

邪气对机体的损害主要表现在三个方面：①直接造成脏器、形体、官窍的损伤或精气血津液的耗损。②干扰机体的功能活动，引起脏腑功能失调、气机紊乱。③造成机体的抗病修复能力下降。

中医发病学重视正气，强调正气在发病中的主导地位，同时重视邪气在发病中的重要作用，认为邪气是导致发病的重要条件。在一定条件下，邪气可能在发病中起主导作用。例如，当遇到高温、化学毒剂、枪弹伤、冻伤或虫兽咬伤等因素时，即便正气强盛，也难免受其伤害。较强传染性的疠气可以造成疫病的大流行。

（三）邪正胜负决定发病与否

邪正胜负，是指正气与邪气相互斗争过程中所表现出来的胜负变化，它不仅关系着疾病的发生，而且影响着疾病的发展及转归。

1. 正胜邪退则不发病 在正邪斗争过程中，若正气充足，抗邪有力，则病邪难于入侵，即便入侵，也能被正气及时驱除，不会对机体造成病理伤害，不出现临床症状和体征，故不发病。

2. 邪胜正负则发病 在正邪斗争过程中，若邪气偏胜，正气相对不足，无力抵御邪气入侵，不能及时消除邪气入侵后产生的不利影响，邪胜正负，使脏腑阴阳气血失调，气机逆乱，出现临床症状，发生疾病。

发病之后，可因邪气性质的不同、感邪轻重的差异、病位深浅的差别及正气强弱状态有别，出现疾病证候类型、病变性质、病情轻重、预后转归等各不相同的情况。一般来说，正气充足，邪正之间斗争剧烈，多形成表证、实证、热证；正气亏虚，抗邪无力，多形成虚证、里证、寒证。感受阳邪，易导致实热证、热证；感受阴邪，易导致实寒证、寒证。感邪轻浅，正气充足，病位多表浅，病势多轻，预后良好；感邪较重，正气亏虚，病位多深，病势多重，预后不良。

二、影响发病的因素

影响发病的因素很多，除了正气和邪气对发病的直接影响外，环境因素、体质因素和精神因素均与发病有着密切关系。

（一）环境因素

1. 气候因素 季节气候变化对人体的生理功能有着一定的影响，四时气候不同，人体易感之邪与易发之病也不相同，从而形成季节性多发病。如春易伤风，夏易中暑，秋易病燥，冬易感寒。反常的气候，如久旱、水涝、酷暑等，则易滋生疫疠之邪气，造成瘟疫流行。

2. 地域因素 不同地域的气候、地质、水土等自然条件不同，人们生活习惯也不相同，影响当地人的体质特性，导致地域性的常见病或多发病。如北方地势高峻，气候寒冷，多寒病；东南地区，地势低洼，气候温热潮湿，多湿热为病；某些山区之人，易患瘿瘤。有些人易地而居或异域旅行，可因"水土不服"而患病。

3. 社会因素 人生活在一定的社会环境之中，社会环境中的诸多因素，如社会的治与乱、生活和工作环境优劣、物质生活水平高低等对疾病的发生有一定的影响。一般来说，社会稳定、良好的社会福利和公共卫生条件，能有效地减少疾病的发生；反之，社会动荡、社会福利及公共卫生条件较差，则会增加发病的几率。

（二）体质因素

体质的差异决定着发病的倾向性。一般来讲，阳虚之体，易感寒邪；阴虚之体，易感热邪。另外，体质还可以决定某些疾病发生的证候类型。如同感风寒之邪，卫气盛者，易形成表实证；卫气虚者，易为表虚证或虚实夹杂证。同感湿邪，阳盛之体易热化形成湿热证；偏阴质者又易寒化为寒湿证。反之，若体质相同，虽感受不同的病邪，也可表现出相类的证。如阳热体质无论感受热邪或寒邪，都可表现出热证。

（三）精神因素

精神状态可以影响脏腑气血的功能活动，从而对发病产生影响。若情志舒畅，精神愉快，则气机畅通，气血调和，脏腑功能协调，正气旺盛，则不易发病，且有促使疾病向愈的作用；若长期情志不畅，精神抑郁，使气机逆乱，阴阳气血失调，脏腑功能失常，正气减弱，则易致外邪侵袭，从而诱发各种疾病。《素问·上古天真论》说："恬淡虚无，真气从之，精神内守，病安从来。"

三、发病类型

发病是正邪相争的结果，由于人体正气强弱的差异，病邪种类、性质、致病途径和感邪轻重不同，发病的表现形式有所不同。

（一）卒发

卒发又称为感邪即发、顿发，指感邪后立即发病，发病迅速之意。多因邪气亢盛，正不胜邪所致，常见的卒发有以下几种情况：①新感外邪较甚。如外感六淫邪气，邪气较盛，感邪之后随即发病，是外感热病中最常见的发病类型。外感风寒、风热、燥热、暑热、温热等邪气为病，多感邪即发。②情志剧变。剧烈的情绪变化，如暴怒、悲伤欲绝等情志变化，可以导致人体气机逆乱、气血失常而发病，出现猝然昏仆、半身不遂、胸痹心痛等。③毒物所伤。误服有毒食物、药物中毒、接触或吸入毒秽之气、毒蛇或毒虫咬伤等，使人中毒而迅速发病。④急性外伤。如金刃、枪弹、跌打、冻伤、烧烫伤、电击、溺水等，均可直接迅速致病。⑤感受疠气。某些疫疠之气，性质毒烈，致病力强，来势凶猛，其发病多为卒发，且多病情危重。

（二）徐发

徐发指感邪后缓慢发病，又称缓发。徐发与致病因素的种类、性质及其致病作用，以及体质因素密切相关。徐发多见于内伤杂病，如思虑过度、房事不节、忧愁不解、烟酒成癖，引起机体渐进性病理改变，逐渐出现临床症状。在外感病中，感受湿邪为病，因湿性黏滞，故起病多缓慢。年老体虚之人，虽感外邪，正气抗邪无力，机体反应力低下，常徐缓发病。

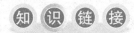

伏气温病

　　伏气温病是指感受外邪后，蕴伏于里，或因平素内热，复为新邪诱发的一类温病。大多初起即以里热为主，与新感温病初起有表证者不同。伏气源于《素问·阴阳应象大论》中"冬伤于寒，春必温病"一语。临床特征为病发即内热较重，或有显著化燥伤阴的气分或血分征象。

（三）伏发

　　伏发指感受邪气后，病邪在机体内潜伏一段时间，或在诱因的作用下，过时而发病。有些外感性疾病，常需要经过一定的潜伏期，比如"伏暑""伏气温病"均属此类。外伤性疾病如破伤风、狂犬病等，均经一段潜伏期后发病。

（四）继发

　　继发指在原发疾病的基础上，继而发生新的疾病。继发病必然以原发病为前提，二者之间有着必然的联系。如平素肝阳上亢之人，继发中风；小儿久泻或虫积，营养不良，继发疳积；肝气郁结日久继发癥积等。

（五）合病与并病

　　合病是指凡两经或两个部位以上同时受邪所出现的病证。多见于感邪较盛，正气相对不足，邪气可同时侵犯两经或多个部位而发病。如伤寒太阳和阳明合病，太阳少阳合病，卫气同病等。

　　并病是指感邪后某一部位的证候未了，又出现另一部位的病证。并病是在疾病过程中病变部位的传变，而原始病位依然存在。合病与并病的区别在于，合病是一种邪气致多部位的病证，而并病是病变部位的传变。

（六）复发

　　复发指疾病初愈或疾病的缓解阶段，在某些诱因的作用下，引起疾病再度发作或反复发作的一种发病形式。引起疾病复发的机理是余邪未净，正虚未复，同时还有诱因的作用。诱因会导致余邪复盛，正气更虚，进而使疾病复发。由复发引起的疾病称为"复病"。

　　1.复发的基本特点　①临床表现类似于初期，但比初期病理损害更复杂、广泛，病情更重。②复发的次数愈多，愈容易留下后遗症。③大多有诱因。

　　2.复发的主要类型　①疾病少愈即复发。多见于病情较重的外感疾病的恢复期。其余邪未尽，正气已虚，在诱因的作用下余邪复燃，正气更虚，导致复发。如湿温、温热等疾病，在恢复期调养不当，则会导致疾病复发。②休止与复发交替。多见于在初次患病时，虽经治疗症状和体征消除，但宿根伏于体内，在诱因作用下而引发，如休息痢、癫痫等。

③急性发作和慢性缓解交替。多指临床证候表现的轻重交替出现，急性发作时症状较重，慢性缓解时症状较轻，如胸痹心痛等。

3. 复发的诱因 ①重感致复，是指因感受外邪致疾病复发。因疾病初愈，邪气未尽，新感邪气助长体内余邪，引动旧病而复发。常见于外感疾病初愈阶段。②食复，是指因饮食不和而致疾病复发。如虾蟹等可致瘾疹和哮喘病的复发，过食辛辣及饮酒可致痔疮、淋证等的复发。有脾胃病变者及特殊体质患者，尤其要注意饮食调理。③劳复，是指由形神过劳或早犯房事而致疾病复发。如过劳可致子宫脱垂、中风、胸痹心痛等疾病的复发。④药复，是指由病后滥施补剂或药物调理不当而致疾病复发。如在疾病的初愈阶段，进行药物调理时，应遵循"扶正勿助邪、祛邪勿伤正"的原则，否则就可能导致壅正助邪，引起疾病的复发。⑤情志致复，是指因情志因素引起疾病的复发。如瘾病、癫狂病等疾病常因情志刺激而诱发。另外，某些气候因素、地域因素也可成为复发的诱因。

第二节 基本病机

基本病机是指机体对于致病因素侵袭所产生的最基本的病理反应，是病机变化的一般规律。概括起来，基本病机不外乎邪正盛衰、阴阳失调、精气血津液失常、内生"五邪"等几个方面。

一、邪正盛衰

邪正盛衰，是指在疾病过程中，机体正气与致病邪气之间相互斗争所发生的盛衰变化。在正邪相互斗争的过程中，邪气损伤人体的正气，正气则奋力驱除致病邪气，正邪双方力量发生消长盛衰的变化。若正气充盛战胜邪气，则表现为正胜邪退；若邪气亢盛，则必然会损耗正气，表现为邪胜正衰。随着体内邪正的消长盛衰，形成了临床病证虚实性质的变化。

（一）邪正盛衰与虚实变化

在疾病的发展过程中，正邪双方不断斗争，由于邪正双方力量消长盛衰的变化，形成了病证的虚实变化。

1. 虚实病机 虚和实是相对而言的病机概念，《素问·通评虚实论》说："邪气盛则实，精气夺则虚。"

实，指邪气盛，是以邪气亢盛为矛盾主要方面的一种病理变化。其病理特点是致病邪气比较强盛，而机体正气的抗病能力未衰，正邪相搏，斗争剧烈，病理反应激烈明显，临床表现出一系列亢盛、有余的证候。实所表现的证候，称之为实证。常见于外感病的初期和中期，或因痰、食、血、水等有形实邪，滞留于体内而引起的病证。此类病证常见于体质壮实的患者，临床见精神亢奋、壮热、烦躁、声高气粗、腹痛拒按、二便不通、脉实有力等症。

虚，指正气不足，是以正气虚损为矛盾主要方面的一种病理变化。其临床特点是机体的精、气、血、津液等物质亏少，脏腑、经络的生理功能减退，抗病能力低下，机体正邪斗争难以出现较剧烈的病理反应，临床表现出一系列虚弱、衰退和不足的证候。虚所表现的证候，称之为虚证。常见于素体虚弱之人，或外感病的后期，以及各种慢性消耗性疾病，或大吐、大泻、大汗、大失血患者。临床见倦怠乏力、面色无华、心悸气短、自汗、盗汗，或五心烦热，或畏寒肢冷、脉虚无力等症。

2.虚实错杂 邪正的消长盛衰不仅可以产生单纯虚或实的病理变化，而且在某些长期的、复杂的疾病发展过程中，还会出现虚中夹实和实中夹虚的病理变化。

（1）虚中夹实 是指以正虚为主，又兼夹实邪停留的病理变化。多因正气虚损，以致脏腑功能失调，痰饮、水湿、瘀血等病理产物积聚不散，表现出正虚与邪实同时存在的病理变化。例如脾虚之人，运化无力，以致水湿停聚，可见神疲体倦、食少腹胀、大便不实等气虚之症，又见口黏、脘痞、舌苔厚腻等邪实之象，且以正虚为主，邪实为次，属虚中夹实之证。

（2）实中夹虚 是指以邪实为主，又兼有正气虚损的病理变化。多因感受外邪，邪气留恋，以致正气损伤，表现出邪实与正虚同时存在的病理变化。例如外感热病出现热盛伤津，既有高热汗出、烦躁、面红目赤、脉洪大等热盛之症，又见口渴、尿少、便干等伤津之象，且以邪实为主，正虚为次，为实中夹虚之证。

3.虚实真假 一般来说，在疾病发展变化的过程中，疾病的本质和现象大都是一致的，疾病的现象可以准确地反映病机的虚实变化。但在特殊情况下，由于邪正斗争的复杂性，人体功能活动和代谢严重紊乱，也可以出现病变的本质和现象不一致的情况，表现出虚实真假的病理变化。

（1）真虚假实 是指疾病的本质为"虚"，但表现出"实"的临床假象。其形成多因正气虚弱，脏腑功能减退，气化无力所致，即所谓的"至虚有盛候"。例如脾虚不能运化水谷，可见脘腹胀满、纳呆食少、神疲乏力等症，而其脾虚是疾病的本质，腹满则是假实之象。

（2）真实假虚 是指疾病的本质为"实"，但表现出"虚"的临床假象。其形成多因热结肠胃，或痰食壅滞，或湿热内蕴，湿邪积聚等邪气亢盛，经络阻滞导致气血不能外达，即所谓"大实有羸状"。例如热结肠胃，可见大便秘结、腹满痛拒按、潮热、谵语、四肢厥冷、精神萎靡、脉迟等症状，热结肠胃出现的大便秘结、腹满痛拒按、潮热、谵语是疾病的本质，四肢厥冷、精神萎靡、脉迟等虚性症状是由于邪气亢盛，经络阻滞导致气血不能外达的假虚之象。

然而，疾病是一个过程，在这个过程中，邪正双方力量对比发生变化，疾病性质也会发生变化，在一定条件下会产生由实转虚或因虚致实的病理变化。因此临床上应以发展变化的、相对的观点来分析虚和实的病理表现，才能把握疾病的本质，准确判断疾病的性质，指导临床实践。

（二）邪正盛衰与疾病转归

在疾病发生、发展变化的过程中，始终存在着正气与邪气的斗争，正邪斗争的胜负，不仅关系到病证的虚实变化，而且关系到疾病的转归和预后。

1. 正胜邪退　是指在疾病过程中，正气奋起抗邪，正气渐趋强盛，而邪气渐趋衰减，疾病向好转和痊愈方向发展的一种病理变化，是许多疾病中最常见的一种转归。由于正气比较充盛，抗御病邪的能力较强，或疾病得到及时、正确的治疗和调护，邪气难以进一步发展，脏腑、经络、精气血津液的损伤得以逐渐恢复，邪气对机体的侵害作用逐渐减退或消失，机体的阴阳两方面又获得了新的相对平衡，疾病即告痊愈。

2. 邪去正虚　是指在疾病过程中，正气抗御邪气，邪气退却而正气大伤的病理变化。多因邪气亢盛，正气耗伤较多；或正气素虚，感邪后重伤正气；或因攻伐猛烈，正气大伤所致。此时邪气虽退，但正气已然耗损。邪去正虚多见于大病、重病的恢复期。

3. 邪胜正衰　是指在疾病过程中，邪气亢盛，正气虚弱，机体抗邪无力，疾病向恶化、危重，甚至向死亡方面发展的病理变化。由于机体的正气虚弱，或邪气炽盛，或失治误治，机体抗御病邪的能力日趋低下，不能制止邪气的侵害，邪气进一步发展，机体受到的病理性损害日益严重，病情趋向恶化和加剧。

4. 邪正相持　是指在疾病过程中，机体正气不甚虚弱，邪气亦不亢盛，邪正双方势均力敌，相持不下，病势处于迁延状态的一种病理变化。此时，由于正气不能完全祛邪外出，邪气则稽留于一定的部位，病邪既不能消散，亦不能深入，又称为"邪留"或"邪结"。邪气留结之处，即邪正相搏病理表现明显之所，疾病随邪留部位的不同而有不同的临床表现。

若正气大虚，余邪未尽，或邪气深伏伤正，正气无力祛除病邪，导致疾病处于缠绵难愈的病理过程，则称为正虚邪恋。一般多见于疾病后期，是疾病由急性转为慢性，或慢性病久治不愈，或遗留某些后遗症的主要原因。

二、阴阳失调

阴阳失调是机体阴阳之间失去平衡协调关系的统称，是指在疾病过程中，由于各种致病因素的影响，机体的阴阳双方失去相对的平衡协调而出现的阴阳偏盛、阴阳偏衰、阴阳互损、阴阳格拒，甚至阴阳亡失等一系列病理变化。阴阳失调是对一切疾病病变机理的高度概括，是疾病发生、发展的内在根据，尤其与疾病的寒热性质密切相关。在疾病过程中，由于阴阳的偏盛偏衰，形成了"阳胜则热，阴胜则寒""阴虚则热，阳虚则寒"等病理变化，因此决定了疾病的寒热性质。

（一）阴阳偏盛

阴阳偏盛，是指人体阴阳双方中的某一方过于亢盛的病理变化，属于"邪气盛则实"的实性病机。阳邪侵入人体，可形成阳偏盛，表现出"阳胜则热"的病理变化；阴邪侵入人体，可形成阴偏盛，表现出"阴胜则寒"的病理变化。阴阳相互对立，相互制约，阳偏盛必然会制约阴，从而导致阴偏衰；阴偏盛必然会制约阳，从而导致阳偏衰。故《素问·阴阳应象大论》说："阳胜则阴病，阴胜则阳病。"

1. 阳偏盛　即阳胜，是指机体在疾病过程中所反映出来的一种阳气偏亢，脏腑经络功能亢进，产热过盛的病理变化。形成阳偏盛的主要原因是感受阳热邪气，或阴邪从阳化热；或情志过极化火；或气滞、血瘀、食积郁而化热等。病机特点多表现为阳盛而阴未虚的实热证。临床表现为壮热、烦躁、面红、目赤、汗出、口渴、尿少、便干、舌红苔黄、脉数等"热、动、燥"的实热性症状，即所谓"阳胜则热"。但阳热亢盛势必耗伤阴液，因此临床表现常兼见口渴、尿少、便干等阴液不足的症状，这就是所谓的"阳胜则阴病"。

2. 阴偏盛　即阴胜，是指机体在疾病过程中所反映出来的一种阴气偏盛，脏腑经络功能障碍或减退，产热不足，以及水湿、痰饮、瘀血等病理性代谢产物积聚的病理变化。导致阴偏盛的主要原因是感受寒湿阴邪，或过食生冷，寒滞中阳等。病机特点多表现为阴盛而阳未虚的实寒证。临床表现多见形寒肢冷、脘腹冷痛、口淡不渴、痰液清稀、苔白、脉迟等"寒、静、湿"的实寒性症状，即所谓"阴胜则寒"。阴寒内盛必然损伤阳气，兼见面色㿠白、大便溏泻等阳气受损的症状，亦即所谓的"阴胜则阳病"。

（二）阴阳偏衰

阴阳偏衰，是指人体阴精或阳气亏虚所引起的病理变化，属于"精气夺则虚"的虚性病机。在正常情况下，阴阳之间相互对立、互根互用、消长转化，以维持着相对的平衡状态。如果因某些原因导致阴或阳的一方衰弱不足时，就会打破阴阳之间的制约关系，从而形成阴阳不能承制的阴不制阳的"阴虚则阳亢""阴虚则热"的虚热证，或因阳不制阴的"阳虚则阴盛""阳虚则寒"的虚寒证的病理变化。

1. 阳偏衰　即阳虚，是指机体阳气不足，功能减退或衰弱，代谢活动减退，机体反应性低下，阳热不足的病理变化。主要原因是先天禀赋不足，或后天饮食失养，或久病损伤阳气等。病机特点多表现为机体阳气不足，阳不制阴，阴相对亢盛的虚寒性病理变化。临床常见畏寒喜暖、身冷蜷卧、精神萎靡、腹痛喜按、下利清谷、小便清长、舌淡脉弱等阳虚则寒的病理表现。阳气不足，可见于五脏六腑，一般以脾肾之阳虚为主，其中尤以肾阳不足为最。因肾阳为全身阳气之根本，所以肾阳不足（命门火衰）在阳偏衰的病机中占有非常重要的地位。

阳虚则寒与阴胜则寒在临床上都有"寒、静、湿"的特点，但二者病机和临床表现则不同。前者为虚而有寒；后者是以寒为主，虚象不明显。

2.阴偏衰　即阴虚，是指机体精、血、津液等物质亏耗，以及阴不制阳，导致阳相对亢盛，功能虚性亢奋的病理变化。主要原因是阳邪伤阴，或五志过极化火伤阴，或久病耗伤阴液等。病机特点多表现为阴液不足，滋养、宁静功能减退，阳气相对亢盛的虚热性病理变化。临床常见五心烦热、潮热盗汗、颧红消瘦、口燥咽干、舌红少津、脉象细数等阴虚则热的病理表现。阴偏衰，其病证可见于五脏六腑，但一般以肝肾为主。因肾阴为诸阴之根本，所以肾阴不足在阴偏衰的病机中占有非常重要的地位。

阴虚则热与阳胜则热在临床上都有"热、动、燥"的特点，但二者病机和临床表现则不同。前者是虚而有热，以虚为主；后者是以实热为主，虚象并不明显。

（三）阴阳互损

阴阳互损，是指在阴或阳任何一方虚损的前提下，病变发展影响与之相对的另一方所形成的阴阳两虚的病理变化。阴阳双方存在着互用的关系，即阴阳双方不断地资生、助长、促进另一方。如果当一方虚损时，就会无力资生另一方，而导致另一方的虚损不足，最终导致阴阳两虚。然而，因肾藏精，内寓真阴真阳，为全身阳气阴液的根本，故无论阴虚或阳虚，大多在损及肾脏阴阳或肾本身阴阳失调的情况下，才容易发生阴阳互损的病理变化。

1.阴损及阳　是指由于阴液亏损累及阳气，使其生化不足或阳气无所依附而耗散，从而在阴虚的基础上出现阳虚，形成以阴虚为主的阴阳两虚病理变化。如肝阳上亢证，其病机主要是肝肾阴虚，水不涵木而致阴虚阳亢，但病情发展，因损耗肾精，影响肾阳化生，继而出现畏寒肢冷、面色㿠白、脉象沉弱等阳虚症状，成为阴损及阳的阴阳两虚证。

2.阳损及阴　是指由于阳气虚损，无阳则阴无以生，累及阴液生化不足，从而在阳虚的基础上出现阴虚，形成以阳虚为主的阴阳两虚病理变化。如肾阳虚引起的水肿，其病机主要为阳气不足，气化失司，水液代谢障碍，津液停聚，溢于肌肤。如果肾阳进一步亏损，影响肾精的化生，使肾阴亦伤而出现形体消瘦、烦躁不安等阴虚症状，就会转化为阳损及阴的阴阳两虚证。

（四）阴阳格拒

阴阳格拒，是指阴或阳的一方偏盛至极，因而壅遏于内，将另一方排斥格拒于外，使机体阴阳之间不相维系而形成寒热真假的病理变化。它是阴阳失调中比较特殊的一类病机，主要包括阴盛格阳和阳盛格阴两类证型。

1.阴盛格阳　又称"格阳"，是指阳气极度虚衰，导致阴寒之气偏盛，壅闭于里，逼迫阳气浮越于外，从而出现真寒假热的病理变化，临床表现为真寒假热证。阴寒内盛是疾病的本质，故可见面色苍白、四肢厥逆、精神萎靡、下利清谷、脉微欲绝等症。由于阳气浮越于外，临床上表现出身热、烦躁、口渴等假热之象。仔细观察，其身热反欲盖衣被，虽口渴但喜热饮，饮水不多，虽烦躁但神志清楚，可知是真寒假热证。另外，若阴盛于下，虚阳浮越于上，称为戴阳证，多出现腰膝酸冷、面赤如妆的下真寒上假热表现。疾病发展到严重阶段，格阳证与戴阳证常同时出现。

2. 阳盛格阴　又称"格阴"，是指邪热极盛，深伏于里，阳气被郁，不得外达四肢，格阴于外，从而出现真热假寒的病理变化，临床表现为真热假寒证。邪热亢盛于里是疾病的本质，故可见壮热、面红、气粗、舌红、脉数大有力等表现。疾病进一步发展，可出现四肢厥冷（但身热不恶寒）、脉象沉伏（但沉数有力）等假寒之象。其内热愈盛，四肢厥冷愈重，即所谓"热深厥亦深"，又称之为"阳厥"或"热厥"。

（五）阴阳亡失

阴阳亡失，是指机体的阴液或阳气突然大量亡失，导致生命垂危的一种病理变化。包括亡阳和亡阴两种情况。

1. 亡阳　是指机体的阳气在短时间内大量亡失，脏腑功能突然严重衰竭，因而导致生命垂危的病理变化。多因邪气亢盛，正不敌邪，阳气突然脱失所致；也可因素体阳虚，劳伤过度，阳气消耗过多；或发汗吐泻太过，阳随阴泄；或慢性消耗性疾病，阳气亏损殆尽，导致亡阳。亡阳证多见面色苍白、冷汗淋漓、四肢厥冷、畏寒蜷卧、精神萎靡、脉微欲绝等症。

2. 亡阴　是指机体的阴液在短时间内大量亡失，脏腑功能突然严重衰竭，因而导致生命垂危的病理变化。多因热邪炽盛，或邪热久留，大量煎灼阴液或迫津外泄；或因病长期大量耗损阴气和津液，日久导致亡阴。亡阴证多见大汗欲脱、热而黏手、烦躁不安、口渴欲饮、脉数疾无力等症。

亡阴和亡阳证候，虽然病机各不相同，临床表现各异，但由于机体的阴和阳是互根互用的，因此当阴液大量消耗，阳无所依附而散越，或阳气大量脱失，阴无以化生而耗竭时，亡阴可迅速导致亡阳，亡阳也可继而导致亡阴，最终导致阴阳离决，生命活动终止。

三、精气血失常

精气血失常，是指在疾病过程中，由于邪正盛衰或脏腑功能失调，导致精气血的不足或运行失常，以及相互关系失常所产生的病理变化。

精气血是脏腑经络等一切组织器官进行生理活动的物质基础，又是脏腑功能活动的产物，而精气血的生成与运行有赖于脏腑经络生理功能的正常。因此，精气血失常，必然会影响机体的各种生理功能，使脏腑发生病变。同时，脏腑的生理功能失常，也会影响精气血的生成与运行，从而引起精气血的病理变化。精气血之间生理上存在着相互依存、相互为用的关系，发生病变时则相互影响。

（一）精的失常

精的失常主要包括精虚和精的施泄失常两个方面。

1. **精虚**　精虚是指肾精（主要为先天之精）和水谷之精不足，功能低下所产生的病理变化。

若先天禀赋不足，或后天脾胃虚弱，或房劳伤肾，可致肾精不足，出现精虚病变。多表现为小儿生长发育迟缓，男子精少不育，女子不孕，智力低下，精神疲惫，记忆力减退，耳鸣耳聋，成年人早衰等症。

若因脾失健运，或饮食不当等，致使水谷之精乏源或生成不足，可以出现面色萎黄、肌肉瘦削、头晕目眩、疲倦乏力等症。

肾是藏精的主要脏器，所以精虚以肾精亏虚最为重要。脾是化生水谷之精的重要脏器，故精虚之源又在于脾。

2. **精的施泄失常**　精的施泄有两种方式：一是分藏于各脏腑之中，化为脏腑之精；二是化为生殖之精适度排泄。

（1）**失精**　是指生殖之精和水谷之精大量丢失的病理变化。精闭藏于肾及其他脏腑中而不妄泄，主要依赖肾气的封藏作用与肝气疏泄作用的协调平衡。若房劳过度，耗伤肾气，或久病伤肾，累及肾气，或过度劳累，伤及肾气，以致肾气虚衰，封藏失职，生殖之精因之过度排泄而成失精或精脱。

失精的临床表现主要为精液排泄过多，或兼有滑精、梦遗、早泄等症，并兼有精力不支、思维迟钝、失眠健忘、少气乏力、耳鸣目眩等症。

精脱为失精之重症。若精泄不止，则成精脱。精为气的化生本原，精脱必致气的大量损耗而致气脱。

（2）**精瘀**　指男子精滞精道，排精障碍的病理变化。若房劳过度，忍精不泄，少年手淫，或久旷不交，或惊恐伤肾，或瘀血、败精，或手术所伤等，皆可导致精瘀而排泄不畅。若肾气虚而推动无力，或肝气郁结而疏泄失职，亦致精泄不畅而瘀。

精瘀的主要临床表现是排精不畅或排精不能，伴有精道疼痛、睾丸小腹重坠、精索小核硬结如串珠、腰痛、头晕等症状。

（二）气的失常

气的失常包括气虚和气机失调两个方面。

1. **气虚**　是指机体气虚损不足，脏腑组织功能低下，抗病力减弱的病理变化。多因先天禀赋不足，或后天失养，或脾肺肾三脏功能失调，而致气的生成不足；或劳倦内伤，久病耗损太过；或年老体弱所致。气虚的临床表现以少气懒言、疲倦乏力、眩晕、自汗、脉虚无力为主要特点。如卫气虚者，则见怕冷、自汗、易于感冒；元气虚者，则生长发育迟缓，生殖功能低下；肺气虚者，则见咳嗽无力、气短而喘，动则尤甚；脾气虚者，则见腹胀便溏。

2.**气机失调** 是指机体气的升降出入失常而引起的病理变化。气机失调，具体表现为气滞、气逆、气陷、气闭和气脱等。

（1）**气滞** 是指气机运行不畅，郁滞不通的病理变化。其形成多因情志不畅，或食积、痰湿、瘀血等有形实邪阻滞，影响脏腑、经络之气的运行，致使机体局部或全身气机不畅或阻滞的功能障碍。气滞于机体某一局部，临床表现为局部胀满疼痛。由于气在血液运行和水液代谢中有着至关重要的作用，因此气滞严重时，可引起血瘀、水停，形成瘀血、痰饮等病理产物。由于肝升肺降，脾升胃降，在调整全身气机中起着重要的作用，因此，临床气滞常见于肺、肝、脾胃等脏腑。气滞于肺，则见胸闷、气短、咳喘等症；气滞于肝，则见胸胁胀痛、烦躁易怒、善太息等症；气滞于脾胃，则见脘腹胀痛、纳差食少等症。气滞所致病证临床表现有闷、胀、疼痛的共同特点。

（2）**气逆** 是指气上升太过或下降不及，以致气逆于上的病理变化。多因情志所伤，或饮食失宜，或痰浊壅滞等所致。气逆最常见于肺、胃、肝三脏。如肺失肃降，肺气上逆，可见咳嗽、气喘等症；胃失和降，胃气上逆，则表现为恶心、呕吐、嗳气、呃逆等症；肝气上逆，可见头痛头胀、面红目赤、烦躁易怒，甚则咯血、吐血、昏厥等症。故《素问·生气通天论》中有"大怒则形气绝，而血菀于上，使人薄厥"之说。气逆于上，多以实为主，但也有因虚而气逆者。如肺虚或肾不纳气，皆可导致肺气上逆；胃虚失降也可致胃气上逆。

（3）**气陷** 是指以气虚无力升举为主要特征的病理变化。气陷多由气虚发展而来，与脾气虚损关系密切。脾气以升为健，如脾气虚弱，升举无力，则易形成气虚下陷的病证。机体内脏位置的相对恒定依赖于气的固摄作用，当气虚而升举无力时，就会引起诸如胃下垂、肾下垂、子宫脱垂等内脏下垂的病变。常伴见面色无华、少气懒言、疲倦无力、脉虚及脘腹胀满重坠、便意频频等症。

（4）**气闭** 是指脏腑经络气机闭塞不通，气机出入失常的一种病理变化。多因外邪或痰浊阻滞气机，或情志过极，使机体脏腑经络之气闭阻不得外出所致。如突发情志过极所致的昏厥，心窍内闭的神昏痉厥，膀胱气闭所致的小便不通，大肠气闭所致的大便秘结等。

（5）**气脱** 是指气不内守而外逸脱失的危重病理变化。多因大病、久病、重病，导致正气虚弱，气不内守而外脱；或因大出血、大汗、大吐、大泻等使气随血脱，或气随津液外泄，以致功能突然衰竭而成。气脱可见由精气逐渐消耗、脏腑功能极度衰竭而致的虚脱；又可见因机体的阴精、阳气突然消亡而致的突发暴脱。临床可见面色苍白、汗出不止、目闭口开、手撒遗尿、大便失禁等症。

（三）血的失常

血的失常，一是血液的生成不足或耗损太过，血的濡养功能减退，从而形成血虚；二是血的运行失常而出现血瘀或出血等病理变化。

1.血虚 是指血液生成不足或耗损太过，血的濡养功能减退的病理变化。血虚形成的原因：一是失血过多，如吐血、衄血、月经过多、外伤出血等使体内血液大量流失，而新血又不能及时生成和补充。二是血液化生不足，如脾胃虚弱，化生血液功能减退，或饮食营养不足及肾精亏损，使血液化生乏源。三是久病不愈、慢性消耗等因素导致营血暗耗。四是瘀血阻络，新血不生。

全身脏腑组织器官都依赖于血液的濡养维持正常的生理功能，因此，血虚就会出现全身或局部失养，功能活动减退等虚弱表现，临床以眩晕、面色不华、唇舌爪甲淡白无华为主要特征。

心主血，肝藏血，临床上血虚的病理变化多见于心、肝两脏。心血虚常见惊悸、怔忡、健忘、失眠多梦、脉细涩等症。肝血虚常见两目干涩、视力减退、肢体麻木、关节屈伸不利、手足震颤，妇女则会出现经少、月经愆期，甚至闭经。

2.血瘀 是指血液运行迟缓，甚则阻滞不通的病理变化。多因气机阻滞不能行血；或气虚无力推动血行；或痰浊阻于脉络，血运通道受阻；或寒邪入血，血寒而凝；或邪热入血，煎熬血液等所致。

血瘀病变，既可发生于全身，亦可发生于局部。当瘀血阻滞在脏腑、经络等某一局部时，则使局部经脉不通，不通则痛，相应病变部位出现刺痛，部位固定不移，甚则形成肿块，称之为"癥积"。同时可伴见面色黧黑、肌肤甲错、唇舌紫黯，以及舌有瘀斑、瘀点等血液瘀滞之象。

3.出血 是指血液逸出脉外的一种病理变化。逸出脉外的血液，又称离经之血，如果不能及时消散和排出，蓄积于体内，则称为瘀血，又可导致新的病理变化。导致出血的常见原因有热入血分，灼伤脉络，迫血妄行；气虚失于固摄，血逸脉外；跌打损伤，伤及脉络；瘀血内阻，血不归经等。

出血的原因不同，临床上出血的特点及伴随症状也各不相同。如血热出血，表现为血色深红，伴见面色、口唇红赤等症；气虚出血，表现为血色浅淡，伴见倦怠乏力等症；瘀血出血，表现为血色紫黯、有瘀块，伴见面青唇紫等症。

（四）精气血关系失调

1.精与气血关系的失调

（1）精气两虚 指精亏和气虚同时并见的病理变化。久病或年老体弱，肾精亏损，则气之化源不足；气虚日久，生化乏力，致使肾精亏虚，均可导致精气两虚，出现生长、发育迟缓，或生殖功能障碍，以及身体虚弱、少气乏力、早衰等症。

（2）精血两虚　指精亏和血虚同时并见的病理变化。肝肾同源，若久病伤及肝肾，或肝肾疾病相互影响，皆可形成肝肾精血不足之证。可见眩晕耳鸣、神疲健忘、毛发稀疏脱落、腰膝酸软，或男子精少不育，或女子月经失调、经少不孕等症。

（3）气滞精瘀和血瘀精阻　指气滞或血瘀与精道阻滞并见的病理变化。气机运行不畅及瘀血内阻，均可导致精道瘀阻，从而形成气滞精瘀或血瘀精阻的病理变化，二者互为因果，可同时并存。临床表现为在精瘀症状的基础上，气滞精瘀者，阴部胀痛重坠明显；血瘀精阻者，阴囊小核硬节症状突出。

2. 气与血关系的失调

（1）气滞血瘀　是指气机运行不畅，以致血液运行障碍，形成气滞与血瘀并存的病理变化。多因气的运行不畅，导致血液运行障碍所致；或因闪挫外伤等因素，导致气滞和血瘀同时形成。临床上多表现出局部胀满疼痛、瘀斑及癥瘕积聚等。肝主疏泄而藏血，肝的疏泄功能在气机调畅中起着关键作用，因此，气滞血瘀多与肝的生理功能异常密切相关。然而，心主血脉而行血，故心的生理功能失调，亦可导致血瘀，进而引起气滞。

（2）气虚血瘀　是指气虚推动无力而导致血瘀，形成气虚与血瘀并存的病理变化。气能行血，气虚则推动无力而致血瘀。轻者，气虚尚能推动血行，表现为血行迟缓，运行无力；重者，气虚无力推动血行，使机体某些部位失于血液濡养，可见瘫软不用，甚至痿废，或肌肤干燥、瘙痒，或肌肤甲错等气血不荣经脉的表现。

（3）气不摄血　是指由于气虚不足，统摄血液功能减退，以致血不循经，逸出脉外，从而导致各种出血的病理变化。脾主统血，故气不摄血的病变多与脾气不足有关，临床表现为吐血、衄血、发斑、尿血、便血、崩漏等症，同时伴见面色无华、疲倦乏力、脉虚无力等气虚的表现。

（4）气随血脱　是指在大量出血的同时，气随血液的突然大量流失而散脱的危重病理变化。各种大失血皆可导致气随血脱，如外伤失血、呕血、便血、崩漏、产后大失血等。临床可见精神萎靡或晕厥、冷汗淋漓、四肢逆冷、脉芤或微细等症。如能及时救治，则可转危为安，继而转为气血两虚的病理变化。如得不到及时救治，则病情可迅速恶化，出现亡阴亡阳之变。

（5）气血两虚　是指气虚和血虚同时存在的病理变化。多因久病消耗，气血两伤；或因失血过多，气随血耗；或因气虚，血液化源不足，从而形成气血两虚。临床上多表现为面色淡白或萎黄、倦怠乏力、少气懒言、肌肤干燥、肢体麻木等气血不足之症。

四、津液失常

津液失常，是指津液的生成、输布或排泄过程障碍。津液的正常代谢，是维持体内津液生成、输布和排泄之间相对恒定的基本条件。津液代谢是个复杂的生理过程，必须由多个脏腑协调配合才能维持正常，比如肺的宣发肃降、脾的运化转输、肾的蒸腾气化、肝的疏泄、三焦的通调等，其中与肺、脾、肾关系最为密切。以上任何脏腑的功能异常，均可导致津液的生成、输布或排泄障碍，从而形成机体津液不足，或是津液在体内潴留，产生痰饮、水湿等病变。

（一）津液不足

津液不足，是指津液亏少，以致脏腑、孔窍、皮毛失其濡润滋养所致的一系列干燥失润的病理变化。多由外感燥热之邪，或五志化火消灼津液；或多汗、多尿、吐泻、失血、大面积的烧烫伤、过食辛燥之物及久病耗伤津液；或脏腑功能衰退，津液生成不足等所致。

津和液在性状、分布和生理功能等方面有所不同，因而津和液不足的病机及临床表现各异。津较清稀，流动性较大，内可充盈血脉，润泽脏腑，外可达于皮毛孔窍，易于耗散也易于补充。诸如炎夏的多汗；高热引起的口渴、尿少；气候干燥季节导致的口、鼻、皮肤干燥；大吐、大泻导致的目陷、螺瘪等均属伤津为主的临床表现。液较稠厚，流动性较小，以濡养脏腑，充养骨髓、脑髓、脊髓，滑利关节为主，一般不易损耗，一旦亏损则不易于迅速补充。多见于热病后期或久病伤阴耗液，临床可见形瘦骨立、大肉尽脱、肌肤毛发枯槁，或手足震颤，舌光红无苔或少苔等症。

伤津和脱液，在病机和临床表现上虽然不同，但津液本为一体，二者相互为用，在病理上相互影响。一般来说，伤津主要是丢失水分，伤津未必脱液；脱液不但丢失水分，更损失精微营养物质，因此脱液则必兼伤津。

（二）津液输布排泄障碍

津液输布排泄障碍，是指在津液代谢过程中，津液不能正常输布和排泄，从而导致津液停滞于体内产生水液停聚的病理变化。

津液的输布障碍，是指津液得不到正常运输布散，在体内环流迟缓，或在体内某一局部发生滞留，因而津液不化，水湿内生，酿痰成饮。肺失宣降，则水道失于通调，津液不布；脾失健运，则津液运行迟缓，水湿内生；肾阳不足，气化失职，则清者不升，浊者不降，水液内停；三焦气机不利，则水道不畅，津液输布障碍；膀胱气化失司，则浊气不降，尿液不行；肝失疏泄，则气机不畅，气滞水停等，均可导致津液输布障碍。

津液的排泄障碍，主要是指津液转化为汗液和尿液的功能减退，致水液潴留，溢于肌肤成为水肿。津液化为汗液，主要是肺的宣发在起作用；津液化为尿液，主要是肺的肃降和肾的气化在发挥作用，故肺肾功能减退，则可导致水肿。

津液的输布与排泄障碍，可产生湿浊困阻、痰饮凝聚、水液潴留等多种病变。湿浊困阻，弥漫三焦，阻遏气机，可见胸闷呕恶、脘腹痞满、头身困重、口腻不渴、腹泻便溏、面黄肤肿等症。痰饮凝聚可见多种痰证或饮证，痰随气机升降，无处不到；饮随停聚的部位不同而有痰饮、悬饮、溢饮和支饮等不同名称。水液潴留可见水肿或腹水。

津液代谢失常产生的湿、痰、饮、水病理产物，因在体内存在形式不同而名称各异，但都是津液停聚所致。湿是以水气的形式弥漫于体内，痰相对水和饮稠厚，饮较水比重大，四者之间在一定病理条件下可以相互转化。

（三）津液与气血的关系失调

津液与气血的关系非常密切。津液的生成、输布和排泄，依赖于脏腑的气化功能和气的升降出入；而气的运行则以津液为载体，通达上下内外，遍布于全身。而津液的充足，又是保持血脉充盈、运行通畅的重要条件。因此，津液与气血的功能协调，是保证人体生理活动正常的重要方面。津液与气血的关系失常，则可表现出水停气阻、气随津脱、津枯血燥、津亏血瘀、血瘀水停等病理变化。

1. 水停气阻　是指津液代谢障碍，水湿痰饮潴留，导致气机阻滞的病理变化。水停可导致气阻，气阻亦可导致水停，二者互为因果。水停部位不同，临床表现各异。如水饮阻肺，肺气壅遏，宣降失司，可见胸闷、咳喘不能平卧等症；水饮凌心，心阳被遏，则可见心悸、心痛等症；水停中焦，阻遏脾胃气机，可致脾胃升降失职，而见头昏困倦、脘腹胀满、纳化呆滞等症；水饮停于四肢，阻滞经脉，可见肢体困重、肿胀疼痛等症。

2. 气随津脱　是指津液大量丢失，气失其依附而随津液外泄，甚至暴脱亡失的病理变化。多因高热伤津，或大汗伤津脱液，或严重吐泻，耗伤津液等所致。如高热耗津或吐泻伤津患者未及时救治，临床上可见精神委顿、面色苍白、四肢不温、脉微欲绝的气随津泄之危象。　.

3. 津枯血燥　是指津液亏乏，甚至枯竭，导致血燥虚热内生，或血燥生风的病理变化。因津血同源，津液是血液的重要组成部分，如高热伤津，或因烧伤以致津液损耗，或因失血脱液，或因阴虚痨热，津液暗耗，就会导致津枯血燥的病理变化。临床可见心烦、鼻咽干燥、肌肉消瘦、皮肤干燥，甚或皮肤瘙痒、落屑等症。

4. 津亏血瘀　是指津液亏损，导致血行不畅的病理变化。多因高热、烧伤，或吐泻、大汗出等因素，导致津液大量消耗，血液亦随着减少，进而血液循行滞涩不畅，引发血瘀病证。临床上在原有津液不足的基础上，出现舌质紫绛，或有瘀斑、瘀点等症。

5. 血瘀水停　是指因血脉瘀阻导致津液输布障碍而水液停聚的病理变化。津液可渗入血脉，血脉瘀阻则津液环流不利。另外，血瘀必致气滞，气滞而致水停。如心气虚，运血无力以致血脉瘀阻，临床可见心悸、气喘、舌有瘀点或瘀斑，同时见到下肢、面目浮肿的表现。

五、内生"五邪"

内生"五邪"，是指在疾病发展过程中，由于脏腑和气血津液等生理功能异常而产生的类似于自然界风、寒、湿、燥、火外邪致病的病理变化。因病起于内，不是由外邪所引起，故分别称为"内风""内寒""内湿""内燥""内火"，统称为内生"五邪"。所谓内生"五邪"，并非致病因素，而是由于脏腑及气血津液等生理功能失常所引起的综合性病理变化。

（一）风气内动

风气内动，即"内风"，是指脏腑功能失调，体内阳气亢逆而致风动之征的病理变化。在疾病发展过程中，因阳气亢盛，或阴虚不能制阳，以致体内阳升无制，亢逆变动，出现动摇、眩晕、抽搐、震颤等病理状态，即风气内动的具体表现。因"内风"与肝的关系较为密切，故又称"肝风内动"或"肝风"。正如《素问·至真要大论》说："诸风掉眩，皆属于肝。"

风气内动的病机主要有肝阳化风、热极生风、阴虚风动、血虚生风等。

1.肝阳化风　是指因肝阳升动无制，亢逆变动为风的病理变化。多因七情内伤，郁而化热，或过度劳作，致肝肾之阴受损，阴不制阳，肝阳亢逆变动而成。临床上表现为筋惕肉瞤、肢麻震颤、眩晕欲仆，或见口眼㖞斜、半身不遂等症，甚者可因血随气逆而猝然昏仆，或为闭厥，或为脱厥。

2.热极生风　又称"热盛风动"，是指邪热炽盛，燔灼津液，伤及营血，劫伤肝阴，筋脉失养，变动为风的病理变化。多因邪热炽盛，煎灼津液，以致筋脉失养而成。临床上多见于热病极期，在高热、神昏、谵语等症的基础上，出现痉厥、抽搐、鼻翼扇动、颈项强直、角弓反张、目睛上视等症。

3.阴虚风动　是指阴液枯竭，无以濡养筋脉，筋脉失养，变生内风的病理变化。多因阴津亏损，或久病耗伤，阴液大亏所致。多见于热病后期，临床可见筋挛肉瞤、手足蠕动，以及阴虚不足之象。

4.血虚生风　是指血液亏虚，筋脉失养，或血不荣络，虚风内动的病理变化。多因生血不足，或失血过多，或久病耗伤营血，或血不荣络所致。临床可见肢体麻木不仁、筋肉跳动，甚则手足拘挛不伸，以及营血亏虚之候。

此外，血燥、瘀血亦可致津枯血少，使肌肤失于濡养，表现出皮肤干燥、瘙痒，甚则脱屑，或肌肤甲错等生风之候。

（二）寒从中生

寒从中生，又称"内寒"，是指机体阳气虚衰，温煦气化功能减退，虚寒内生的病理变化。多因先天禀赋不足，阳气素虚，或久病伤阳，或外感寒邪，或过食生冷，损伤阳气，以致阳气虚衰。阳气虚衰，温煦无力，故见面色苍白、畏寒喜暖、四末不温、舌淡胖润、脉沉迟且弱等症。阳气虚衰，气化功能减退，水液代谢障碍，形成痰饮、水湿等病理产物，可见痰、涎、涕、唾清稀，小便清长，或便溏，或水肿等症。阳气虚衰，不能温运血脉，血行受阻，甚则形成瘀血，可见痛处固定，遇寒加重。"内寒"的病机主要与脾肾阳虚有关，脾肾阳气虚衰，则温煦失职，最易表现虚寒之象，而尤以肾阳虚衰为关键。《素问·至真要大论》说："诸寒收引，皆属于肾。"

阳虚阴盛所致的寒从中生，与外感寒邪或恣食生冷所引起的"外寒"之间，既有区别，又有联系。"内寒"的临床特点是虚而有寒，以虚为主；"外寒"的临床特点是以阴寒为主，亦可见因寒伤阳而兼虚象。两者之间的主要联系是寒邪侵犯机体，必会损伤阳气而致阳虚；而阳气素虚之体，则多因抗邪能力低下，易外感寒邪而致病。

（三）湿浊内生

湿浊内生，又称"内湿"，是指脾的运化水液功能障碍，引起水湿痰浊停聚的病理变化。多因素体肥胖，痰湿过盛；或过食肥甘厚味，滋生痰湿；或恣食生冷，伤及脾胃，脾失健运；或因情志不畅，气机不利，津液输布代谢失常，痰浊内生。因脾有运化水湿之功，水湿内生多责之于脾，故称为脾虚生湿。而脾主运化有赖于肾阳的温煦和气化，体内的水液代谢与脾肾二脏的阳气关系密切，因此内湿不仅是脾阳虚津液不化而形成的病理产物，而且也与肾有密切关系。

湿性重浊黏滞，易阻遏气机，临床表现因湿邪阻滞部位不同而各异。如湿邪可留滞经脉之间，可见头重如裹、肢体重着或关节屈伸不利等症；湿犯上焦，可见胸闷咳嗽等症；湿阻中焦，可见脘腹胀满、食欲不振、口腻或口甜、舌苔厚腻等症；湿滞下焦，可见腹胀便溏、小便不利等症；水湿泛溢皮肤肌腠，则发为水肿。

此外，外感湿邪与内生湿浊，常互为因果。湿邪外袭每易伤脾，脾失健运则滋生内湿；而脾失健运，内湿素盛之体，易外感湿邪而发病。

（四）津伤化燥

津伤化燥，又称"内燥"，是指机体津液不足，人体各组织器官和孔窍失其濡润，从而出现以干燥枯涩失润为特征的病理变化。多因久病伤津耗液，或大汗、大吐、大下，或亡血失精以致阴亏液少，或热性病过程中的热盛伤津所致。内燥病变可发生于各脏腑组织，但以肺、胃及大肠为常见。临床多见肌肤干燥甚则皲裂、口燥咽干、大便燥结、小便短赤等干燥不润之象。如以肺燥为主，可见干咳无痰，甚则咯血等症；以胃燥为主，可见食少、舌光红无苔等症；以肠燥为主，可见便秘等症。

外燥与内燥，其临床表现均有干涩之象，但病因病机不同。外燥伤人多在秋季，多易伤肺；内燥是由于各种原因导致机体津液亏少所致，其病位主要在肺、胃、大肠。

（五）火热内生

火热内生，又称"内火""内热"，是指因阳盛有余，或阴虚阳亢，或气血郁滞，或病邪郁结，从而导致火热内扰，功能亢奋的病理变化。火热内生有虚实之分，其病机主要有以下几个方面。

1. 阳气过盛化火　在正常情况下，人身的阳气有温煦脏腑组织器官等作用，中医学称之为"少火"。如果在疾病过程中，阳气过亢，功能亢奋，以致伤阴耗液时，此种病理性的阳气过亢称之为"壮火"，又称为"气有余便是火"。

2. **邪郁化火**　包括两方面的内容：一是外感六淫病邪郁滞，而从阳化热化火，如寒郁化热、湿郁化火。二是体内的病理性代谢产物，如痰饮、瘀血和食积、虫积等，均能郁而化火。

3. **五志过极化火**　是指因精神情志刺激，影响机体脏腑阴阳气血的生理平衡，从而造成气机郁结，气郁日久，则从阳化热，火热内生。如情志内伤，以致肝郁气滞，气郁化火，称为"肝火"。

4. **阴虚火旺**　此属虚火，多因阴液大伤，不能制约阳气，阳气相对亢奋，虚热（火）内生。一般说来，阴虚内热多见消瘦、盗汗、五心烦热、骨蒸潮热、面部烘热、舌红少苔、脉细数无力等全身性的虚热征象；而阴虚火旺，多见火热征象集中于机体的某一部位，如虚火上炎所致牙痛、咽痛、颧红等。

第三节　疾病的传变

传变，是指疾病在机体脏腑经络组织中的传移和变化。疾病的发展是一个动态的过程，由于患者体质差异、致病因素不同、外在条件不一，以及医护措施是否得当，都能影响疾病的发展变化趋向。研究疾病传变，就是为了探明疾病过程中的各种病理变化的演变、发展规律，有利于进一步揭示疾病的本质，对临床辨证施治有重要的指导意义。

一、病位传变

病位，指疾病所在的部位。人体是一个有机的整体，机体的表里之间、脏腑之间，均存在着紧密的联系。因此，某一部位的病变，在一定的条件下，可以向其他部位波及扩散，而导致其他部位发生病变，这就是病位的传变。

外感疾病发于表，发展过程多是自表入里、由浅而深的传变。所以，外感疾病的基本传变形式是表里之间的传变。内伤疾病起于脏腑，发展过程是由有病脏腑波及其他脏腑。所以，内伤疾病的基本传变形式是脏腑之间的传变。当然这不是绝对的，如外感疾病也可传入脏腑，引起脏腑间的传变；内伤疾病也多有与形体、经络间的传变。掌握病位的传变规律，可以掌握疾病的发展趋势，进行积极有效的治疗，将疾病治愈在初期阶段。常见的病位传变包括表里之间和脏腑之间的传变两个方面。

（一）表里之间的传变

所谓表里，是分辨疾病病位内外和病势深浅的纲领。病在表，多见于皮毛、肌腠、经络的病理变化，病位浅，病势轻，多见于外感病初期；病在里，多见于脏腑、精气血津液、骨髓的病理变化，病位深，病势重，常见于内伤疾病及外感疾病的中后期。

1. 表邪入里　是指外邪致病，首先侵袭肌肤卫表，而后逐渐深入，内传入里的病理传变过程。常见于外感疾病的初期或中期，是疾病向纵深发展的反应。例如外感风寒证初期，寒邪在表，症见恶寒发热、无汗、脉浮紧，此时若失治或误治，则在表之风寒之邪不解入里内传，可影响肺胃之功能，出现高热、口渴、喘咳、便秘等症，从而由表寒证转化为里热证。

2. 里病出表　是指病邪本在脏腑之里，由于正气抗邪，病邪由里透达于外的病理传变过程。例如麻疹病证之疹毒外透，即疹毒由里达表的体现；温热病内热炽盛，汗出热解也属于里病出表的病理过程。

表里传变的发展趋势，主要取决于邪正双方力量的对比。一般而言，表邪入里，多为邪气较盛，机体正气不足以抗邪，或是失治、误治所致，说明病情加重，趋向恶化。里病出表，则是治疗护理得当，机体正气来复，祛邪有力，邪气有外出的趋势，说明邪有出路，病情减轻，趋向好转。

（二）脏腑之间的传变

脏腑之间的传变，又称"脏腑相传"，是指疾病发展过程中，某一脏腑的病理变化，可以直接或间接地影响其他脏腑，从而发生相应的病理变化。

1. 脏与脏之间的传变　是指病位传变发生在五脏之间，是内伤疾病最常见的病位传变形式，主要有依据五行学说归纳的乘侮传变和母子传变两种形式。

2. 脏与腑之间的传变　是指病变部位在脏与腑之间发生传移变化，包括脏病及腑和腑病及脏。多见于脏腑之间表里关系的传变。

3. 腑与腑之间的传变　是指病变部位在六腑之间的传移变化。

二、病性转化

疾病发展过程中，不但有病位的传移，也有病证性质的转化，主要包括寒热转化和虚实转化。

（一）寒热转化

寒热是机体阴阳失调导致的两种性质相反的病理反应。疾病的寒热性质，既可由邪气盛引起的阴阳偏盛所致，也可因机体的阴虚或阳虚而发生，即所谓"阳胜则热，阴胜则寒""阳虚则外寒，阴虚则内热"。在疾病的过程中，阴阳是不断消长变化的，当阴阳消长达到一个极限的水平，病证也就可以改变原来的性质，转化成与原来性质相反的属性，或由寒化热，或由热转寒。

1. 由寒化热　是指疾病本来的性质属寒，继而转变为热性的病理过程。例如，风寒表证，疾病初起可见恶寒重发热轻、无汗、苔薄白、脉浮紧等症，当病情进一步发展，寒邪入里化热，则见壮热、不恶寒反恶热、心烦、口渴、脉数等症，表示疾病性质已由寒化热。

2. **由热转寒**　是指疾病本来的性质属热，继而转变为寒性的病理过程。例如外感热病，高热不退，继而出现大汗淋漓、体温骤降、四肢厥冷、面色苍白、脉微细欲绝等症，表示疾病性质由热转寒。

疾病性质的寒热转化，与患者的体质、邪气侵犯的部位及治疗等因素有关。一般而言，阳盛阴虚体质易热化，阴盛阳虚体质易寒化；受邪脏腑属阳者多从阳化热，受邪脏腑属阴者多从阴化寒；误治伤阳则从寒化，误治伤阴则从热化。例如，同为湿邪，阳热之体得之，使湿邪从阳化热，形成湿热；而阴寒之体得之，则湿邪从阴化寒，成为寒湿。

一般而言，疾病由寒转热，属阳长阴消，表示正气尚强，阴证转阳，其证为顺；疾病由热转寒，属阴长阳消，表示正不胜邪，阳证转阴，其病为逆。因此，临床上可以通过寒热的转化来观察人体阴阳的消长，对预见某些病证的进退顺逆，具有一定的意义。

（二）虚实转化

虚实，决定于邪正的盛衰。疾病过程中，邪正双方处于不断的斗争和消长之中。当邪正双方力量对比发生变化，并达到互易其主次位置的程度时，病证的虚实性质也会发生转变，或由实转虚，或因虚致实。

1. **由实转虚**　是指疾病或病证本来是以邪气盛为矛盾主要方面的实性病变，继而转化为以正气虚损为矛盾主要方面的虚性病变的过程。多因邪气过盛，正不敌邪而耗损，或失治、误治，疾病迁延，虽邪气已去，但正气耗伤。如外感热病日久伤阴，可转化为虚热证。

2. **因虚致实**　是指疾病或病证本来是以正气虚损为矛盾主要方面的虚性病变，转变为邪气盛较突出的实中夹虚的病变过程。多因脏腑功能减退，气血阴阳亏虚，产生气滞、痰饮、湿浊、瘀血、食积等病理变化和病理性产物，或因正气虚损无力抗邪而复感外邪，形成虚实并存、以实为主的病理变化。如脾虚健运失职而生痰蕴湿，肾虚水湿泛滥等。

疾病因虚致实，并非意味其正气来复，病情向愈，而是病情在原来正虚的基础上，又增加了邪实病机，是病情更为复杂和严重的表现。

复习思考

A1 型题

1.疾病发生的内在依据是（　　　　）

  A.正气不足　　　　　　B.邪气侵袭　　　　　　C.正邪相争

D. 体质虚弱　　　　　E. 气候异常

2. 主要与正气强弱有关的是（　　　）

A. 居住的地域条件　　B. 工作环境　　　　C. 精神状态

D. 气候变化　　　　　E. 以上均非

3. 关于"正气存内，邪不可干"表述正确的是（　　　）

A. 邪气是发病的重要条件　　　　　　　B. 邪气伤人，正气必然受损

C. 正气充足，与邪抗争，祛邪外出　　　D. 正气充足，邪气难以入侵

E. 以上都不是

4. 机体感受病邪，病邪在机体内潜伏一段时间后发病者，称为（　　　）

A. 徐发　　　　　　　B. 继发　　　　　　C. 复发

D. 伏而后发　　　　　E. 感而即发

5. 外感湿邪致病，其发病多为（　　　）

A. 徐发　　　　　　　B. 继发　　　　　　C. 复发

D. 伏而后发　　　　　E. 感而即发

6. 肝病胁痛、黄疸，若久治不愈，渐成"癥积"者，应属于（　　　）

A. 徐发　　　　　　　B. 继发　　　　　　C. 复发

D. 伏而后发　　　　　E. 感而即发

7. 外感六淫邪气致病，其发病多为（　　　）

A. 徐发　　　　　　　B. 继发　　　　　　C. 复发

D. 伏而后发　　　　　E. 感而即发

8. 病机理论源于（　　　）

A.《难经》　　　　　　B.《诸病源候论》　　C.《黄帝内经》

D.《血证论》　　　　　E.《杂病源流犀烛》

9. 所谓实，主要指邪气亢盛，而此时机体的正气（　　　）

A. 正气未衰，抗邪有力　　　　　　　　B. 正气已衰，但不严重

C. 正气受损，但尚有抗病能力　　　　　D. 正气不足，无力抗邪

E. 正气虚损，兼夹实邪

10. 实邪结聚，阻滞经络，气血不能外达的病机是（　　　）

A. 由实转虚　　　　　B. 虚实夹杂　　　　C. 真虚假实

D. 真实假虚　　　　　E. 因虚致实

11. 下列哪项不是虚证的临床表现（　　　）

A. 二便失禁　　　　　B. 自汗盗汗　　　　C. 面容憔悴

D. 疼痛隐隐　　　　　E. 二便不通

12. "大实有羸状"的病机是（　　　）

　　A. 邪气亢盛，正气衰败

　　B. 脏腑气血虚极

　　C. 实邪结聚，阻滞经络，气血不能外达

　　D. 邪热炽盛，煎熬津液，阴精大伤

　　E. 疾病初期，正邪交争过于激烈

13. "虚"的病机概念，主要是指（　　　）

　　A. 卫气不固　　　　　B. 正气虚损　　　　　C. 脏腑功能低下

　　D. 气血生化不足　　　E. 气化无力

14. 元气不足，脏腑组织功能低下，抗病力减弱的病机是（　　　）

　　A. 气虚　　　　　　　B. 气脱　　　　　　　C. 血虚

　　D. 津亏　　　　　　　E. 气陷

15. 阴偏衰的病机是指（　　　）

　　A. 阳气亢盛，阴气相对不足

　　B. 阳热病邪侵袭而伤阴

　　C. 阴气和精血津液不足，功能虚性亢奋

　　D. 精血津液亏乏，阳不敛阴

　　E. 阳热盛极，格阴于外

16. 以阴阳失调来阐释真寒假热或真热假寒，其病机是（　　　）

　　A. 阴阳偏盛　　　　　B. 阳偏衰　　　　　　C. 阴阳格拒

　　D. 阴阳互损　　　　　E. 阴阳离决

17. 邪热内盛，深伏于里，阳气被遏，不能外达，手足厥冷，属于（　　　）

　　A. 阳损及阴　　　　　B. 阳盛格阴　　　　　C. 阴盛格阳

　　D. 阴损及阳　　　　　E. 阴阳脱失

18. 阴偏衰的证候性质是指（　　　）

　　A. 假热证　　　　　　B. 假寒证　　　　　　C. 虚热证

　　D. 实热证　　　　　　E. 虚寒证

19. 阳损及阴的病机主要是指（　　　）

　　A. 阳气虚损，气化不利，水湿阴寒病邪积聚

　　B. 阳气偏盛，消灼阴液，阴液亏损

　　C. 阳热内盛，深伏于里，格阴于外

　　D. 阳气虚损，阴气失制而偏盛

　　E. 阳气虚损，累及阴液化生不足

20. 下列关于火热内生机理的叙述，错误的是（   ）

    A. 气有余便是火   B. 邪郁化火

    C. 五志过极化火   D. 精亏血少，阴虚阳亢

    E. 外感暑热阳邪

21. 形成寒从中生的原因，主要是（   ）

    A. 心肾阳虚，温煦气化无力

    B. 肺肾阳虚，温煦气化失常

    C. 脾肾阳虚，温煦气化失司

    D. 肝肾阳虚，温煦气化失职

    E. 胃肾阳虚，温煦腐化无力

22. 《素问·生气通天论》所说"大怒则形气绝，而血菀于上，使人薄厥"的病机，是指（   ）

    A. 气不摄血   B. 气机逆乱   C. 血随气脱

    D. 血随气逆   E. 血随气结

23. 形成血虚病机的原因，下列哪项是不确切的（   ）

    A. 失血过多，血脉空虚   B. 脾虚气弱，生化无源

    C. 劳力过度而耗伤   D. 久病不愈，慢性消耗

    E. 思虑无穷而暗耗

24. 关于气陷的病理表现，下列哪项是不确切的（   ）

    A. 内脏下垂   B. 便意频频   C. 里急后重

    D. 子宫脱垂   E. 久痢脱肛

25. "内风"与哪一脏的关系最为密切（   ）

    A. 心   B. 肝   C. 脾

    D. 肾   E. 肺

26. "内湿"与哪一脏的关系最为密切（   ）

    A. 心   B. 肝   C. 脾

    D. 肾   E. 肺

27. "内风"性质属于实证的是（   ）

    A. 肝阳化风   B. 热极生风   C. 阴虚风动

    D. 血虚生风   E. 燥盛生风

28. 下列不属于"内寒"所表现的症状是（   ）

    A. 畏寒喜暖   B. 面色苍白   C. 恶寒发热

    D. 四末不温   E. 舌淡胖润

29. "内燥"病变多发生于哪些脏腑（　　　　）

    A. 肺胃大肠　　　　　B. 脾肾膀胱　　　　　C. 心肾小肠

    D. 脾胃小肠　　　　　E. 肝胆胃

30. 下列哪项不属于"内燥"所表现的症状（　　　　）

    A. 肌肤干燥　　　　　B. 口燥咽干　　　　　C. 大便燥结

    D. 小便短赤　　　　　E. 腹胀便溏

31. 下列哪项不属于虚火所表现的症状（　　　　）

    A. 骨蒸潮热　　　　　B. 面部烘热　　　　　C. 五心烦热

    D. 面色苍白　　　　　E. 盗汗

A2 型题

32. 患者表现为畏寒喜暖、形寒肢冷、面色㿠白、蜷卧神疲、小便清长、下利清谷，偶见小腿浮肿，按之凹陷如泥，舌淡、脉迟。其病机是（　　　　）

    A. 阳气亡失　　　　　B. 阳盛格阴　　　　　C. 阳损及阴

    D. 阳气偏衰　　　　　E. 阳盛耗阴

33. 患者表现为疲乏无力、纳食减少、腹部胀满，但时有缓减，腹痛而喜按，舌胖嫩苔润，脉细弱无力。其病证为（　　　　）

    A. 真实假虚证　　　　B. 真实病证　　　　　C. 真虚假实证

    D. 真虚病证　　　　　E. 虚中夹实证

34. 患者素有高血压，症见眩晕耳鸣、面红头胀、腰膝酸软、失眠多梦，时有遗精或性欲亢进，舌红、脉沉弦细。其病机是（　　　　）

    A. 阴虚内热　　　　　B. 阴损及阳　　　　　C. 阴虚阳亢

    D. 阳损及阴　　　　　E. 阴虚火旺

B1 型题

    A. 心肝　　　　　　　B. 心脾　　　　　　　C. 心肾

    D. 心肺　　　　　　　E. 脾肾

35. 血虚病常累及的脏为（　　　　）

36. 阳偏衰常累及的脏为（　　　　）

    A. 气滞　　　　　　　B. 气闭　　　　　　　C. 气脱

    D. 气陷　　　　　　　E. 气逆

37. 情志过极突发昏厥为（　　　　）

38. 症见面色苍白、大汗不止、口开目闭者，称之为（　　　　）

A. 脏与脏之间的传变   B. 脏与腑之间的传变   C. 表邪入里

D. 里病出表   E. 腑与腑之间的传变

39. 肝病传脾为（　　　）

40. 温热病汗出热解，疹痦透发为（　　　）

A. 取决于邪气的盛衰   B. 根据病情的临床表现

C. 与治疗当否有关   D. 主要取决于正气抗邪的能力

E. 以上都不对

41. 在里之病之所以能出表（　　　）

42. 判断病邪出入的主要依据是（　　　）

扫一扫，知答案

扫一扫，看课件

第 八 章

养生、防治、康复原则

【学习目标】

1.掌握治则的概念，治病求本的概念，以及扶正祛邪、治标治本、正治反治、调整阴阳、调理脏腑、调理精气血津液和三因制宜等治疗原则。

2.熟悉预防的基本概念和基本原则。

3.了解养生的意义和基本原则，康复的意义和基本原则。

养生、防治、康复原则，是中医学理论体系的重要组成部分。生、老、病、死是人体生命过程的必然规律，而追求健康与长寿一直都是人类普遍渴求的愿望。医学的任务不仅在于有效地治疗疾病，而且要指导人们养生健体，预防疾病的发生，从而达到延年益寿的目的。养生主要研究人类生命规律和保养身体、延年益寿的原则和方法。预防是采取各种防护措施，避免疾病的发生、发展。治则是在中医理论指导下制定的临证立法、处方、用药的总则。康复是指促进伤残者恢复身心健康的理论和方法。中医学在长期的医疗实践中，形成了一套比较完整的养生、防治与康复理论，其基本原则对于防治疾病、提高人民健康水平都具有重要的指导意义。

第一节 养 生

一、养生的意义

养生，即保养生命，又称摄生、保生。养，保养、调养、护养之意；生，生命、生存、生长之意。养生就是根据生命发展的规律，采取各种调摄保养方法，以增强体质、预防疾病、增进健康、延缓衰老。其作用对象可以是健康者，也可以是亚健康者或慢性疾病者。其涉及的范围已经超出了纯医学的界限，具有很深的文化内涵，是一门融文化与医疗于一体的学术体系。

中医养生学是从整体观念出发，以正气为本，运用正确科学的养生知识和方法调摄机体，提高身体素质，增强防病抗衰的能力，达到延年益寿的目的。

（一）增强体质

人体保持健康的一个重要因素是增强体质。体质的形成关系到先天和后天两方面，先天因素取决于父母，后天因素主要与饮食营养、生活起居及劳动锻炼等有关。从一定意义上说，体质是相对稳定的，但也并不是一成不变的，它可以通过中医养生调摄的方法进行改善。尤其是先天禀赋薄弱的人，若后天摄养有度，可使体质由弱变强，弥补先天之不足，以尽其天年而长寿。同时，不同体质的人应当采用不同的养生方法。体质较强之人，不可恃其强壮而忽视摄生，应重在预防疾病；体质虚弱之人，除预防疾病之外，更应重视养生保健，如饮食调理适宜，起居作息有节，劳逸安排得当，并采取适当的锻炼方法，促使体质不断增强。因此，健康与体质有关，体质的强盛又在于养生，只有注意养生且善于养生的人，才能拥有一个健康强壮的体魄。

（二）预防疾病

疾病可以削弱人体的功能，耗散人体的精气，缩短人的寿命。然而，由于人类生存在一定的自然环境和社会环境之中，不可避免地要受到各种邪气的侵袭，因此，如何抵抗外邪，有效地预防疾病的发生，是中医养生理论中"治未病"思想的意义所在。正如《丹溪心法·不治已病治未病》说："与其救疗于有疾之后，不若摄养于无疾之先……是故已病而后治，所以为医家之法；未病而先治，所以明摄生之理。"由此可见，通过采取诸如重视精神调摄，加强身体锻炼，注意生活起居、气候变化、讲究卫生等各种养生方法，可提高抵御病邪的能力，从而防止疾病的发生。

（三）延缓衰老

人的自然寿命可以活到的年龄谓之天年。衰老是指随着年龄增长，机体各脏腑组织器官功能全面地逐渐降低的过程。人的一生要经历生、长、壮、老等不同的生命过程，衰老是生命活动中不可抗拒的自然规律，但衰老之迟早，寿命之长短，并非人人相同，究其原因，多与养生有关。长寿的关键在于掌握养生之道，调摄得当。纵观古今百岁老人长寿的奥秘，不外乎是通过顺应自然界的气候变化、掌握生命的阴阳变化规律、保持乐观开朗的心情、注意饮食和生活起居、适当进行劳动和体育锻炼等养生方法，来延缓衰老进程，以达到健康长寿的目的。

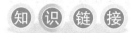

天　年

　　天年，就是天赋的年寿，是一个人在保持身体各器官都在健康状态下自然的寿命，即自然寿命。古代养生家、医家认为天年为120岁。西德著名学者H. Franke在1971年提出："如果一个人既未患过疾病，又未遭到外源性因素的不良作用，则单纯性高龄老衰要到120岁才出现生理性死亡。"

二、养生的基本原则

中医养生学有着丰富的实践基础，方法颇多，但其基本原则主要有以下几个方面。

（一）顺应自然

　　顺应自然是在中医学"天人相应"整体思想指导下提出的一条重要的养生原则。自然界是人类生命的源泉，人以天地之气生，四时之法成，人生活在自然界中，与自然环境构成了一个整体。所以，人只有遵循自然界的变化规律，才能进行正常的生命活动；只有掌握自然界的变化规律，主动地采取各种养生措施以适应其变化，才能避邪防病，保健延年。《素问·四气调神大论》提出"春夏养阳，秋冬养阴"的"顺时养生"原则，就是顺应自然养生原则的具体运用。

　　顺应自然养生就是要顺应四时阴阳寒暑的变化和四时生长收藏的规律。自然界的阴阳消长运动，影响着人体阴阳之气的盛衰，人体必须适应大自然的阴阳消长变化，才能维持生命活动。如春季阳气升发，风气当令，气候寒热多变，要适当增加活动，以助升发之阳，同时要避免风邪侵袭；夏季阳气盛长，暑热湿气当令，要防止伤暑、伤湿和纳凉过度，以免阳气发泄太过或直接损伤阳气；秋季阳气收敛，燥气当令，要防止燥邪伤阴；冬季阳气潜藏，寒气当令，要适当减少户外活动，养生活动以敛阳护阴、养藏为本等。

（二）形神共养

　　中医学认为，人的形体与精神活动具有相互依存、不可分离的密切关系。形者，包括人体的脏腑、皮肉、筋骨、经脉及气血津液等营养物质；神者，是指人的精神意识思维活动及生命活动的外在表现。形乃神之宅，是神的物质基础，只有形体完备，才能产生正常的精神活动；神乃形之主，是生命活动的统帅，只有精神调畅，才能促进脏腑的功能活动，保持阴平阳秘的生理状态。

　　形神共养，是指不仅要注重形体的养护，而且还要注重精神的调摄，使形体强健，精力充沛，从而使身体和精神得到均衡发展，进而保持生命的健康长寿。形神共养是增强身体健康，提高抗病能力，减少疾病发生，延年益寿的重要手段。正如《素问·上古天真论》说："其知道者，法于阴阳，和于数术，食饮有节，起居有常，不妄作劳，故能形与神俱，而尽终其天年，度百岁乃去。"

（三）调养脾胃

脾胃为后天之本，气血生化之源，五脏六腑、四肢百骸皆赖之以滋养。故脾胃之强弱与人体之盛衰、生命之寿夭关系甚为密切。《景岳全书·脾胃》说："土气为万物之源，胃气为养生之主。胃强则强，胃弱则弱，有胃则生，无胃则死，是以养生家当以脾胃为先。"脾胃为气机升降之枢纽，脾胃协调，可促进和调节机体新陈代谢，保证生命活动的正常进行。若脾胃健旺，则水谷精微化源充足，精气充盛，脏腑功能强盛，形健神旺；若脾胃虚弱，则水谷精微化源不足，精气虚少，脏腑功能衰退，形衰神疲。

调养脾胃的关键是饮食调节，既保护脾胃功能不受侵害，又保证人体所需营养物质充足平衡。《黄帝内经》把"饮食有节"作为益寿延年的重要条件之一，强调除饮食适量和有规律外，还应包括平衡膳食和注意饮食宜忌等内容。若饮食无节制，饥饱无常，势必损伤脾胃，使机体失养，正气渐衰，或继发他病。饮食还要尽可能地全面、合理。因机体对于营养物质的需求是多方面的，丰富多样的饮食物可以促进机体的生长发育，推迟衰老的发生。至于饮食宜忌，一是要注意饮食卫生，尤其忌食变质的食物；二是要注意饮食与个体体质之间的关系。如体质偏热者，食忌辛香温燥、炸烤煎煿等；体质偏寒者，食忌生冷寒凉。即使是阴阳平和之人，亦不可肆食过寒或过热。

（四）保精护肾

精是构成人体和促进人体生长发育的基本物质。精、气、神乃人身"三宝"，精化气，气生神，神御形，精是气、形、神的基础，为健康长寿的根本，也是养生保健的关键。精为身之本，贵在充盈。所以，中医理论认为"精足则生命力强而寿，精亏则生命力弱而夭"。

保精护肾，是指利用各种手段和方法来调养肾精，使精气充足，体健神旺，从而达到延年益寿目的的一项养生原则。"保精养生"，则是通过"保阴精"来达到强身、防病、延寿的目的。正如张景岳所说："善养生者，必主其精，精盈则气盛，气盛则神全，神全则身健，身健则病少，神气坚强，老而益壮，皆本乎精也。"肾易虚而难实，精易泄而难秘，因此，精和肾的充实与否，是决定人体是否健康长寿的关键因素，惜精护肾实为养生健体、延缓衰老的中心环节。保养肾精的原则，首重于节欲保精，使精气充盛，有利于身心健康。若恣情纵欲，施泄过多，则精气枯竭，真气耗散而未老先衰。惜精护肾之法很多，除节制房事外，尚有运动保健、按摩益肾、食疗补肾和药物调治等。

三、养生的方法

在漫长的历史过程中，中国人民非常重视养生益寿，并在生活实践中积累了丰富的经验，创立了养生的系统理论，有多种流派和多种方法，常用的有精神养生、环境养生、起居养生、饮食养生、运动养生、针灸按摩养生、药物养生等。

第二节　预　防

一、预防的意义

预防，是指采取一定的措施来防止疾病的发生与发展。中医学历来十分重视对疾病的预防，《素问·四气调神大论》说："是故圣人不治已病治未病，不治已乱治未乱，此之谓也。夫病已成而后药之，乱已成而后治之，譬犹渴而穿井，斗而铸锥，不亦晚乎？"《黄帝内经》中的"治未病"，就是中医学的预防思想，为后世预防医学的发展做出了巨大的贡献。

二、预防的基本原则

疾病预防的基本原则包括未病先防、既病防变和瘥后防复三个方面。

（一）未病先防

未病先防，就是在疾病未发生之前，采取各种预防措施，以防止疾病的发生。疾病的发生，关系到正邪两方面，邪气入侵是发病的重要条件，而正气不足则是发病的内在根据。因此，未病先防必须从提高正气、增强抗病能力，避其邪气、防止病邪侵害两方面着手。

1. 提高正气，增强抗病能力　　正气的盛衰取决于体质的强弱。因此，增强体质，扶助正气，是提高人体抗病能力的关键。

（1）调摄精神情志　　人的精神情志活动与脏腑的功能活动密切相关，心情舒畅，精神愉快，则气机调畅，气血平和，脏腑功能正常，机体抗病能力强。突然强烈或持久的精神刺激，可使人体气机逆乱，气血阴阳失调，脏腑功能失常而发病。另外，在疾病的过程中，不良的情志变化又会加重疾病。因此，调摄精神情志为养生防病的重要原则。

（2）加强体育锻炼　　经常参加适度的体育锻炼，可以促使人体气血通畅，筋骨肌肉壮实，进而增强体质，提高机体的抗邪能力，减少和预防疾病的发生。我国传统的健身方法很多，诸如五禽戏、太极拳、易筋经、八段锦等，对增强体质、预防疾病都有积极作用。

（3）生活起居有常　　保持一定的生活规律，做到饮食有节，起居有常，劳逸适度。饮食方面要注意饥饱适度，防止过饥过饱，以免损伤脾胃；起居方面要注意有规律的睡眠和工作学习。这样才能保持精力旺盛，身体健康，防止疾病的发生。

（4）药物预防和人工免疫　　药物预防方面，早在《黄帝内经》就有用"小金丹"预防疾病的记载。民间每逢端午节在门上挂菖蒲剑、洒雄黄酒，以及用苍术、白芷烟熏避秽等做法，都是传统的防病措施。近年来，运用中药预防多种疾病收到了很好的效果，如贯众、板蓝根、大青叶预防流感、流脑和腮腺炎；马齿苋预防菌痢；茵陈、栀子预防肝炎等。人工免疫方面，我国早在16世纪就发明了人痘接种法以预防天花，是人工免疫的先驱，为后世免疫学的发展开辟了道路。

2. 避其邪气，防止病邪侵害　病邪是导致疾病发生的重要条件，故未病先防除了增强体质、提高正气的抗邪能力外，还要注意防止病邪的侵害。早在《黄帝内经》中就有"虚邪贼风，避之有时"及"避其毒气"的告诫。具体地说，就是应讲究卫生，防止环境、水源和食物污染，对六淫、疫疠等应避其毒气。除此之外，还要在日常生活和劳动中注意防范外伤及虫、兽伤。

（二）既病防变

未病先防是最理想的疾病预防措施，但如果疾病已经发生，则应早期诊断、早期治疗，防止疾病的发展与传变，将疾病治愈于初期阶段。这种体现在治病过程中的防微杜渐思想，是中医预防疾病的又一特点。

1. 早期诊治　疾病初期，病情轻浅，正气未衰，较易治疗。倘若延误，病邪就会由表入里，病情由轻变重，以致病情危笃，难以治疗。因此，既病之后，要争取及早诊治，防止疾病由浅入深、由轻变重、由局部到整体，这是防病的重要原则。

2. 控制传变　无论外感疾病或内伤疾病，其传变都有一定的规律可循，只有掌握了疾病发生发展的规律及其传变途径，及时采取适当的防治措施，才能有效地阻止病邪的传变，控制病情的发展，以利于疾病的痊愈。正如《金匮要略》所说："夫治未病者，见肝之病，知肝传脾，当先实脾。"临床根据这一传变规律，常在治肝病的同时，配合健脾胃的方法，就是既病防变原则的具体应用。又如清代医家叶天士，根据温热病伤及胃阴后，病势进一步发展将累及肾阴的病变规律，主张在甘寒养胃的方药中加入某些咸寒滋肾之品，以固护肾阴，防止温热病邪的传变，这也是既病防变原则具体应用的范例。

（三）瘥后防复

瘥后防复，指疾病痊愈后防止其复发。疾病初愈，虽症状消失，但此时邪气未尽，正气未复，气血未定，阴阳未平，必须进一步祛邪外出，扶助正气，才能使疾病痊愈。所以在病后，可适当用药物巩固疗效，同时配合饮食调养，注意劳逸得当，生活起居有常，以期早日康复，从而避免疾病的复发。

第三节　治　则

治则，是治疗疾病时必须遵循的基本原则。它是在整体观念和辨证论治理论体系指导下制定的治疗疾病的原则，对临床立法、处方用药具有普遍的指导意义。

治则与治法，是中医治疗学中不可分割的两个组成部分，二者既有联系，又有区别。治则是用以指导治疗的总则，是确立治疗方法的理论依据，具有原则性和普遍性意义。而治法是在治则指导下制定的治疗疾病的具体方法，治法灵活多变，是针对不同疾病的具体治疗方法。如扶正祛邪是治则，在这个治则指导下，临床可根据不同的病证，采用益气、助阳、养阴、补血或发汗等具体治疗方法。

治病求本，就是指在治疗疾病时，必须辨析疾病的根本原因，针对疾病的本质进行治疗。《素问·阴阳应象大论》说："治病必求于本。"病因病机是对疾病本质的抽象认识，涵盖了病因、病性、病位、邪正关系、机体体质及机体反应性等，因而是对疾病本质的概括。故"求本"实际上就是辨清病因病机，以明确证候，确立治法。治病求本是整体观念和辨证论治在中医治疗学中的体现。治病求本的核心是抓住疾病本质进行针对性的治疗，它反映了最具普遍指导意义的治疗规律，是贯穿于整个治疗过程的基本方针，是任何疾病实施治疗时都必须首先遵循的原则。所以，治病求本是中医治则理论体系中最根本的治疗原则，它对其他各种治则具有统领指导作用，而其他治则都是从属于这一根本原则的，是它的具体体现。

治病求本的具体内容很多，兹从扶正祛邪、治标治本、正治反治、调整阴阳、调理脏腑、调理精气血津液、三因制宜等7个方面来分述其具体运用。

一、扶正祛邪

疾病的发生与发展是正气与邪气斗争的过程，所以，邪正的盛衰变化，直接影响着疾病的发生、发展及转归。治疗疾病的关键就是要改变正邪双方力量的对比，扶助正气，祛除邪气，使疾病向痊愈的方向转变。

扶正，即扶助正气，以增强体质，提高抗病能力，达到战胜疾病、恢复健康的目的。适用于各种虚证，即所谓"虚则补之"。

祛邪，即祛除邪气，削弱邪气对人体的侵害，从而达到邪去正复目的。适用于各种实证，即所谓"实则泻之"。

扶正与祛邪，虽然是治疗疾病的两种不同的法则，但两者相互为用，相辅相成。扶正增强了正气，有助于机体抗御和祛除病邪，即所谓"正胜邪自去"；祛邪能排除病邪对机体的侵害与干扰，有助于保护正气，恢复健康，即所谓"邪去正自安"。在运用扶正祛邪治则时，要认真仔细分析正邪力量的对比情况，分清主次，决定扶正祛邪的单用或兼施，或决定扶正祛邪的先后。

1.扶正　适用于以正气虚为主要矛盾，而邪气不盛的虚性病证。如气虚、阳虚证，宜采取补气、温阳法治疗；阴虚、血虚证，宜采用滋阴、养血法治疗。

2. **祛邪**　适用于以邪实为主要矛盾，而正气未衰的实性病证。临床上常用的汗法、吐法、下法、清热法、活血法等都属于祛邪范围。

3. **先祛邪后扶正**　适用于邪盛正虚，以邪气盛为主要矛盾，且正气尚能耐攻，若兼顾扶正，则反会助邪的病证。如瘀血所致的崩漏证，瘀血不去，则崩漏难止，故宜先应用活血祛瘀法以祛瘀，待瘀血去后，再补血。

4. **先扶正后祛邪**　适用于正虚邪实，以正虚为主要矛盾，且正气过于虚弱，若兼以攻邪，则反而更伤正气的病证。如某些虫积患者，因病久正气大虚，不宜即行驱虫，应先用健脾和胃之法，待正气得到一定的恢复，再给予驱虫消积治疗。

5. **祛邪扶正兼用**　即攻补兼施，适用于虚实夹杂，两者均不甚重的病证。具体运用时必须区别正虚邪实的主次关系，灵活运用。如以正虚为主要矛盾，单纯用补法又恋邪，单纯攻邪又易伤正，此时应以扶正为主兼祛邪。如脾虚不运，饮食停积，则应以补益脾胃为主，加入适量消导之品以去其实。若以邪实为主要矛盾，单攻邪又易伤正，单补正又易恋邪，此时治当以祛邪为主兼扶正。如气虚感冒，应以发散风寒祛邪为主，兼以补气。

总之，扶正祛邪的应用，应知常达变，灵活运用，依据具体情况而选择不同的方法。

二、治标治本

标与本是相对而言的，标本关系常用来概括说明事物的现象与本质，在中医学中常用来概括病变过程中矛盾的主次或先后关系。

不同情况下标与本之所指不同。如就邪正而言，正气为本，邪气为标；就病机与症状而言，病机为本，症状是标；就疾病先后而言，旧病、原发病为本，新病、继发病是标；就病位而言，脏腑为本，肌表为标。掌握疾病的标本，就能分清主次，抓住治疗的关键。在复杂多变的疾病过程中，常有标本主次的不同，因而治疗上就有先后缓急之分。

（一）急则治标

急则治标，是指标病出现了危症重症的情况下，若不先治标，可能会危及患者生命的一种治则。如病因明确的剧痛，可先缓急止痛，痛止则再图其本。又如水臌患者，就原发病与继发病而言，鼓胀多是在肝病基础上形成，则肝血瘀阻为本，腹水为标。如腹水不重，则以化瘀为主，兼以利水；但若腹水严重，腹部胀满、呼吸急促、二便不利时，则为标急，此时当先治标病之腹水，待腹水减退，病情稳定后，再治其肝病。又如大出血患者，由于大出血会危及生命，故不论何种原因的出血，均应紧急止血以治标，待血止，病情缓和后再治其病本。

另外，在先病为本而后病为标的关系中，有时标病虽不危急，但若不先治将影响本病整个治疗方案的实施时，也当先治其标病。如心脏病的治疗过程中，患者得了轻微感冒，也当先将后病感冒治好，方可使先病即心脏病的治疗方案得以实施。

（二）缓则治本

缓则治本，是指在病情没有危急的情况下，需抓住疾病本质治疗的一种治则。因标病产生于本病，本病得治，标病自然也随之而去。如痨病肺肾阴虚之咳嗽，肺肾阴虚是本，咳嗽是标。此时标病不至于危及生命，故治疗不用单纯止咳法来治标，而应滋养肺肾以治本，本病得愈，咳嗽也自然会消除。再如气虚自汗，则气虚不摄为本，出汗为标，单用止汗，难以奏效，此时应补气以治其本，气足则自能收摄汗液。另外，先病、宿疾为本，后病、新感为标，新感已愈而转治宿疾，也属缓则治本。

（三）标本兼治

标本兼治，是指当标本并重或标本均不太急时，针对标与本同时治疗的一种治则。如在热性病过程中，阴液受损而致大便燥结不通，此时邪热内结为本，阴液不足为标，治当泻热攻下与滋阴通便同用；又如脾虚失运，水湿内停，此时脾虚是本，水湿为标，治可补脾祛湿同用；再如素体气虚，抗病力低下，反复感冒，如单补气则易留邪，纯发汗解表则易伤正，此时治宜益气解表。以上均属标本兼治。

总之，病证之变化有轻重缓急、先后主次之不同，因而标本的治法运用也就有先后与缓急、单用或兼用的区别，这是中医治疗的原则性与灵活性有机结合的体现。区分标病与本病的缓急主次，有利于从复杂的病变中抓住关键，做到治病求本。

三、正治反治

在错综复杂的疾病过程中，既有本质与现象一致者，也有本质与现象不一致者，故有正治与反治的不同。正治与反治，是指所用药物性质的寒热、补泻效用与疾病的本质、现象之间的从逆关系而言，即《素问·至真要大论》所谓"逆者正治，从者反治"。

（一）正治

正治，是逆其证候性质而治的一种常用治疗原则，又称"逆治"。正治适用于疾病的现象与其本质相一致的病证。实际上，临床上大多数疾病的外在征象与其病变本质是相一致的，如热证见热象、寒证见寒象等，故正治是临床最为常用的治疗原则。

1. **寒者热之** 是指寒性病证表现寒象，用温热性质的方药治疗。如表寒证用辛温解表方药，里寒证用辛热温里方药等。

2. **热者寒之** 是指热性病证表现热象，用寒凉性质的方药治疗。如表热证用辛凉解表方药，里热证用苦寒清里方药等。

3. **虚则补之** 是指虚损性病证表现虚象，用具有补益作用的方药治疗。如阳虚用温阳方药，阴虚用滋阴方药，气虚用益气方药，血虚用补血方药等。

4. **实则泻之** 是指实性病证表现实象，用攻邪泻实的方药治疗。如食滞用消食导滞方药，水饮内停用逐水方药，瘀血用活血化瘀方药，湿盛用祛湿方药等。

（二）反治

反治，是指顺从病证的外在假象而治的一种治疗原则，又称"从治"。反治适用于疾病的现象与其本质不完全一致的病证。究其实质，用药虽然是顺从病证的假象，却是与疾病的本质相反，故仍然是在治病求本思想指导下针对疾病本质的治疗。

1. **热因热用** 即以热治热，是指用热性药物治疗具有假热症状的病证。适用于阴盛格阳的真寒假热证。如格阳证中，由于阴寒充塞于内，逼迫阳气浮越于外，故可见身反不恶寒、面赤如妆等假热之象，但由于阴寒内盛是病本，故同时也见下利清谷、四肢厥逆、脉微欲绝、舌淡苔白等内真寒的表现。因此，当用温热方药以治其本。

2. **寒因寒用** 即以寒治寒，是指用寒性药物治疗具有假寒症状的病证。适用于阳盛格阴的真热假寒证。如热厥证，里热盛极，格阴于外，而见手足厥冷、脉沉伏之假寒之象，躯干部却灼热而欲掀衣揭被，或见恶热、烦渴饮冷、小便短赤、舌红绛、苔黄等里热的征象。其外在寒象是假，内热盛极才是病之本质，故须用寒凉药清其内热。

3. **塞因塞用** 即以补开塞，是指用补益药物治疗具有闭塞不通症状的虚证。适用于因体质虚弱，脏腑精气功能减退而出现闭塞症状的真虚假实证。如血虚而致经闭者，补益气血则经自来；肾阳虚衰而致的尿少癃闭，温补肾阳则小便自通；脾气虚弱之人，气机升降失司而致脘腹胀满时，健脾益气则胀满自除。

4. **通因通用** 即以通治通，是指用通利药物治疗具有通泻症状的实证。适用于因实邪内阻出现通泻症状的真实假虚证。如食积腹泻，治以消导泻下；瘀血内阻所致的崩漏，治当活血化瘀；湿热下注而致的淋证，治当利尿通淋。

综上所述，正治适用于病变本质与其外在表现相一致的病证，反治适用于病变本质与其外在表现不一致的病证。正治与反治都是针对疾病的本质而治，故同属于治病求本的范畴。

四、调整阴阳

疾病的发生，实质是阴阳的相对平衡遭到破坏，出现偏盛偏衰的结果。因此，调整阴阳，补偏救弊，恢复阴阳的相对平衡，促进阴平阳秘，乃是临床治疗的根本法则。

调整阴阳，是针对机体阴阳偏盛偏衰的变化，采取损其有余、补其不足，从而使阴阳恢复到相对的平衡状态的一种治疗原则。

（一）损其有余

损其有余，又称"损其偏盛"，是指阴或阳某一方偏盛有余的病证，应当采用"实者泻之"的方法以治疗。

1. **泻其阳胜** 是指"阳胜则热"所致的实热证，应采用清泻阳热，"治热以寒""热者寒之"的法则治疗。

2. 损其阴胜　是指"阴胜则寒"所致的实寒证，应采用温散阴寒，"治寒以热""寒者热之"的法则治疗。

《素问·阴阳应象大论》说："阴胜则阳病，阳胜则阴病。"即是说在阴阳偏盛的病变中，一方的偏盛，可导致另一方的不足。例如阳热亢盛易于耗伤阴液，阴寒偏盛易于损伤阳气，故在调整阴或阳的偏盛时，应注意有没有相应的阳或阴偏衰情况的存在，若已引起相对一方偏衰时，则当兼顾其不足，配合以助阳或益阴之法。

（二）补其不足

补其不足，是指阴或阳某一方虚损不足的病证，应当采用"虚则补之"的方法治疗。

1. 阴病治阳，阳病治阴　阴病治阳适用于阳虚之候。"阳虚则寒"所表现出的虚寒证，宜采用"阴病治阳"的原则，补阳以制阴，即"益火之源，以消阴翳"。阳病治阴适用于阴虚之证。"阴虚则热"所表现出的虚热证，宜采用"阳病治阴"的原则，滋阴以制阳亢，即"壮水之主，以制阳光"。

2. 阳中求阴，阴中求阳　阳中求阴是指治疗阴虚证时，宜在滋阴剂中适当佐以补阳药，使阴得阳升而泉源不竭。阴中求阳是指治疗阳虚证时，宜在补阳剂中适当佐以滋阴药，使阳得阴助而生化无穷。例如临床治疗血虚证时，常在补血药中佐以补气药；治疗气虚证时，常在补气剂中佐以补血药。正如《景岳全书》说："故善补阳者必于阴中求阳，则阳得阴助而生化无穷；善补阴者必于阳中求阴，则阴得阳升而泉源不竭。"

3. 阴阳双补　是指"阴损及阳"，或"阳损及阴"所致的"阴阳两虚"的病证，宜采用"阴阳双补"的原则治疗。但具体运用时，要分清阴阳两虚的主次：阴虚为主者，补阴为主，辅以补阳；阳虚为主者，补阳为主，辅以补阴。

五、调理脏腑

人体是一个有机的整体，脏与脏、脏与腑、腑与腑之间，生理上相互协调，相互为用，在病理上则相互影响。一脏有病可影响他脏，他脏有病也可影响本脏。因此，在治疗脏腑疾病时，不能仅仅单纯地针对病变的脏腑，还应该考虑各脏腑之间的关系，通过治疗上的整体调节，促进各脏腑功能及相互关系，使之恢复到平衡稳定的状态。

（一）调理脏腑的阴阳气血

由于脏腑阴阳气血是人体生命活动的根本，而脏腑阴阳气血的不足和失调则是脏腑病理改变的基础。因此，调理脏腑阴阳气血是调整脏腑功能的基本原则。由于脏腑的生理功能各异，脏腑发生阴阳气血病变的病机特点则不尽一致，但从总体上看，不外乎虚实两大类。应根据脏腑病理变化的特点，采取相应的治疗方法，即虚则补之、实则泻之，以恢复脏腑阴阳气血的平衡。如肝体阴而用阳，其阴阳气血失调，多见肝气、肝阳有余，肝血、肝阴不足。因此在治疗时，肝气郁结者，宜疏肝理气；肝火上炎者，宜清降肝火；肝血不足者，宜补养肝血；肝阴不足者，宜滋养肝阴；肝阳上亢、肝风内动者，宜滋阴潜阳、平肝息风等。

（二）顺应脏腑的生理特性

因不同脏腑有着自己的生理特性，故治疗脏腑病变时，应针对不同脏腑的病变特点，采取顺应脏腑生理特性而调节的方法。例如脾胃属土，脾为阴土，阳气易损，其气主升，以升为顺，其性喜燥而恶湿；胃为阳土，阴气易伤，其气主降，以降为和，其性喜润而恶燥。故治脾病常用甘温之剂以助其升运，而慎用阴寒之品以免助湿伤阳。治胃病常用甘寒之剂以生津润燥，降气和胃之剂以助其通降，而慎用温燥之品以免伤其阴。

因为脏与腑的生理特点不同，病理变化各异。脏以化生和贮藏精气为主，其精气难成易亏，病变多虚；腑以受盛和传化水谷为主，其通道易被邪阻，病变多实。因此，治疗脏病多用补益之法，而治疗腑病则常用祛邪之法。

（三）调理脏腑之间的关系

人体是一个有机整体，脏腑之间在生理上相互为用，在病理上也相互影响。当某一脏腑发生病变时，会影响其他脏腑，故在治疗脏腑病变时，不能单纯考虑一个脏腑，而应从整体出发，注意调整各脏腑之间的关系。如咳喘病证，病位虽在于肺，但与五脏六腑都相关。因心血不足，心脉瘀阻而致肺气失降的喘咳，应温补心阳；因肝火亢盛，气火上逆所致的咳血，则应清泻肝火；因脾虚湿聚生痰，痰湿壅肺，以致肺失宣降的咳嗽咳痰，应健脾燥湿；由肾阴虚不能滋肺，肺失津润而引起的干咳、口咽干燥，则应滋肾润肺；若因大肠热结，肺气不降而致的气喘，则宜通腑泄热。正如《素问·咳论》所说："五脏六腑皆令人咳，非独肺也。"同样，其他脏腑的病变，也应根据各脏腑生理、病理上的联系和影响，注意调整其间的关系。

六、调理精气血津液

精气血津液是构成人体的基本物质，又是脏腑经络功能活动的物质基础。调理精气血津液，是在整体观念的指导下，针对精气血津液自身不足和功能异常，以及相互关系失调而制定的治疗原则。

（一）调精

1. 补精　又称填精，适用于精虚证。临床上多见于肾精亏虚，主要表现为生长发育迟缓、生殖功能低下或不孕不育，以及气血生化不足，可采用添精补髓法治疗。

2. 固精　又称摄精，适用于遗精、滑泄等精脱证。其基本病机多为肾气不固，治疗需补益肾气以固精。

3. 疏精　适用于精瘀证。主要是因败精阻塞或肝失疏泄导致精液排泄不畅，可用通利之品促进精液排泄。

（二）调气

1. **补气** 适用于气虚证。人体之气源于肾所藏先天之精气、脾胃化生的水谷精气，以及由肺吸入的自然界清气。因此，在补气时应注意调补肺脾肾的生理功能，又因后天之气的化生及元气的充养与脾胃关系密切，故治疗气虚证尤以调补脾胃为重点。

2. **调理气机** 适用于气机失调的病证。气机失调的病变主要有气滞、气逆、气陷、气闭、气脱等。治疗的基本原则是气滞者宜行气；气逆者宜降气；气陷者宜补气升陷；气闭者宜开窍通闭；气脱者宜益气固脱。

气机失调是脏腑之气升降出入运动失常的表现，故在调理气机时，还应注意顺应脏腑气机的升降规律。如脾气主升，肝气疏泄升发，常宜顺其升发之性；胃气主通降，肺气主肃降，多宜顺其下降之性。

（三）调血

1. **补血** 适用于血虚证。血的生成与脾胃、心、肝、肾等脏腑的功能密切相关，因此，补血时应注意调补这些脏腑的功能。因为脾胃为"后天之本""气血生化之源"，故治疗血虚证尤以调补脾胃为要。

2. **调理血行** 适用于血运失常的病证。血运失常主要有血瘀、血热、出血等，其治疗的基本原则是：血瘀者，宜活血化瘀；血热者，宜清热凉血；出血者，宜止血，可根据导致出血的病因病机不同而采用不同的治法，如益气摄血、清热止血、化瘀止血等。

（四）调津液

1. **滋养津液** 适用于津液不足证。可根据导致津液不足的基本病机采取相应的治法：内伤病证津液不足者，治宜养阴生津；实热伤津者，治宜清热生津；热病后期肝肾阴液亏虚者，治宜滋养肝肾。

2. **祛除水湿痰饮** 适用于水湿痰饮证。人体水液代谢主要和肺、脾、肾等脏腑的生理功能相关，故水湿痰饮病证的治疗多从肺、脾、肾等脏腑入手，采用发汗、化湿、利湿、逐水、利水、化痰等方法。

（五）调理精气血津液的关系

1. **调理气与血的关系** 气血之间生理上相互为用，病理上相互影响，出现气病及血或血病及气，表现为气血同病，治疗当气血双调。

根据气血互生理论，临床上在治疗气虚证时常加入养血之品，治疗血虚证时常配以益气药物，或以益气为主，辅以养血，或以养血为主，佐以益气。根据气能行血的理论，治疗气虚血瘀证或气滞血瘀证时，常配以补气或行气的药物。治疗血随气逆证，采用降气之法。根据气能摄血理论，对于气虚不能摄血所致的出血证，采用益气摄血的治疗方法。

2. **调理气与津液的关系** 气与津液生理上相互为用，病理上相互影响，发生病变时当气津双调。气虚而致津液不足者，宜补气生津；气不行津者，宜补气行气以行津；气不摄津者，宜补气摄津；气随津脱者，宜补气以固脱，辅以补津；津停气滞者，宜治疗水湿痰饮，同时辅以行气。

3. 调理气与精的关系　气滞可致精阻出现排精障碍，治宜疏利精气；精亏不化气可致气虚，气虚不化精可致精亏，治宜补气填精并用。

4. 调理精血津液的关系　"精血同源"，故临床上血虚者在补血的同时，可佐以填精；精亏者在填精的同时，可佐以补血。"津血同源"，故临床上常有津血同病而见津血亏少或津枯血燥，治宜补血养津或养血润燥。

七、三因制宜

三因制宜是因时制宜、因地制宜、因人制宜的统称，是指临床治病要根据时令、地理、患者等具体情况，制定适宜的治疗方法。疾病的发生发展变化是由多方面的因素决定的，时令气候、地理环境，以及人的年龄、性别、体质等，对病变都有一定影响。因此，要做到治病求本，不仅在探求疾病本质时要审察天地之阴阳、环境之变化，以及人的个体差异，而且在确定治法时，还必须把这些因素考虑进去，以采取适宜的治疗方法。

（一）因时制宜

因时制宜，是指根据不同季节气候的特点，制定适宜的治法和方药的原则。气候的寒热温凉变化，对人体的生理、病理均有重要影响。如春夏季节，气候温热，人体腠理疏松开泄，即使外感风寒，也不宜过用辛温解表药，以免开泄太过而耗伤气阴；而秋冬季节，气候由凉变寒，人体腠理致密，阳气内敛，此时当慎用寒凉药物，以防伤阳。正如《素问·六元正纪大论》说："用温远温，用热远热，用凉远凉，用寒远寒。"

（二）因地制宜

因地制宜，是指根据不同地区的地理环境，制定适宜的治法和方药的原则。不同地区的地势、气候、生活习惯等各不相同，使机体的生理活动和病变特点也不尽一致，因而治疗用药亦应做相应调整。如我国西北高原地区，气候寒冷少雨，其病多寒燥，治宜辛温润燥；东南地区，地势低洼多雨，其病多湿热，治宜苦寒清化。地区不同，治疗用药也有差别。如外感风寒，西北地区之人多体质壮实，宜用麻黄、桂枝等猛烈发汗解表之药方能奏效；东南地区之人多腠理疏松，宜用荆芥、防风之类，且药量较轻。

（三）因人制宜

因人制宜，是指根据患者的年龄、性别、体质、生活习惯等不同，制定适宜的治法和方药的原则。

1. 年龄　年龄不同，生理功能及病变特点也不同。老年人生机减退，气血阴阳亏虚，脏腑功能衰弱，发生病变多为虚证或虚实夹杂证。故治疗老年疾病时，多以补虚为主，即便是实证而采用攻邪之法时，也要考虑老年人衰退、虚弱的生理特点，注意药量宜轻，且宜中病即止。小儿生机旺盛，但气血未充，脏腑娇嫩，且婴幼儿生活不能自理，多病饥饱不匀、寒温失调。故治疗小儿疾病时，当慎用峻剂和补剂，且用药剂量须根据年龄加以区别。

2.性别 男女性别不同，各有其生理病理特点，治疗用药亦当有别，特别是妇女在生理上有经、带、胎、产的特点，用药要审慎。如月经期，慎用破血逐瘀之品，以免造成出血不止；妊娠期间，禁用或慎用峻下、破血、走窜或有毒的药物，以免影响胎儿。

3.体质 由于先天禀赋与后天环境的影响，个体素质不仅有强弱之分，而且还有偏寒偏热及阴阳偏盛偏衰等不同情况。因此，治疗疾病必须考虑体质偏颇的影响，以选择适宜的治法，并注意用药宜忌。例如偏于阳盛或阴虚体质的人，病证多从体质而"热化"，故用药宜寒凉而慎用温热；偏于阴盛或阳虚体质的人，病证多从体质而"寒化"，故用药宜温热而慎用寒凉。

因时、因地、因人制宜的治疗原则，体现了中医治疗疾病的整体观念和辨证论治特点。只有三者有机结合，全面、动态地分析疾病，才能取得良好的治疗效果。

第四节 康 复

一、康复的意义

康复，又称"平复""康健""康强""康宁"等，即恢复平安或健康之意。中医康复学是以中医理论为指导，研究各种有利于疾病康复的方法和手段，使伤残者、慢性病者、老年病者及急性病缓解期患者的身体功能和精神状态最大限度地恢复健康的综合性学科。康复的目的在于使患者在机体生理、心理功能上的缺陷得以改善和恢复，帮助他们最大限度地恢复生活和劳动能力，使病残患者能够充分参与社会生活。

中医养生学与中医康复学，虽然研究的对象、适应的范围及其学科的名称有所不同，但在学术渊源、理论基础、方法技能等方面，都有着内在的联系。中医养生学在于提高人体的抗病能力，维护脏腑的正常功能活动，起到增进人体健康的作用，对应西医的"预防医学"；中医康复学则是对有病者，或已伤残者，发生功能障碍而失去健康者，起着使之重新恢复健康的作用，对应西医的"康复医学"。两者的目的基本一致，可以说是殊途同归，因此，在理论上、方法上也有其共同之处。

二、康复的基本原则

（一）形神结合

形神结合，是指形体治疗与精神调摄相结合。早在《黄帝内经》中就把"形与神俱"

作为身体健康的基本要求，即人的健康既要身体强健，也应保持心理、精神的良好状态。因此，康复医疗必须从形和神两方面进行调理。养形，一是通过药物或食疗，注重补益精血，以滋养形体。二是注意适当运动，以促进周身气血运行，增强抗邪能力。调神主要是通过语言疏导、娱乐等方法，使患者消除不良情绪，保持乐观平和的精神状态，树立战胜疾病的信心，以积极的心态配合医生进行康复治疗。总之，通过形体保养与精神调摄，使形体安康，精神健旺，形神协调，以期达到身心整体康复的目的。

（二）药食结合

药食结合，是指药物治疗与饮食调理相结合。药物治疗具有康复作用强、见效快的特点，是康复医疗的主要措施。但恢复期的患者大多病情复杂，病程较长，长期服药，既难以坚持，又可能会损伤脾胃功能。饮食虽不能直接祛邪，但能调节脏腑功能，促进疾病康复。很多中药本身就是食物，比如山药、山楂、蜂蜜、红枣等。食物也具有一定的药效，如小麦可补心安神，豆制品具有宽中益气、和脾胃的作用等。在药物康复医疗过程中，可根据病情需要，有选择地多吃一些有利于某种疾病康复的食物，做到药物治疗与饮食调养相结合，不仅能增强疗效，还可以预防药物的副作用，有助于患者康复。

（三）内外结合

内外结合，即内治法与外治法相结合。内治法一般是指药物内服的方法。外治法则包括非内服药物的多种疗法，如针灸、推拿、气功、传统体育、药物外用等。内治法可调整脏腑阴阳气血，恢复和改善脏腑组织的功能活动；外治法能通过经络的调节作用，疏通体内气血运行。临床可根据病情需要，内外结合并用，综合调治，以促进患者的整体康复。一般来说，病在脏腑者，以内治为主，可配合外治；病在经络者，以外治为主，可配合内治；若脏腑经络同病者，则内治与外治并重。如高血压常以药物内治为主，可配合针灸、推拿、磁疗等外治之法，以增强疗效。

（四）自然康复与治疗康复结合

自然康复疗法是借助自然因素促进患者康复的方法，如日光浴、森林浴、海水浴、温泉浴、泥疗、沙疗、磁疗、鲜花疗法、颜色疗法等，音乐疗法也常归属于自然康复疗法的范畴。人与自然界是密不可分的，人在影响和改造自然的同时，也在时刻受到大自然的影响，不同的自然因素会对人体产生不同的影响。如空气疗法可使人头脑清晰、心胸开阔，有利于全身气机的调节；日光疗法可温养体内的阳气，促进气血流通等。因此，在运用各种康复疗法的同时，可以有选择性和针对性地结合自然康复疗法，以提高康复效果。

复习思考

A1 型题

1. 属于既病防变的是（　　　）

    A. 调摄精神　　　　　B. 锻炼身体　　　　　C. 起居有节

    D. 药物预防　　　　　E. 早期诊治

2. 先安未受邪之地属于（　　　）

    A. 治病求本　　　　　B. 急则治标　　　　　C. 未病先防

    D. 既病防变　　　　　E. 因时制宜

3. 正治法是指（　　　）

    A. 正确的治疗法则

    B. 顺从疾病的某些假象而治的原则

    C. 逆其疾病证候性质而治的原则

    D. 扶助正气而治的原则

    E. 祛除邪气而治的原则

4. 反治法是指（　　　）

    A. 顺从疾病的本质而治　　　　　B. 逆其疾病的症状而治

    C. 逆其疾病的现象而治　　　　　D. 顺从疾病的假象而治

    E. 反常的治疗方法

5. 虚则补之属于（　　　）

    A. 逆治法　　　　　B. 从治法　　　　　C. 治标法

    D. 反治法　　　　　E. 治本法

6. 热者寒之属于（　　　）

    A. 正治法　　　　　B. 反治法　　　　　C. 治标法

    D. 从治法　　　　　E. 治本法

7. 寒因寒用适用于（　　　）

    A. 真寒假热证　　　　　B. 表热里寒证　　　　　C. 真热假寒证

    D. 寒热错杂证　　　　　E. 表寒里热证

8. 热因热用适用于（　　　）

    A. 实热证　　　　　B. 虚热证　　　　　C. 真热假寒证

    D. 真寒假热证　　　　　E. 寒热错杂证

9. 脾虚运化无力所引起的腹部胀满，宜选用的治法是（　　　）

    A. 通因通用　　　　　B. 寒因寒用　　　　　C. 热因热用

D. 塞因塞用　　　　　E. 寒者热之

10. 瘀血引起的崩漏，治疗宜选用的治法是（　　　）

A. 塞因塞用　　　　　B. 通因通用　　　　　C. 补气摄血

D. 清热凉血　　　　　E. 热者寒之

A2 型题

11. 鼓胀患者，当腹水严重，腹部胀满，二便不利时，应选用的治疗原则是　（　　　）

A. 治标　　　　　　　B. 治本　　　　　　　C. 标本兼治

D. 先治本后治标　　　E. 反治

12. 肺痨患者，咳嗽不甚时，应采取的主要治疗原则是（　　　）

A. 治标　　　　　　　B. 治本　　　　　　　C. 标本兼治

D. 先治本后治标　　　E. 先治标后治本

13. 虚人感冒应选用的方法是（　　　）

A. 急则治其标　　　　B. 缓则治其本　　　　C. 标本同治

D. 先扶正后祛邪　　　E. 先祛邪后扶正

B1 型题

A. 热因热用　　　　　B. 实则泻之　　　　　C. 热者寒之

D. 寒者热之　　　　　E. 虚则补之

14. 属于反治的是（　　　）

15. 属于从治的是（　　　）

A. 热因热用　　　　　B. 寒因寒用　　　　　C. 塞因塞用

D. 通因通用　　　　　E. 虚则补之

16. 对食积腹泻应采用的治疗方法是（　　　）

17. 对真寒假热证应采用的治疗方法是（　　　）

A. 正治　　　　　　　B. 从治　　　　　　　C. 标本兼治

D. 缓则治本　　　　　E. 急则治标

18. 对大出血患者应采用的治疗原则是（　　　）

19. 热病见热象应采用的治疗原则是（　　　）

A. 因人制宜　　　　　B. 因时制宜　　　　　C. 因地制宜

D. 治未病　　　　　　E. 扶助正气

20. 治病时考虑性别、年龄等因素，属于（　　　）

21. 用寒远寒，用热远热，属于（　　　）

A. 热因热用   B. 寒因寒用   C. 塞因塞用

D. 通因通用   E. 热者寒之

22. 用补益药治疗某些具有闭塞不通症状的病证，属于（　　　）

23. 用热性药治疗具有假热症状的病证，属于（　　　）

扫一扫，知答案

主要参考书目

［1］印会河 . 中医基础理论 . 上海 : 上海科学技术出版社，1984.

［2］张珍玉 . 中医学基础 . 北京 : 中国中医药出版社，1993.

［3］吴敦序 . 中医基础理论 . 上海 : 上海科学技术出版社，1995.

［4］李德新 . 中医基础理论 . 北京 : 人民卫生出版社，2001.

［5］李德新，刘燕池 . 中医基础理论 .2 版 . 北京 : 人民卫生出版社，2011.

［6］孙广仁，郑洪新 . 中医基础理论 .3 版 . 北京 : 中国中医药出版社，2012.

［7］王敏勇，孙欣峰 . 中医基础理论 . 北京 : 中国中医药出版社，2015.

［8］高思华，王键 . 中医基础理论 .3 版 . 北京 : 人民卫生出版社，2016.

［9］郑洪新 . 中医基础理论 .4 版 . 北京 : 中国中医药出版社，2016.

［10］王键 . 中医基础理论 .2 版 . 北京 : 中国中医药出版社，2016.